OCD in Children and Adolescents:
A Cognitive-Behavioral Treatment Manual

認知行動療法による子どもの強迫性障害治療プログラム

OCDをやっつけろ!

J・S・マーチ, K・ミュール 著　原井宏明・岡嶋美代 訳

岩崎学術出版社

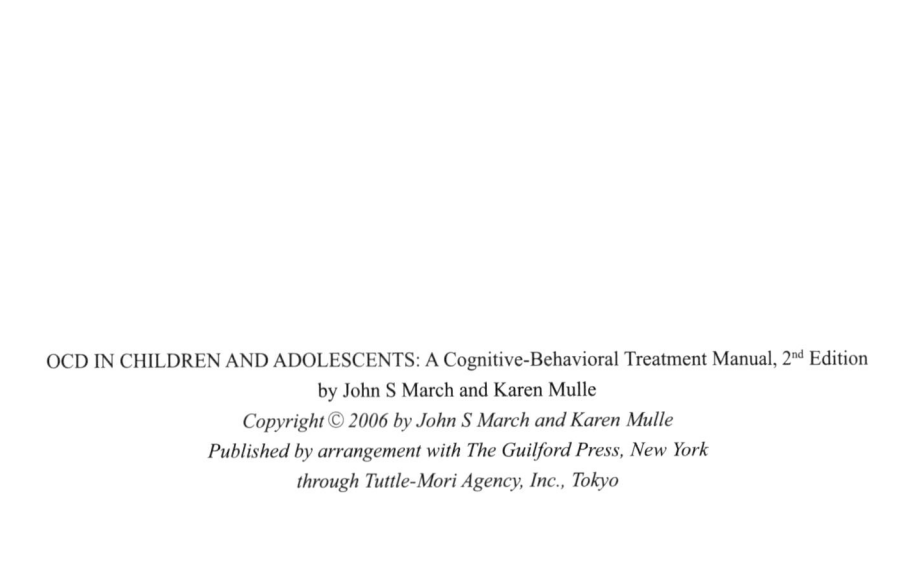

OCD IN CHILDREN AND ADOLESCENTS: A Cognitive-Behavioral Treatment Manual, 2nd Edition
by John S March and Karen Mulle
Copyright © 2006 by John S March and Karen Mulle
Published by arrangement with The Guilford Press, New York
through Tuttle-Mori Agency, Inc., Tokyo

若い患者の皆さんに捧げる

皆さんの勇気が本書の礎である

勇気は美徳の単なる一種ではない
試練の時，ありとあらゆる美徳が勇気という形になって現われる

C・S・ルイス

緒　　言

　強迫性障害（obsessive‐compulsive disorder，以下 OCD）の児童・思春期の子どもに認知行動療法（cognitive‐behavioral therapy，以下 CBT）を行なう治療者のために著されたこのすぐれた治療マニュアルの緒言を書くことになり大変喜んでいる。CBT が成人 OCD の精神療法アプローチとして最も有効であることは認識に久しい。1970 年代に遡って，エクスポージャーと儀式妨害（ERP）の併用が成人 OCD 患者の軽快にきわめて有効性が高いことは研究によって証明されている（Kozak & Foa, 1997; Rachman & Hodgson, 1980 など）。CBT と比べれば，薬物の効果はより小さく，効果のある患者はより少ない。さらに，CBT を受けている患者の大多数は治療完了後もずっと症状改善状態を維持しているが，薬物投与を受けた多くの患者が投薬中止後に OCD を再発している。最近われわれが重点を置いているのは，研究の場で開発され試された治療法を臨床家とメンタルヘルスの専門家の要請に（Kozak & Foa, 1997）ひいては自助プログラムに（Foa & Wilson, 1991）どう適応させていくかである。

　過去数年に，多くの児童・思春期の子どもが OCD に苦しんでいること，そして OCD の子どもたちは成人しても OCD になることが多いということが明らかになった。製薬メーカーは確たる目的をもって OCD 治療薬の開発を行なっているが，今のところ，認知行動療法をどう実施するかについて，若い患者を特定して扱った有効な治療法に関する文献はほとんどない。したがって，本書に書かれているような治療プログラムのニーズは非常に高い。March 博士らは，OCD の子どもたちに治療に CBT を用いた経験を圧倒的にたくさんもっておられるので，本書は長年蓄積された臨床的知識と実証的研究のエッセンスとなっている。このことから不安障害の児童・思春期の子どもと成人の

認知行動療法に関する文献が増えている中でも，本書は秀抜な1冊となっている。

本書が証明しているように，精神薬理学的・認知行動療法を OCD の児童・思春期の子どもにまで拡張する March 博士の取り組みは，広く知られており，この分野の世界的スタンダードとなるものである。予備的研究から統制研究へ，そしてもっと広範囲に臨床の場へと普及させるという，長期にわたるしかし重要な仕事を自ら引き受ける臨床研究者はほとんどいない。だからこそ，最初は知的面でそして後には個人的にも大いなる喜びをもって，10年以上も前 March 博士と共同研究を始めたわけである。

こうした共同での試みが実を結び，現在，米国国立精神衛生研究所（NIMH）の助成を受けて比較治療転帰研究をお互いの2施設（フィラデルフィアの Allegheny University of the Health とノースカロライナ州ダーハムの Duke University）で実施中である。DSM-IV で OCD と診断された8歳から16歳のボランティア患者120名（1施設は60人）の標本を用いて，「投薬（セロトニン再取り込み阻害薬）」と「OCD 向け CBT」と「投薬・CBT 併用」で患者を治療して得られる症状の改善度と持続性の比較を行なっている。これら各種治療条件間で転帰を比較した後，治療反応患者において，治療終了後の治療効果の持続性の評価に入る。この研究が完了すれば，子どもの OCD の記述的精神病理学と治療についての文献が大いに進歩するはずである。

急速に進展してはいるものの，子どもの OCD の治療としての CBT の有用性を支持するエビデンスは，成人の膨大なデータに比べれば弱い。フィラデルフィアにある不安研究治療センター（Center for the Study and Treatment of Anxiety）で，本書に概説されているプログラムを用い，われわれが開発した集中 CBT プログラムとの比較を行なった。その結果，どちらのプログラムも児童・思春期 OCD 患者の治療として有効であることが判明した（Franklin et al., 1998）。しかし，まだまだやるべきことがたくさんある。

今後の研究の重点とする必要がある項目は次のとおりである。① March 博士と筆者が現在行なっているような比較試験を行ない，「薬物」と「CBT」と「薬物・CBT 併用」とを比較して OCD の症状に対する効果が得られたときに，薬物と CBT が相乗的に作用するのか加算的作用なのかを調べること，②

追跡研究を行ない，薬物療法のみの患者と薬物・CBT 併用治療の患者における再発率を調べることと，また再発率低減におけるブースター CBT の有用性調査，③エクスポージャーと儀式妨害（ERP）の比較などの主成分分析を行ない，症状低減や治療忍容性に対する特定の治療技法の相対的寄与を評価すること，④個人ベースの治療と家族ベースの治療の比較を行なって，どちらの治療形態がどんな子どもに有効なのかを調べること，⑤強迫性緩慢，一次性強迫性 OCD，チック様 OCD など，エクスポージャーと儀式妨害にも反応しない各種 OCD 亜型に対する革新的な治療を開発すること，⑥治療革新の目標を，家族機能不全など，OCD 患者への CBT の適用を妨げている諸要因に定めること，⑦現実の世界における児童・思春期・成人の OCD の治療法としての CBT の受容性と有効性を判断するため，研究中の治療法を，さまざまな臨床環境と患者集団に提供すること。

　March 博士と共同研究者である Karen Mulle は，10 年以上も前の出発点から，今日，子どもの OCD 治療に対する真の専門臨床家向けガイドである本書の刊行に至るまで，この研究プログラムの遂行指導にたぐいまれな尽力をされている。10 年前，このような本を刊行することは多くの臨床家にとってはあまりに大仕事で，可能とは思われなかった。CBT を最年少の OCD 患者のニーズに発達段階的にふさわしいものにするという難題に着手するよう March 博士を励ましたことを著者は誇りに思っている。このような OCD の子どもとその家族が，このすぐれた本とこの本の礎となっているエビデンスベースの精神治療法に対するこだわりの真の受益者である。

ペンシルバニア州フィラデルフィアの Allegheny University にて

エドナ・B・フォア，Ph.D.

参考文献

Foa, E. B., & Wilson, R. (1991) Stop obsessing! How to overcome your obsessions and compulsions. New York：Bantam Doubleday Dell.

Franklin, M. E., Kozak, M. J., Cashman, L. A., Coles, M. E., Rheingold, A. A., & Foa, E. B. (1998) Cognitive‐behavioral treatment of pediatric obsessive‐compulsive disorder：An open clinical trial. Journal of the American Academy of Child and Adolescent Psychiatry, 37(4).

Kozak, M. J., & Foa, E. B. (1997) Mastery of your obsessive compulsive disorder. New York : Graywind.

Rachman, S., & Hodgson, R. (1980) Obsessions and compulsions. Englewood Cliffs, NJ : Prentice Hall.

はしがき

> 何事にも理解が早すぎて何も学ばない人がいる。
>
> アレクサンダー・ポープ

　今，子どもの200人に1人が強迫性障害（OCD）に罹っている。つまり，平均的な規模の小学校には3～4人，都会の大規模高校では20～30人まで，OCDの子どもがいる。本治療マニュアルの目的は，そのような子どもと家族の苦しみを軽減する手助けをすることである。

このマニュアルの作成について

　認知行動療法（CBT）と，とくにエクスポージャーと儀式妨害（ERP）は，最近，子どものOCDの有効な治療法と広く考えられている（Johnston & March, 1993; Wolff & Rapoport, 1988）。10年前には，子どもたちが行動療法に同意しないと臨床家が常々こぼす一方，親たちは，子どものOCDの治療にCBTをどう使っていいのか知らない臨床家ばかりだと不満を漏らしていた。このような嘆きは，子どもの研究が成人の研究に比べてかなり立ち遅れていたことを反映しているところがあった（March, Johnston & Greist, 1990）。この問題に取り組むため，1989年，われわれはOCDの子どもにCBTを行なう最も有効な方法を体系的に探り始めた。この試みは，もっと大きな枠組みで考えられたOCD研究プログラムの一部であったが，これによりわれわれは，われわれの最初の治療が奏功した患者の1人であった思春期の子どもが「How I Ran OCD Off My Land ©（OCD撃退作戦）」と名づけた治療プログラムを開発するに至った。このプログラムが大幅に改訂・拡張されてこの治

療マニュアルになった。

　子どものOCDのための治療マニュアル作成にあたり，われわれは目標を単純にした。

- 子どもと親のOCD治療に関するコンプライアンスを促すこと。
- 多様な臨床環境に適したプログラムを作成すること。
- OCD治療の実証的評価を促進すること。われわれはこのことがテクニックの改善に結びつくと期待している。

　多くの治療マニュアルは，研究の場で働いているエキスパート治療者専用である。しかし，われわれは，地域の治療の場にいる実在の子どもたちの手助けをしたい。そのため，われわれの経験のなかから，OCDの子ども向けにCBTが実践的かつ有効となる臨床上のコツをたくさん載せた。

誰が本書を使うべきか？

　本書は，児童・思春期の子どものOCDを治療する臨床家の助けとなるようデザインされているが，ある程度は，抜毛癖などの強迫スペクトラム障害の児童・思春期の子どもにも対応する。われわれは本治療プロトコールを4歳の子どもから50歳を超える成人にも用いているので，基本原理は広範囲の年齢と特性に当てはまる。治療者は，患者同様，精神療法プロセスの性質についてさまざまな信念をもっている。CBTは，社会学習理論の部類に入る。メンタルヘルスの専門家はCBTや社会学習理論にはあまり詳しくないので，力動精神療法や家族療法など，他の精神療法に精通した臨床家にも役立ててもらうため，われわれは理論的な背景の説明を十分に行なう。

臨床転帰

　われわれは初めから，ほとんどの患者が治療で中等度から顕著に改善するものと想定している。治療が常に完全な症状の寛解に繋がればすばらしいが，

OCDは慢性的に寛解と増悪を繰り返す病気である場合のほうが多いので，多くの子どもは定期的にCBTブースターセッションに戻る必要がある。時間とともに，われわれが治療している子どもたちの大多数は無症状罹患状態（日常に支障ないレベル）まで改善する。これは，その子以外には誰もOCDがいまだ存在しているとはわからないということを表現するためにわれわれが考えた定義である。CBTのみでこの状態に達する子どももいれば，CBTと投薬が必要な子どももいる。数週間でこの状態になる子どももいれば，1年あるいはそれ以上かかる子どももいる。最善の努力をしても約30％に臨床症状が残るが，それでもこうした子どもたちの大多数が治療から大いに恩恵を受ける。治療の恩恵が全くないとか，治療から脱落する子どもは非常に稀である。臨床の場で「How I Ran OCD Off My Land©（OCD撃退作戦）」を用いて同様の結果を得ているケースもあるので，われわれは，本マニュアルで説明する治療プロトコールは広範に普及できる状態であると確信している。

本書の構成

本書の執筆にあたっては，デューク大学医療センターでわれわれが行なっている小児OCD治療プログラムで使用しているのと同じ手順を守るよう努めた。治療プロトコールそのものもだが，各章には，先行する章の内容の上に立った明確な目標がある。本マニュアルの構成は次のとおりである。

第Ⅰ部：はじめに

第1章では，治療実施の準備を行なうために，子どものOCDで認められるさまざまな症状出現パターンと併存症パターンについて概要を述べる。

第2章では，Duke大学における小児・成人不安障害治療プログラムでわれわれが使用している子どものOCD向け初回評価プロトコールについて説明する。巧妙にCBTを行なうには曖昧さは治療を進めるうえでは好ましくないので，治療を開始する前に包括的な，さまざまな側面からの多岐にわたる特性評価をその子どもが受けることは必須である。

第3章でプロトコールの概要について述べるが，これについては第4章〜第16章で詳細に説明するつもりである。また，各セッションをどう進めるか，

いつ電話で患者と連絡を取るかなどの実務的な事柄も採り上げる。

第Ⅱ部：セッションごとの治療プログラム

　第4章から第16章までが，子どものOCDのCBTに対するセッション別ガイドになる。各セッションの説明には，目標の掲示，目標達成手順，および転帰の評価手段が含まれる。また，治療者と親へのヒントも収載し，発達段階に応じた考慮事項についても考察する。介入について述べるにあたり，三人称（「治療者は……すべきである」）と一人称（「われわれは……をよく使う」）を頻繁に使用して，直接的な説明と例を通じた説明の両方を行なう。

第Ⅲ部：トラブルシューティング

　第17章では，すべてが円滑に進むわけではない場合に何をすべきかについて考察する。CBTに一部しか反応しない子どもや全く無反応の子どもがいるのはなぜかについて概説し，こうしたよくある治療上の障害に対する解決策を提案する。

　第18章は，標準的なERPに必ずしもうまく反応せず追加治療を必要とする可能性のあるOCD亜型に対処するために「特別なヒント」を取り扱う。

　第19章および第20章では，家族や学校との共同テクニックについて述べる。家族と教師の両方が子どものOCD症状に関わっている場合が多いので，こうした介入は非常に重要である。

付録

　付録ⅠおよびⅡに，親に渡すリーフレットと評価用紙を収載したので，コピーして親と一緒に使っていただきたい。

　付録Ⅲに，親と臨床家の双方にとって非常に有用となり得る文献のリストと，教育用資料を収載したので，コピーして親や家族に配布されたい。

このマニュアルの使い方

　本マニュアルの作成にあたって，児童・思春期の子どもを指すのに「子ども」という言葉を使用した。しかし，年齢に関係する特別な問題が生じる場合には，児童または思春期と明記する。本マニュアルを通して明確で専門的でない言葉を使うことがわれわれの目標であるので，多様なバックグラウンドをも

つ治療者にも本マニュアルは入りやすいであろう。このプログラムの使用者は，OCDの治療に関する他の多くの本を読んでこの障害についての知識を広げていただきたい。どの章にもヒントと臨床上のコツを載せた。これらは概ね，これらの例が最も有用と思われる治療段階を説明した個所に載せているが，こうしたヒントはどの治療時点でも役立つ可能性がある。したがって，治療者は治療を開始する前に本書をよく読むことが重要である。

　本マニュアルの作成にあたり，われわれは何百人もの児童・思春期の子どもを診察・治療し，2,000時間を超えるOCD治療を実地に行なった。途中，われわれは間違いも治療上の回り道もたくさんしたが，本マニュアルを読めばそれらのほとんどを回避できる。子どもたちと家族のOCDに対する反応の仕方はさまざまであるし，OCDの出現の仕方も実にさまざまであるから，遠慮なく臨機応変に対応していただきたい。本マニュアルに記載されている方法を杓子定規に使うことは，全く遵守しないのと同じくらい有害である。臨床上のコツをたくさん載せたが，経験に勝るものはない。上述したとおり，賢明な治療者は，他の書籍も調べて本書を補いたいと思われるだろう。

　OCDが相手だということを常に忘れないで頂きたい。OCDに照準を合わせ続けられない治療者は，たとえば，セッションの目標ではなく子どもの仲間同士や家族の問題にいたずらに力を入れてしまい，子どもが苦手なことにあえて挑戦するというエクスポージャーの原則を無視して，ストレスを避けるような指示をだしてしまい，OCDの側に立ってしまう。これは未熟な治療者や，他の精神療法，とくにプレイセラピーや家族療法の流儀に馴染んだ治療者によく起こる問題であるということをわれわれは見出している。技能ベースのCBTの枠組み内に留まっていれば，たいていは患者を治療に参加させ続け，いつか診療が不要になる日が来るであろう。

謝　辞

　われわれが子どものOCD向けCBTの開発と普及に関わったのは幸運であったが，他の多くの方がたにも功績がある。とくに，子どものOCDについて多くを教えて下さった大勢の患者さんとご家族にとくに感謝したい。効果の

ない対人関係志向の精神療法によってまだまだ多くの治療が推進されているが，われわれの患者さんとご家族は，OCDを神経精神学的障害と理解しておられる点で専門家の先をいっている，と思うことがしばしばある。患者さんやご家族の注意深い観察，OCDに直面しながらの快活さ，治療プロトコールの欠点にわれわれが対処するときに，進んでわれわれとともに考えて下さったことには，専門家として助けられもし，個人的にも得るところがあった。とくに，われわれの治療法開発の仕事を遂行させてくれる駆動力は，治療が進むにつれてうまくOCDを「支配して」やろうという子どもの意欲が高まっていくのを見る喜びである。患者さんとご家族が，われわれに手助けをさせていただく光栄を与えて下さったことに感謝している。

1970年代，OCDの行動療法がまだ目新しかった頃，ロンドンの精神医学研究所（Institute for Psychiatry）のIsaac Marksらが，エクスポージャーを基本とした介入が成人OCD患者に効くことをはっきりと証明した（Marks, Hodgson & Rachman, 1975）。その後，有能な心理学者や精神科医らが――その中にLee BaerやEdna Foa, John Greistがいる――行動療法の範囲を拡げ，成人への応用を体系化した。われわれの仕事は，彼らの業績の延長にすぎない。米国国立精神衛生研究所のグループ――Judy RapoportとHenrietta LeonardとSusan Swedo――は，子どものOCDについての見解にすぐに賛同してくれ，この障害をもつ子どもたちのためのCBTの開発を応援してくれた。Jeff Schwartzは，Lew BaxterとともにOCD向けCBTが持続的に脳を変化させることを証明してくれたし，OCD Beliefs Workshopのメンバーたちから刺激を受けて，われわれのアプローチは治療の認知的側面に進んだ。とくにEdna FoaとMichael Kozakは常にわれわれの意欲をかき立ててくれ，CBTの恩恵を児童・思春期の子どもにまでもたらそうというわれわれを手助けしてくれる専門的なガイドとなってくれている。全体として，こうした非凡な臨床家でもある研究者らの仕事がわれわれの思考に強く影響した。彼らの友情と寛容さも等しく重要である。

最初の治療マニュアル「How I Ran OCD Off My Land©（OCD撃退作戦）」の配布が困難だと分かったとき，コネチカット州ミルフォードにあるObsessive-Compulsive（OC）Foundationが，多くの家族と治療者に恩恵をも

たらした最初のマニュアルの配布を引き継いでくれた。驚くべきことに，この治療マニュアル（ver.1.4）は，現在，十数カ国の臨床家と患者4,000人以上に配布されており，数カ国語に翻訳されている。このマニュアルの最新大幅改訂版（ver. 3.0）はもっと広範に配布されるだろうと思う。本書構想中は，ギルフォード・プレス社の上級編集者であるKitty Mooreの有能かつ辛抱強いサポートが非常に貴重であった。彼女の賢明なる助言と科学的知識をもっと普及させたいという誠実な願いが，本書刊行のそもそもの始まりである。OCD患者にCBTと薬物療法の両方を施すことへの心からの貢献することの表明としてSolvay Pharmaceuticals Inc. が，本書刊行の一助となる教育助成金を独自に気前よく出して下さった。

　こうした友人や同僚たち，そしてOCDの診断と治療に関する科学的知識をもったトップランナーとして走り続けることでOCDの子どもたちの苦しみを和らげることを目標としているOCDコミュニティの他の方がたに，われわれは深く感謝している。この方がたなしには本著はなかったであろう。

　もちろん，アカデミックな世界でない日常生活においてもたくさんの方がたがおられ，私（J.S. マーチ）は，本書をまとめるにあたって快活に接してくれた妻のキャスリーンと息子のマシュー，そして娘マギーに感謝する。彼らの愛情と支援があるからこそ，研究生活のさまざまな仕事を含めいろいろなことがすべてできる。また，私（K. ミュール）は，本書執筆中，激励してくれ模範的な応援団であった両親に感謝したい。また，困難な状況にあっても長所や可能性を見るのに必要な愛情と支援を与え続けてくれる信頼できる地域の方がたや家族同様の仲間たち，友人たちにも感謝する。

　最後に，精神医学と心理学のほとんどの分野でそうであるように，論争点もたくさんある。本書は情報を多く盛りこんでいる。しかし，この分野の最先端を正当に取り扱っていない場合もあるであろうから，読者は本書の内容のすべてには同意できないかもしれない。事実誤認は筆者らの誤りである。論争点から最終的にすぐれた科学が生まれるものである。本マニュアル作成におけるわれわれの目標は，OCDの児童・思春期の子どもがもっと普通に楽しく生産的

な生活を送れるようにする手助けをすることである。われわれは，この目標を達成したと思っている。

ノースカロライナ州ダーハムにて

ジョン・S・マーチ
カレン・ミュール

目　次

　　緒言　i
　　はしがき　v

第Ⅰ部　はじめに　1

　　第1章　子どもの強迫性障害（OCD）：総説　3
　　第2章　強迫性障害（OCD）のアセスメント　23
　　第3章　治療の概要　32

第Ⅱ部　セッションごとの治療プログラム　59

　　第4章　セッション1：神経行動学的枠組みを作る　63
　　第5章　セッション2："道具箱"を導入する　77
　　第6章　セッション3：OCDマップを作成する　89
　　第7章　セッション4："道具箱"を完成させる　103
　　第8章　セッション5：ERPを本格的に開始する　110
　　第9章　セッション6：引き続きERPを行なう　122
　　第10章　セッション7：家族セッションⅠ　127
　　第11章　セッション8〜11：不安階層表を登っていく　139
　　第12章　セッション12：家族セッションⅡ　145
　　第13章　セッション13〜18：ERPを終える　150
　　第14章　セッション19：再発予防　158
　　第15章　セッション20：卒業　163
　　第16章　セッション21：ブースターセッション　166

第Ⅲ部　トラブルシューティング　169

　　第17章　落とし穴　171

第18章　特別なヒント：補助的な治療介入　　185
第19章　家族と協力する　　201
第20章　学校と協力する　　212

付録Ⅰ　配布資料および図　　223
付録Ⅱ　評価質問紙　　231
付録Ⅲ　親へのヒント，ガイドライン，情報源　　257

参考文献　　297
あとがきにかえて：小児の強迫性障害治療の実際　　307
人名索引　　325
事項索引　　328

第Ⅰ部

はじめに

ノアが箱船を造ったときには雨は降っていなかった。

——作者不詳

　第Ⅰ部では，治療の準備を行なう。第1章では，子どもの強迫性障害（OCD）について馴染みのない読者のためにその概要を述べる。第2章で，認知行動療法（CBT）の実施に肝要な，正確な初回評価の実施方法について説明する。第3章で治療プロトコールの概要を述べるが，詳しくは本マニュアルの第Ⅱ部で述べる。すでにOCDの診断とCBTの専門家である読者は，この第Ⅰ部をさっと通読して特に情報が必要なときに戻って参照していただきたい。しかし，第Ⅰ部には小児OCDのためのCBTの全容が見えてくるような理論的・実践的枠組みの定義を行なっている。この部分を精読することは，多くの読者に得るものがあると思われる。

第1章

子どもの強迫性障害（OCD）についての総説

> 旧来の心と体の区別は，われわれを邪魔するばかりだ。
> 薬物療法と心理療法はどちらも脳に作用するので両方とも有効である。
> スティーブ・ハイマン，MD（米国国立精神衛生研究所所長）

　子どもの200人に1人は強迫性障害（OCD）である（Flament, 1990）。そして，この病気によって学業・社会・職業面の機能に重大な支障をきたしているケースが多い（Leonard, Swedo, et al., 1993：Adams, Waas, March & Smith, 1994）。OCDの児童・思春期の子どもにおいては，正確な診断を受けているケースはほとんどなく，適切な治療を受けているケースはさらに稀である（Flament et al., 1988）。有効な認知行動療法（March, Mulle & Herbel, 1994）や薬物療法（Leonard, Lenane & Swedo, 1993; March, Leonard & Swedo, 1995）が今はあるのだから，これは遺憾なことである。OCDの児童・思春期の子どもにおける認知行動療法（CBT）の奏功は，この病気が子どもの時期に発症すると理解しているかどうかにかかっている。

　そこで本章ではOCDの疫学・診断基準・現象学・自然経過・神経生物学・治療について概説する。関心のある読者は，評価にまつわる問題（Goodman & Price, 1992; March & Albano, 1996）や，診断と併存症（Swedo, Rapoport, Leonard, Lenane & Cheslow, 1989; Cohen & Leckman, 1994），学校環境におけるOCD（Adams et al., 1994），強迫スペクトラム障害（Rapoport, 1991; Leonard, Lenane, Swedo, Rettew & Rapoport, 1991; Swedo, 1993），自然経過（Leonard, Swedo, et al., 1993），認知行動療法（March, 1995; March, Mulle

& Herbel, 1994; March & Mulle, 1996）と薬物療法（Leonard & Rapoport, 1989）に関するもっと踏み込んだ議論についても参照されたい。

診断と評価

疫　学

　成人と同様，児童・思春期においても OCD の発症率はかつて考えられていた以上にかなり高く，6 カ月有病率は児童・思春期の子ども 200 人に約 1 人である。つまり，小学校 1 校あたり 3 〜 4 人，平均的な規模のたいていの高校では在籍する生徒の 20 人までが OCD なのである（Rutter, Tizard & Whitmore, 1970）。成人 OCD 患者の 3 分の 1 から半数は小児期にこの病気を発症している（Rasmussen & Eisen, 1990）。

　米国国立精神衛生研究所（NIMH）で受診した患者のうち，男児では，①思春期前発症である，②家族に OCD かトゥレット症候群（TS）の患者がいる，③チック様症状を呈する，という傾向が強かった。女児では，①思春期に発症する，②恐怖症症状が多い，という傾向が強かった（Swedo, Rapoport, Leonard, et al., 1989）。思春期前発症の子どもには男児が多いが，思春期には男女比は等しくなる（Flament et al., 1988）。

　理由は不明であるが，臨床例では OCD はアフリカ系アメリカ人の子どもよりもコーカサス人種の子どもに多いが，疫学的データでは，有病率に人種や地理的な関数としての違いはないようである（Rasmussen & Eisen, 1992）。

　残念ながら，OCD の児童・思春期の子どもはそれと認識しないでいることが多い。高校生を対象としたある疫学的調査では，OCD であることが判明した 18 人のうち，専門家の治療を受けているのは 4 人だけであった（Flament et al., 1988）。さらに，この 18 人中，精神科で治療を受けている 4 人も含めて誰も OCD であると正しく診断されておらず，これは，OCD を「隠れた流行病」とした Jenike の位置づけを確認するものといえよう（Jenike, 1989）。OCD は，この疾患そのものに関係する要因（隠すことや洞察の欠如など）や医療の提供側に関連する要因（不正確な診断，有効性が証明されている治療法を知らない，あるいは使いたくない，など），その他の要因（治療情報へのア

クセスがない，など）のために誤った診断や効果のない治療がなされているおそれがある。

DSM-IV 診断基準

Diagnostic and Statistical Manual of Mental Disorders（DSM-IV，精神障害の分類と診断の手引，第4版）にあるとおり，OCD は，生活の中で顕著な抑うつおよび／または妨害を引き起こす再発性強迫観念および／または強迫行為によって特徴づけられる（American Psychiatric Association, 1994）。OCD の DSM-IV 診断基準には以下の主な特徴が含まれる。

- 罹患している子どもには強迫観念または強迫行為のいずれかがなければならないが，大多数にはどちらもある。強迫観念とは，自我異質性で侵入的であり，多くの場合，無意味であると認識される反復的・持続的な思考，イメージ，または衝動である。強迫行為には概して恐怖，嫌悪，不信，または不完全感などの抑うつ性陰性感情が伴う。
- 成人と同様に，OCD の子どもも強迫行為を行なうことによって強迫的な思考やそれに関連する感情を無視・抑圧または中和しようとするのが普通である。強迫行為は，強迫観念を一時的に中和・軽減するために特定のルールにしたがって，あるいは定型化された様式で行なわれることの多い，反復性のある有目的行動である。強迫行為は目に見える行動（手洗いなど）であることもあれば，表に現われない精神的な行為（数を数えるなど）のこともある。
- 強迫行為は障害のない人でもしばしば起こるので，DSM-IV は，OCD 症状は苦痛を伴うものであるか，時間がかかる（1日に1時間以上かかる）ものでなければならず，あるいは学校や社会活動や重要な人間関係を非常に妨げるものでなければならない。
- DSM-IV の診断基準では，強迫観念は現実の問題に対する過剰な不安であるだけでなく，この疾患の人は，強迫観念の源は頭の中にあるということを認識していなければならない。また，罹患中のある時点で，強迫観念や強迫行為が過剰で不合理だとその人が認識していなければならない。た

いていの児童・思春期の子どもはOCDの無意味さを認識しているが[注1]，洞察が保たれているというこの用件は，子どもには適用除外とされている。どんな年齢の人でも強迫観念や強迫行為の無意味さへの洞察が低い場合，「洞察に乏しい」という特定用語が診断の一部として含まれる。
- 他の疾患とOCDを鑑別するため，DSM-IVは，強迫観念の特定の内容が，他のI軸診断（摂食障害の人の食物に関する強迫観念やうつ病に関連した罪責感・無価値感［反芻・考え込み］と関連していないことなど）としている[注2]。

症　状

OCDの子どもに見られる強迫観念や強迫行為を**表1.1**に示す。患児に最も多い強迫観念は，汚染恐怖，自分自身と他人，とくに家族に対する加害恐怖，対称性や厳正さを要求する強い衝動である。これに対応する子どもの強迫行為は，過剰な手洗いや掃除，次いで確認，数を数える，繰り返し，触る，まっすぐにする，である（Swedo, Rapoport, Leonard , et al., 1989）。ほとんどの子どもはこの疾患の経過中のある時点で手洗いや数を数えるという儀式をするようになる。OCDの症状は経時的に変化するが，明確な進行パターンがないことが多く，ほとんどの子どもは，ある時点で複数のOCD症状を有する。したがって，多くの人が思春期の終わりまでに標準的なOCD症状をほとんどすべて経験していることになる（Rettew, Swedo, Leonard, Lenane & Rapoport）。

とくにDSM-IV診断基準は強迫観念と心の中の儀式，強迫行為の区別を明確にしているので，以前なら強迫観念のみと誤分類されてしまったであろう精神的強迫行為のある患者数が減ったため，強迫観念のみあるいは強迫行為のみしかない子どもは現在ではきわめて稀である（Swedo, Rapoport, Leonard, et al., 1989）。Yale-Brown強迫尺度（Y-BOCS；Goodman, Price, Rasmussen,

---

注
1) 認識しているとは限らず，恐怖を抑えられず強迫行為を行なうことは多い。
2) 強迫観念の特定の内容が，たとえば「唾を飲み込めない」などの食べることに関してであったとしても，患者の恐怖の訴えに対する治療はOCDのCBTを行なうことには変わりはない。

表 1.1. 代表的な OCD 症状

よく見られる強迫観念	よく見られる強迫行為
汚染に関する観念	手を洗う
自己または他人への危害	繰り返す
攻撃的観念	確認する
性的観念	触る
几帳面さ／信心深さ	数を数える
禁じられた思考	整理整頓
対称性衝動	物を貯め込む
話す，質問する，告白する必要性	祈る

Mazure, Fleischmann, et al., 1989）には臨床的に有用かつ詳細な症状チェックリストがついている（**付録 II** を参照）。

発達的な要因

全員ではないがほとんどの子どもは，年齢に応じた正常な強迫行為を示す。たとえば，幼児は「きちんと」物事がなされるのを好んだり，入念な就寝儀式にしばしば固執する（Gesell, Ames & Ilg, 1974）。こうした行動は，習得や統制に関わる発達上の問題として理解できることが多く，普通は幼児期中期までに消失してしまい，収集や趣味，特定の関心がこれに取って代わる。臨床的には，正常度の高い強迫行為はタイミングや内容，重症度に基づいて OCD と区別できることが多い（Leonard, Goldberger, Rapoport, Cheslow & Swedo, 1990）。発達的に許容される強迫行為は幼児期初期に起こり，思春期には稀で，多くの子どもに共通しており，重要な発達段階の習得に関連している。これとは逆に，OCD は若干遅く起こり，患児には奇妙でなくとも大人や他の子どもには奇妙に映り，常に発達段階の習得ではなく機能障害を生む。ただし，ここで述べたような見分け方は，OCD が適切な清潔さや宗教的な戒律などの文化に依存する思考体系に重なる場合には該当しない。

他の精神疾患の合併

さまざまな他の精神疾患の子どもが強迫観念や儀式行動を示すこともあ

り，このことが一部の患者でOCDの診断を困難にすることがある。さらに，OCDの診断は排他的ではないので，患者1人に複数の疾患の診断が下されることもある。チック障害，不安障害，破壊行動障害および学習障害はOCDの子どもの臨床症例（Riddle et al., 1990; Swedo, Rapoport, Leonard, et al., 1989）でも疫学症例（Flament et al., 1988）でも多い。強迫スペクトラム障害（抜毛癖，身体醜形障害など）の併存や習慣障害（爪嚙みなど）も臨床的には少なくない。非常に少数のOCDの子どもが強迫性人格障害（OCPD）の徴候を示すことから，強迫性人格特性はOCDの子どものなかに一般より過剰に現われているけれども，診断の必要条件でも十分条件でもないことがわかる（Swedo, Rapoport, Leonard, et al., 1989）。

神経心理学

成人と同様，OCDの児童・思春期の子どもは些細な神経学的（Denckla, 1989）・神経心理学的（Cox, Fedio & Rapoport, 1989）な問題を呈することが多く，このことは，言語による論理的思考能力と対比して非言語的な論理的思考能力が相対的に弱いこととしばしば関係している。

その結果，非言語的論理的思考能力の欠陥によって子どもは書字障害，算数障害，作文能力の低下，処理速度や能率の低下などの特定の学習障害リスクに陥る。これらの神経認知障害がOCDの薬物療法の転帰に悪影響を及ぼすおそれがあると推測される（Hollander et al, 1990; March, Johnston, Jefferson, et al., 1990）。一方で，そうした関連性はないという知見もある（Swedo, Leonard & Rapoport, 1990; Leonard & Rapoport, 1989）。さらに重要なことに，学習スタイルに差のある子どもたちは診断治療学における特殊な問題を呈する。たとえば，トレース儀式によって学習が遅れている子どもは，書字障害や作文能力の低下が原因で遅れている子どもと鑑別する必要がある。

OCDは神経精神疾患である

セロトニン再取り込み阻害薬（SRIs）によるOCD治療の成功は，すぐにOCDの神経行動的な説明に結びついた。いわゆる「セロトニン仮説」である（Barr, Goodman, Price, McDougle & Charney, 1992にレビューされている）。

後に，強迫症状（手洗い，平らにする，抜毛，舌舐めずり）どうしの現象学的類似性が抜毛癖研究と結びつけられた結果，一部の患者においてはOCDは「逸脱してしまった身繕い行動」であるという仮説が出てきた（Swedo, 1989）。以下のデータは，OCDの神経精神医学的モデルを支持するものである。

- OCDとトゥレット症候群（TS）が，一部の症例においては，同一遺伝子の発現が交互であることを現われである，あるいは異なる遺伝子の現われである，あるいは，自然に生じる可能性を示唆する，家族遺伝子研究がある（Pauls, Towbin, Leckman, Zahner & Cohen, 1986; Pauls, Alsobrook, Goodman, Rasmussen & Leckman, 1995）。
- 大脳基底核を大脳皮質に連結する回路の異常を示唆する神経画像研究（Swedo, Shapiro, et al., 1989; Rauch et al., 1994）で，これらの回路はCBTまたはSRIを用いた薬理治療に「反応」する（Baxter et al., 1992）。
- 幼児期発症OCDにおける神経伝達物質と神経内分泌物質の異常（Swedo & Rapoport, 1990; Hamburger, Swedo, Whitaker, Davies & Rapoport, 1989）。

こうした一連のデータの中でもとくに関連性が高いのは，OCDとTSの関係である（Cohen & Leckman, 1994）。OCD患者のチック障害罹患率が高いことには現在では十分な証拠があり，逆もまた真である（Pauls et al., 1995）。また，TSや他のチック障害の発端者の家族の遺伝子に関する体系的研究で，一親等の肉親はチック障害およびOCDである比率が高いが，OCDの発端者の一親等の肉親にも同様の知見がある（Pauls et al., 1986）。Pauls ら（1995）も，早期発症は遺伝的脆弱性が高いことを示している可能性があるとの知見を得ている。以上のことや関連する話題についてのより詳細な考察については，以下のレビューを参照されたい：Swedo & Rapoport（1990）; Rapoport, Swedo & Leonard（1992），Cohen & Leckman（1994）；およびMarch, Leonard & Swedo（1998）。

連鎖球菌（Strep）に関連する小児性自己免疫神経精神障害（PANDAS）

一部の子どもで，A群ベータ溶血性連鎖球菌感染（GABHS）である「連鎖球菌咽頭症」との関連で強迫症状が発症・悪化することがある。強迫症状はシデナム舞踏病患者では少ないが，この病気はリューマチ熱（RF）の神経学的変異型である。シデナム舞踏病患者は，たいてい四肢と，それほど頻繁ではないが顔面の筋肉も関係する不随意のチック様の身をよじる運動を呈する。OCDは，舞踏病があるリューマチ熱患者でははるかに多い（Swedo, Rapoport, Cheslow, et al., 1989）。シデナム舞踏病は，抗連鎖球菌抗体にトリガーされる大脳基底核の自己免疫炎症反応であると考えられている（Kiessling, Marcotte & Culpepper, 1994）。このため，Swedoらは，シデナム舞踏病に関連したOCDから，OCDとチック障害両方の医学的モデルが得られると推測した（Swedo et al., 1993）。このモデルでは，A群ベータ溶血性連鎖球菌細胞壁抗原に対して生じた抗神経抗体が，基底核神経組織と反応した結果，OCDまたはチック症状が出る。この理論は，抗生物質療法などの免疫変調治療が特定の患者に恩恵をもたらすことがあることからとくに，OCDまたはチック症状が急激に悪化する場合，臨床家は即座にA群ベータ溶血性連鎖球菌感染を調べるべきだということを示唆している（Allen, Leonard & Swedo, 1995; Swedo, Leonard & Kiessling, 1994）。

治　療

OCDは一次診断であるかもしれないが，OCDの子どもの強迫症状の特定の性質や重症度，併存する精神病理の範囲およびこの疾患がその子と家族に与える影響にはかなり幅がある。したがって，OCDの子どもは皆，強迫症状，併存症および心理社会的要因など，包括的な個別化診断評価を受けるのが当然である。OCD症状をターゲットにするとともに，治療計画も，うつ病や破壊的障害などの併存症があるかどうか，子どもの発達レベル・気質・適応機能レベル，およびOCDが起こり治療が行なわれることになる家庭の状況についても配慮する必要がある。この状況では，患者と家族の双方が，個別治療計画の策定にできるだけ参加すべきである。

認知行動療法

　OCDについて精神力動的にわかっていることをレビューするにあたって，Esmanは，内省志向の精神療法は，OCD症状の軽快という点では期待できないとしている（Esman, 1989）。隠れた力動的な意味をもつOCD症状もあるが，典型的なパターンで起こるOCD症状が無数に広くみられるので，特定のOCD症状が本当は内的な葛藤を表わしているということは疑わしい。さらに，他の精神障害患者よりもOCD患者のほうが性的なことで葛藤が大きいということを示唆する理由はない（Staebler, Pollard & Merkel, 1993）。

　逆に，CBTがOCDの児童・思春期の子どもと成人に最適な精神療法的アプローチであると書かれることが増えている（Berg, Rapoport & Wolff, 1989; Wolff & Wolff, 1991）。OCDに用いられている他の精神療法とは異なり，OCDのためのCBTは，病気と治療と特定の転帰との間にある論理的に一貫した説得力のある関係に基づいている（Foa & Kozak, 1985）。CBTは，成人OCD患者にとってきわめて有効性が高く持続性のある治療であることは古くから証明されている（Dar & Greist, 1992）。

　同様にOCDを医学的な枠組みの中ではっきりと理解することによって，CBTはOCDに抵抗する戦略を子どもが身につけることを援助することができる。定期的なブースターセッションが必要なことがあるが，CBT単独で治療が奏功した患者は良好な状態を維持する傾向がある（March, 1995）。さらに，OCDにおいて薬物を中止すると再発することが多いが，Marchら（1994）は，投薬中止後も治療反応者9人のうちの6人で改善状態が持続したことを見出した。このことは，投薬が中止されても行動療法は再発を防止するという仮説を限定的にではあるが支持している。

薬物療法

　OCDの治療に最も一般に使用される薬物は，セロトニン再取り込み阻害薬（SRIs）である。それらには，三環系抗うつ薬（TCA）であるクロミプラミン（これはSRIである）と選択的セロトニン再取り込み阻害薬（SSRIs）であるフルオキセチン，フルボキサミン，パロキセチンおよびセルトラリンがある。SRIsが成人OCD患者に有効であることは，はっきりと証明されている

（Greist et al., 1990; Jenike, 1992）。子どものOCD患者の研究は，これらの薬物は子どもにも同様に役に立つと考えられることを示唆している（レビューについては，Rapoport, Swedo & Leonard, 1992; March, Leonard & Swedo, 1995を参照されたい）。

　SRIsのうち，小児患者ではクロミプラミンが最も研究されている。初期の研究では，クロミプラミンはプラセボ（Flament et al., 1985）とデシプラミン（Leonard, Lenane, et al., 1991）よりも有意にすぐれていた。1989年にクロミプラミンとプラセボの8週多施設二重盲検パラレル比較試験が行なわれた結果，年齢が10歳以上の児童・思春期の子どもにおけるOCD治療へのクロミプラミンの使用を米国食品医薬品局（FDA）が承認した（De Veaugh-Geiss et al., 1992）。この研究で得られた注目すべき知見は次のようなものであった。①プラセボ効果は全くないかほとんどなかった。②平均して3週で臨床的効果が出始め，10週で横ばいになった。③Y-BOCSで測定してOCD症状が37％減ったが，このことは全体的には顕著から中等度の改善に相当していた。逆に，OCDの臨床診断の閾値を下回ったのは研究参加者の20％未満で，このことは，薬物は有用であるがほとんどの子どもに効く万能薬ではないということを示唆している。

　子どもで認められるクロミプラミンの副作用は，成人での試験で認められた副作用と同等であり（たいていは大人より軽度であった）（Katz, De Veaugh-Geiss & Landau, 1990; Leonard et al., 1989），主に，クロミプラミンの抗コリン作動性・抗ヒスタミン性・アルファ阻害特性と関係がある。**表1.2**にクロミプラミンの代表的副作用とSSRIsの代表的副作用の比較を示す。成人で最も多く認められるクロミプラミンの副作用は，心臓血管系・抗コリン作動性・性機能障害と体重増加であったが，児童・思春期の子どもに認められる副作用も，成人で認められる副作用と同様である。クロミプラミンによる長期維持治療は，不測の有害反応を起こすとは思われない（De Veaugh-Geiss et al., 1992; Leonard, Swedo, et al., 1991）が，頻脈と心電図PR，QRS，QTの補正間隔の微増が認められている。三環系抗うつ薬関連心毒性作用の可能性があることを考えると，治療前および定期的心電図と治療薬物モニタリングを行なうのは当然である（Schroeder, Mullin, Elliot & Steiner, 1989; Elliot & Popper;

Leonard, Meyer et al., 1995)。

　SSRIsはすべて，児童・思春期のOCDの有効な治療法でありそうだが（Rapoport, Leonard, Swedo & Lenane, 1993; March, Leonard, et al., 1995)，子どもの患者を対象としてこれらの薬物を系統的に調べた試験は数少ない。フルオキセチンは，児童・思春期の子どもを対象とした比較試験で有効であることが証明されている（Riddle et al., 1992）。セルトラリンとフルボキサミンは，児童・思春期の子どもを対象とした一般試験で有効であった（Cook, Charak, Trapani & Zelko, 1994; Apter, Ratzioni & King, 1994）。フルボキサミンとセルトラリンの大規模多施設登録ベース試験が完了したが，両薬物には有効性があるようだ（Riddle, et al., 1996; March, Biederman, Wolkow, Safferman & Group, 1997）。SSRIsで最も多い副作用は，過覚醒，吐き気・下痢，性機能障害である（**表1.2**を参照）。子どもにおけるSSRIsの副作用プロフィールは，成人で認められるものと同一である。

　薬物への反応にはかなりの幅があり，治療者は子どもと親の両方にこのことをわかってもらっておくべきである。患者の約3分の1は，特定のSRIでの単剤療法には反応しないおそれがあり（De Veaugh-Geiss et al., 1992），反応が得られる確率は，3回目のSRI試験後にはかなり落ちる。さらに，少数の患者は治療8週後になっても12週後になっても反応しない（De Veaugh-Geiss, Katz, Landau & Moroz, 1991; Goodman, Price, Rasmussen, Delgado, et al., 1989; March, Leonard, et al., 1995）ので，8週間以上，できれば10週間

表1.2. 薬物の副作用

副作用	副作用を起こす可能性の低い薬物	副作用を起こす可能性の高い薬物
心臓血管	SSRIs	クロミプラミン
鎮静	SSRIs	クロミプラミン
不眠	クロミプラミン	SSRIs
抗コリン作用	SSRIs	クロミプラミン
体重増加	SSRIs	クロミプラミン
性機能障害	SSRIs（まだ頻度は高い）	クロミプラミン
アカシジア	クロミプラミン	SSRIs
吐き気／下痢	クロミプラミン	SSRIs

　注）March, Frances et al. (1997) ©1997 by Expert Knowledge Systems, LLC. 許可を得て転載。

以上待ってから，薬物変更や高用量の使用，その子の治療計画に第2の薬物を追加することが大切である（March, Frances, Carpenter & Kahn, 1997）。

　子どもが第一選択薬に無反応であったり一部しか反応しない場合には，SRIを第二の薬物で増強することが有用なこともある（Leonard & Rapoport, 1989; Jenike & Rauch, 1994）。しかし，増強薬として有用なことが証明されているのはクロナゼパムとハロペリドールだけである。クロナゼパムへの生理学的依存や定型抗精神病薬との錐体外路副作用のリスクを考えると，クロナゼパムは恐らく高度の不安をもつ患者への限定使用，ハロペリドールはチックまたは思考障害症状のある患者への限定使用とすべきである。さらに，CBTの併用は，薬物に無反応の患者における最強の増強治療である可能性があるので（March et al., 1994），質の高いCBTとSRI単剤での治療がうまくいかない患者でのみ，OCDのための多剤薬物療法戦略を考えるべきである。

併用療法

　ほとんどの医学的な疾患は，精神疾患も含めて，その病気のターゲット症状への有効性が経験的に証明されている薬理学的治療および／または心理社会的アプローチを行なうべきである。しかし，それでもなお治癒不可能な症状に対しては患者とその家族がうまく対処していけるような手助けも必要である（March, Mulle, Stallings, Erhardt & Conners, 1995）。糖尿病患者の治療が例として有用である。つまり，治療には（疾患の亜型に応じて）インスリンや経口血糖低下剤の投与と，行動を変えることによって血糖値をコントロールする食事・運動と，時どきどうしても病気に影響されてしまう患者を助けるための糖尿病フットケアなどの介入が含まれている。OCDの治療には，CBTとSRIの投与（単剤または多剤併用）と個人的・集団的・家族的介入によるサポートが含まれる。

　臨床的には，薬物治療とCBTはうまく連携し，臨床家は概ねほとんどのOCDの子どもに併用療法が必要，あるいは併用療法からもっと恩恵を受けられそうだと考えている（Piacentini et al., 1992）。しかし，OCDの児童・思春期の子どもを対象としてCBTと薬物と両者の併用を比較した比較研究は全く発表されていない。薬物が一部しか効かない患者を対象としたプロトコールで

実施されたある CBT の研究では，Y-BOCS の平均改善度は，薬物のみで通常得られるレベル（30〜40％）よりもはるかに大きかった（50％）（March et al., 1994）。こうした知見は，併用治療が薬物治療のみを行なう場合よりすぐれている可能性を示唆するものではあるが，特定の部分的な患者群で CBT と SRIs を単独あるいは併用するさいの相対的な利点をはっきりさせるにはさらに研究が必要である。

OCD 治療に関する専門家コンセンサスガイドラインを用いた治療計画策定
　現在 CBT の訓練を受けた医療従事者は不足しているが，精神医学の中にこの疾患管理モデルがどんどん取り込まれるにつれてこの点はほぼ確実に変わっていくであろう。このモデルは，他の医学分野で用いられているものと似た診療ガイドラインに基づくものである。診療ガイドラインは，臨床家が，費用対効果が高く質の良い治療というマネージドケア目標に適った効果的な治療を選択する一助となる。診療ガイドラインを用いることは，ある意味で，次のような疑問に答えてくれる専門家がすぐ側にいるようなものである。

- いつ，OCD の児童・思春期の子どもに行動療法を使うのか？
- いつ，薬物療法を使うのか？
- CBT と薬物療法の併用にメリットはあるか？
- いつ，治療方針を変えるのか？
- 患者が軽快したら，何をすべきなのか？

　OCD 治療に関する専門家コンセンサスガイドライン（The Expert Consensus Treatment Guidelines for Obsessive-Compulsive Disorder：March, Frances, et al., 1997）は，OCD 専門家 69 人の調査結果に基づいており，生涯にわたる OCD 治療についてのさまざまな質問への答えが得られる。ガイドラインの推奨事項の要約を**表 1.3**，**図 1.1** および**図 1.2** に示す。専門家は，子どもの OCD の好ましい治療法として CBT または CBT ＋薬物療法を勧めているが，低年齢の子どもと軽症の子どもには CBT のみが望ましい。このガイドラインには，初回治療への反応が悪い患者の取り扱いや，難治患者のため

表1.3. OCD治療に関する専門家コンセンサスガイドラインの要約

A. 臨床場面で推奨される治療の第1選択

初期治療の戦略と治療順序

年齢についての配慮	思春期前の児童：軽度またはより重度にはCBTを最初に行なう
	思春期：軽度にはCBTを最初；より重度にはCBT + SRI
	成人：軽度にはCBTを最初；より重度にはCBT + SRIまたはSRIのみ
治療の全体的な効果，早さ，維持についての配慮	軽度：CBTのみまたはCBT + SRI
	より重度：CBT + SRI
患者の耐性，受容性についての配慮	軽度：CBTのみまたはCBT + SRI
	より重度：CBT + SRIまたはSRIのみ

CBT戦略の選択

強迫観念・強迫行為	ERP（エクスポージャーと儀式妨害）
	ERP + CT（認知療法）

特異的な症状に対する対策

不潔・汚染恐怖，対象性保持儀式，数を数える/反復，ためこみ，攻撃衝動	ERP
几帳面さと道徳的罪悪感，病的疑惑	CT

CBTの集中度

段階的（1週おき）：ほとんどの患者で推奨（通常13～20セッション）
集中的（毎日）：早さが必要な場合，または段階的CBTに反応しない，きわめて重度な場合

特異的薬物療法の選択；SRIの使用

フルボキサミン，フルオキセチン，クロミプラミン，セルトラリン，パロキセチン
推奨される治療タイミング
・平均的なSRIの量に十分反応しない場合：最大量を4～9週間投与
・最大量を更に4～6週間投与しても十分反応しない場合：他のSRIに変更

治療抵抗性

CBTのみに反応しない・部分的	SRIを追加；方法を変えてCBTを追加
SRIのみに反応しない・部分的	CBTを追加；または他のSRIに変更
CBT + SRIに反応しない	他のSRIに変更

表1.3. つづき

CBT + SRI に部分的反応	他の SRI に変更
	方法を変えて CBT を追加
	他の薬物で効果増強
2～3種の SSRI を使用したが反応しない	クロミプラミンを試す
CBT + 3種の SRI（内一つはクロミプラミン）に反応しない・部分的	他の薬物で効果増強（随伴症状に従って薬物を選択）
	方法を変えて CBT を追加
維持療法	
長期薬物療法を行なうのは	適切な CBT を行なっても3～4回の軽度／中等度再発が起こった場合，または2～4回の重度の再発が起こった場合
薬物の中止方法	毎月の CBT を行いながら1,2年後に段階的な漸減（減量は25％ずつ行ない，次の減量は2カ月後まで待つ）
外来受診の頻度	
CBT のみで完全寛解	3～6カ月間毎月受診
CBT のみで部分寛解	3～6カ月間毎週または毎月受診
薬物で完全または部分寛解	3～6カ月間毎月受診

注1）CBT：認知行動療法，SRI：セロトニン再取り込み阻害薬（クロミプラミン，フルオキセチン，フルボキサミン，パロキセチン，およびセルトラリン），SSRI：SRI の中でクロミプラミン以外
注2）March, Frances et al.（1997）©1997 by Expert Knowledge Systems, LLC. 許可を得て転載

B. 心理社会的治療の第1選択

認知行動療法 OCD については，CBT はエクスポージャーと儀式妨害（ERP）と認知療法（CT）の併用を示す	患者が受け入れない場合を除き，可能ならば CBT は OCD のすべての患者に推奨される。
	SRI のみに対して患者が反応しない・部分反応の場合に追加する
	薬物の副作用に患者が耐えられないの精神疾患を合併している場合，とくに併存症によって修飾されている場合に用いる
	CBT が有用である他の精神疾患を合併している場合，とくに併存症によって修飾されている場合に用いる

表 1.3. つづき

エクスポージャーと儀式妨害（ERP）	不潔・汚染恐怖，対称性保持儀式，数を数える／反復，収集，攻撃衝動にはとくに有用
認知療法（CT）	几帳面さと道徳的罪悪感，病的猜疑にはとくに有用
治療の形態と集中度	
形態	毎週の個人治療セッションと宿題，または治療者補助による自宅訪問など（in vivo）家族療法を追加することが適当な場合がある
頻度	併存症のない OCD の患者の治療には 13～20 セッションが通常必要
集中度	段階的（1 週おき）：多くの患者に推奨 集中的（毎日）：早さが必要な場合，または段階的 CBT に反応しない，きわめて重度な場合
維持療法スケジュール	3～6 カ月間毎月のブースターセッションを行なう

C. 身体的治療の第 1 選択

SSRI（フルオキセチン，フルボキサミン，パロキセチン，セルトラリン）	CBT と併用，または中等度から重度の成人患者に対して単独で使用
	CBT のみで反応しない・部分反応の場合に追加
	クロミプラミン の前に使用する クロミプラミンの抗コリン作用，心血管系，性機能，鎮静，体重増加が問題になる場合に使用
	SSRI が有用である他の精神疾患が合併している場合に使用
クロミプラミン	2～3 種の SSRI が無効な時に使用
	SSRI に反応しない・部分反応の患者に追加
	SSRI のような不眠，アカシジア，嘔気，下痢を起こさない
	三環系抗うつ薬が有用である他の精神疾患が合併している場合に使用

表 1.3. つづき

D. 併存症のある OCD に対する治療	
併存症など	
妊娠	CBT のみ
心疾患	CBT のみ；または CBT + SSRI
腎疾患	CBT のみ；または CBT + SSRI
トゥレット症候群	CBT + 従来の抗精神病薬 + SRI
注意欠陥・多動性障害	CBT + SSRI + 神経興奮剤
パニック障害，社会恐怖	CBT + SSRI
大うつ病性障害	CBT + SRI（重度の場合は SRI を最初に行なう）
双極性障害	CBT + 気分調整剤のみ；CBT + 気分調整剤 + SRI
反抗／行為／反社会性	CBT + 家族療法 + SRI
統合失調症	SRI + 神経遮断薬

注1）CBT：認知行動療法，CT：認知療法，ERP：エクスポージャーと儀式妨害，SRI（セロトニン再取り込み阻害薬）とは以下の5薬物を指す：クロミプラミン，フルオキセチン，フルボキサミン，パロキセチン，およびセルトラリン，SSRI（選択的セロトニン再取り込み阻害薬）とはクロミプラミン以外の全薬物を指す，TCA：三環系抗うつ薬
注2）March, Frances et al.（1997）©1997 by Expert Knowledge Systems, LLC. 許可を得て転載

の他の療法，薬物や CBT テクニックの選択，維持療法，投与中止，内科的・精神医学的併存症の取り扱いも含まれている。

　この専門家コンセンサスガイドラインの一部として作成された"Guide for Patients and Families（患者と家族のためのガイド）"には専門家の推奨事項が要約されており，これを**付録Ⅲ**に収載した。

治療転帰の予測

　統合失調型障害（Baer et al., 1992）やチック障害（McDougle et al., 1994）の併存は，OCD の治療の妨げとなり得るので，治療計画に抗精神病薬を追加する必要があることになる。しかし，子どもの OCD の治療転帰の

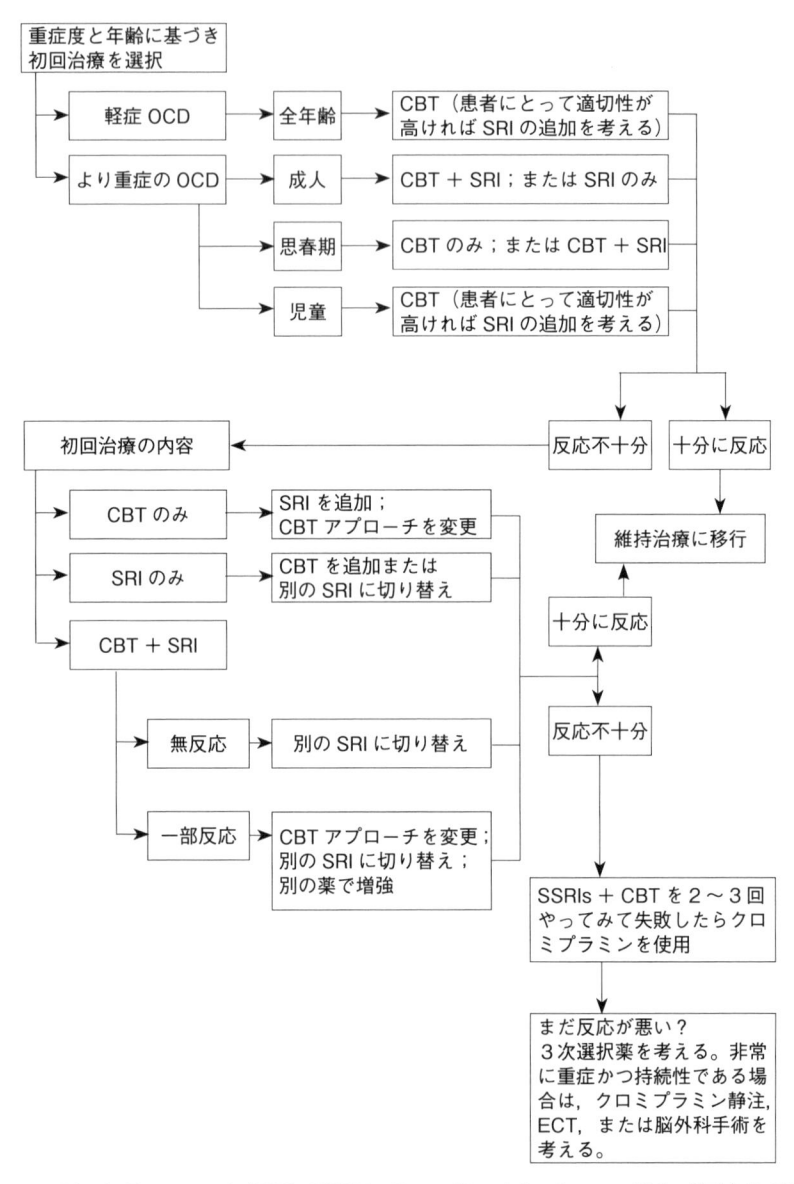

```
重症度と年齢に基づき
初回治療を選択
    ├─→ 軽症 OCD ──→ 全年齢 ──→ CBT（患者にとって適切性が
    │                              高ければ SRI の追加を考える）
    └─→ より重症の OCD ─┬─→ 成人   ──→ CBT + SRI；または SRI のみ
                        ├─→ 思春期 ──→ CBT のみ；または CBT + SRI
                        └─→ 児童   ──→ CBT（患者にとって適切性が
                                          高ければ SRI の追加を考える）
```

```
初回治療の内容 ←──────────── 反応不十分 / 十分に反応
    ├─→ CBT のみ    ──→ SRI を追加；
    │                    CBT アプローチを変更              維持治療に移行
    ├─→ SRI のみ    ──→ CBT を追加または
    │                    別の SRI に切り替え
    └─→ CBT + SRI ─┬─→ 無反応  ──→ 別の SRI に切り替え
                    └─→ 一部反応 ──→ CBT アプローチを変更；
                                      別の SRI に切り替え；
                                      別の薬で増強
```

十分に反応 / 反応不十分

SSRIs + CBT を 2～3 回やってみて失敗したらクロミプラミンを使用

まだ反応が悪い？
3 次選択薬を考える。非常に重症かつ持続性である場合は，クロミプラミン静注，ECT，または脳外科手術を考える。

March, Frances et al. (1997) ©1997 by Expert Knowledge Systems, LLC. 許可を得て転載

図 1.1.　OCD に関する専門家コンセンサス治療ガイドラインより抜粋した治療アルゴリズム：OCD の急性段階治療の全体的戦略

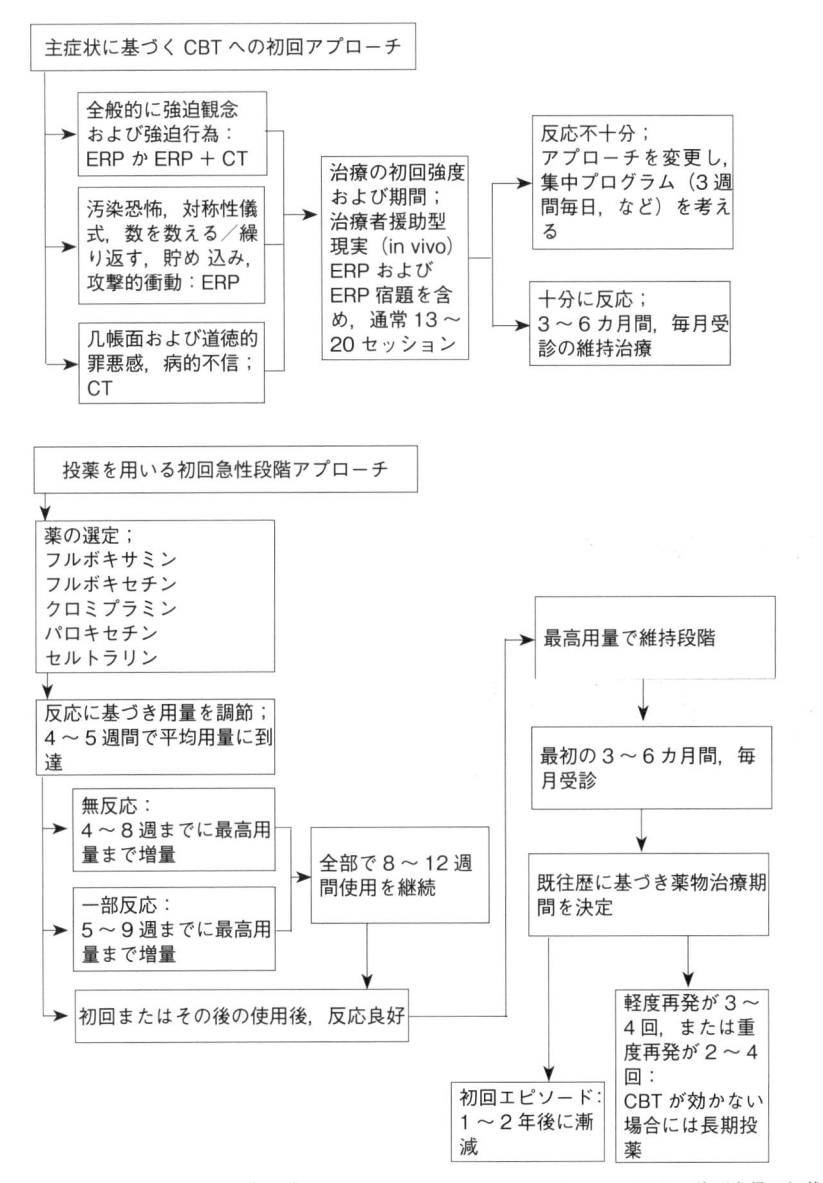

主症状に基づく CBT への初回アプローチ

- 全般的に強迫観念および強迫行為：ERP か ERP + CT
- 汚染恐怖，対称性儀式，数を数える／繰り返す，貯め込み，攻撃的衝動：ERP
- 几帳面および道徳的罪悪感，病的不信；CT

→ 治療の初回強度および期間；治療者援助型現実（in vivo）ERP および ERP 宿題を含め，通常 13〜20 セッション

- 反応不十分；アプローチを変更し，集中プログラム（3週間毎日，など）を考える
- 十分に反応；3〜6カ月間，毎月受診の維持治療

投薬を用いる初回急性段階アプローチ

- 薬の選定；フルボキサミン，フルボキセチン，クロミプラミン，パロキセチン，セルトラリン
- 反応に基づき用量を調節；4〜5週間で平均用量に到達
  - 無反応：4〜8週までに最高用量まで増量
  - 一部反応：5〜9週までに最高用量まで増量
  - 初回またはその後の使用後，反応良好

→ 全部で 8〜12 週間使用を継続

→ 最高用量で維持段階 → 最初の 3〜6カ月間，毎月受診 → 既往歴に基づき薬物治療期間を決定

- 初回エピソード：1〜2年後に漸減
- 軽度再発が 3〜4 回，または重度再発が 2〜4 回：CBT が効かない場合には長期投薬

March, Frances et al.（1997）©1997 by Expert Knowledge Systems, LLC. 許可を得て転載

図 1.2．OCD に関する専門家コンセンサス治療ガイドラインより抜粋した治療アルゴリズム：急性および維持段階における治療期間と強度の選択法

予測因子で明確に特定されているものは全くない。患者の年齢，性別，社会経済的状態は，NIMH（Leonard et al., 1989）と CIBA 研究（De Veaugh-Geiss, et al., 1992）では治療への反応予測因子ではなかったし，クロミプラミンの代わりにデシプラミンを使用した場合の再発の予測因子でもなかった（Leonard, Swedo, et al., 1991）。初期重症度，症状持続時間，症状のパターンなど，OCD の症状発現に関する特定の特性も治療への反応の予測因子ではなかった（Leonard et al., 1989）。自分の強迫観念が無意味だとか自分の行なっている儀式が自分を困らせていると認識できる子どもは，認識できない子どもよりも CBT に向いているが，洞察の乏しさは必ずしも CBT を無効とするものではない（Kettl & Marks, 1986）。

臨床的には，他の併存症，とくに反抗挑戦性障害や行為障害があると，薬物治療と CBT の両方への治療抵抗性があると予測されるようであるが，この仮説は，OCD の子どもを対象とした比較研究で証明されてはいない。同様に，家族機能障害は OCD の発症の必要十分条件ではない（Lenane, 1989）が，家族と OCD には相互影響がある。つまり，家族が非常に批判的で過干渉だと OCD を悪化させることがあるが，穏やかで協力的な家族は治療転帰を良くすることがある（Hibbs et al., 1991）。**表 1.3（D）**は，併存症がある場合の併用治療に関する専門家コンセンサス推奨事項である。この問題に関する詳細な考察については，第 18 章「特別なヒント」も参照されたい。

要　約

OCD は，大脳の前頭皮質を基底核に連結する回路の制御不全によって特徴づけられる神経行動学的障害である。この病気は，セロトニン作動性そして恐らくドパミン作動性の神経伝達による影響をかなり受けている。現在の治療法では総じて OCD の「完治」はできないが，正確な診断とセロトニン再取り込み阻害薬と OCD に特化した認知行動療法をうまく組み合わせれば，ほとんどの子どもがその恩恵に預かり，より正常な発達経路を再開し，それによってもっと楽しく生産的な生活を送ることができる。

第2章

強迫性障害（OCD）のアセスメント

　　　　僕には正解がわかるんだよ。だけど誰も正しい質問をしてくれないんだ。
　　　　　　　　　　　　　　　　　　　　　　　　　　——わんぱくデニス

　子どもの強迫性障害（OCD）の性質と影響は多様である。社会恐怖や注意欠陥・多動性障害（ADHD），チック障害などの併存症があることが多く，治療者にとって面倒な問題を引き起こす。したがって，治療を複雑化させてしまう併存症を慎重に探すことも含めて，子どものOCD患者に対する正確で共感的な評価は，こうした患者をうまく治療するのに必須である（Wolff & Wolff, 1991; March & Albano, 1996）。特定の症状領域（手洗いなど），機能領域（家または学校など），およびエクスポージャー中の一時的不快感（自覚的障害単位（SUDs）など）をサンプリングする尺度を用いて治療の過程や転帰をモニターすることも重要である（March, 1995）。多くの患者はかなり改善するが症状が全くなくなる人は非常に少ないので，包括的な機能障害尺度（臨床全般障害尺度および臨床全般改善尺度（CGI尺度），NIMH包括的強迫尺度など：**付録Ⅱ**を参照）が，継続治療や追加治療の必要性を明確にする一助となるであろう。治療転帰評価の方法については第3章「治療：概説」と本マニュアルの第Ⅱ部の各治療セッションを説明する章で述べる。本章では，Duke University Medical Center（デューク大学医療センター）のthe Program for Child and Adolescent Anxiety Disorders（児童・思春期不安障害プログラム）でわれわれが使用している初回評価について述べる。

評価プロセス

初回評価の目標

　たいていのメンタルヘルスの専門家は，患者の既往と現在の人間関係に関連した事柄を重視する治療についてよく知っている。このような「ストーリー志向」のアプローチとは対照的に，子どものOCDの認知行動療法には疾病管理モデルの導入が含まれているが，このモデルでは，治療者は患者にOCD症状軽減のための適応的対処法をひととおり教えるコーチとして関わる。ある治療を成功させるためには，適切なターゲットを選ぶことが必須である。個々の治療法にはそれに合った治療ターゲットがあるものだ。この課題は，ジェンガ（棒抜きのゲーム）によく似ている。患者の回復を助けるために，治療者は治療ターゲット（棒）を正確に特定し，ターゲット特有の治療（この場合，エクスポージャーベースの介入）と対にし，適切に介入シーケンスを組む（棒を正しい順番で抜き取る）必要がある。

　強迫性障害の診断を下すプロセスはこの状況にどう適合するのかというと，まず臨床家は，学業成績が下がるなどの主訴だけを把握している。うつ病や行為障害と比べるとOCDは比較的珍しいために，診断を見逃されることがある。しかし，子どもは自分のOCD症状を隠したがるので，OCDに関する例を含めたOCD特有の質問を他の疾患の診断評価に含めるべきである。

　しかし，このような例を考えてみよう。過剰な手洗いなどのOCD症状がある子が診断を受けにやってきたとしよう。このとき臨床家の最初の仕事は，OCDを一次診断として確定し，うつ病やパニック障害など，OCDと共通の特徴をもつ他の診断を除外することである。このプロセスは，救急救命室で胸痛のある患者を診察する心臓病専門医が用いるプロセスと同じである。この場合の最初の作業仮説は，切迫した心臓疾患である心筋梗塞か不安定狭心症ということになる。肋間神経痛や胆石，その他の内科疾患，そしてしばしば起こるパニック障害のような他の胸痛を起こす疾患を除外するために，心臓病専門医はこれらの障害の症状を系統的に詳細にチェックする。急性心筋梗塞の診断を確定したら，心臓病専門医は，患者の特定のニーズに個別化した治療計画を策

定する。

同様に，メンタルヘルスの専門家は，OCD の一次診断を下し併存症の合併を記録した後，その患者に特有の OCD 症状を標的にした特定の治療計画の策定に入る（**図 2.1** を参照）。このプロセスは，その可能性が考えられるがまだ仮説的な診断を下すことから始まる。次いで臨床家は各 DSM-IV 診断分類の評価を行なう。最後に，臨床家は患者の OCD 症状と患者がそうした症状にうまく対処してきた方法を分子レベルで理解するに至る。一連の DSM 診断を下すプロセスには，OCD が対象であるか合併する併存症が対象であるかに関わりなく，後で治療の標的になり得る症状のクラスターを系統的にグループ化することが含まれる。以後本章では，主訴から DSM-IV 診断に移っていくプロセスを詳細に調べる。後続の章で，患者の特定の OCD 症状に対して治療を個別化する方法について考察する。

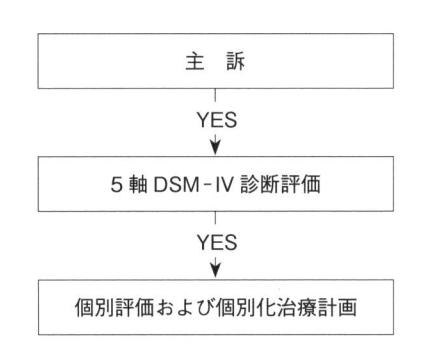

```
    ┌──────────────┐
    │    主  訴    │
    └──────────────┘
           │ YES
           ▼
    ┌──────────────────┐
    │ 5 軸 DSM-IV 診断評価 │
    └──────────────────┘
           │ YES
           ▼
    ┌────────────────────────┐
    │ 個別評価および個別化治療計画 │
    └────────────────────────┘
```

図 2.1．評価・治療プロセス

紹 介

表 2.1 は，一般にデューク大学医療センター（Duke University Medical Center）の児童・思春期不安障害プログラム（PCAAD：Program in Child and Adolescent Anxiety Disorders）に紹介されるに至る一次診断のリストである。ここに示した障害は，他の子どもの不安障害プログラムで認められる障害と同様である。われわれは専門クリニックなので，多くの患者とその家族が OCD の専門治療を求めて直接われわれのところに来診する。事実，診療業務を拡大するよい方法は，専門的知識を要する患者の紹介先となることである。他の紹介元としては，医師，心理学者，他の精神保健サービス提供者，学校，Obsessive-Compulsive Foundation（OCF），地域の患者支援グループがある。われわれの診療を受けるまでに患者と家族の多くは子どもの不安障害の診断と治療に関して非常に精通する。たとえば，インターネット上にあるいくつかの

表 2.1 われわれの不安障害プログラムに紹介される一次診断

強迫性障害
分離不安障害
全般性不安障害
全般性対人恐怖
特定の対人恐怖
選択性緘黙
パニック障害
特定の恐怖症
抜毛癖
外傷後ストレス障害
学校恐怖

OCD関連ウェブサイトの1つでプログラムのことを知ったOCD患者を,最近何人か診察した。

電話連絡

一部のプログラムでは,受付担当者または研究助手が,紹介が適切かどうかの決定や,金銭面について話し合い,スケジュールの調整を行なっている。問い合わせの数が受け入れ可能な数をはるかに超えているで,受付担当者が紹介元と主訴について情報を得るようにしている。次に,PCAADのメンバーが受診希望の患者に対して予備的スクリーニングを行なう。主訴がADHDのような他の障害である子どもや,精神薬理学評価のために紹介されてきた子どもは専門クリニックの内の別の関連プログラムに紹介される。そして,われわれのクリニックが受け入れることになった患者について,インテーク面接を受ける日程を決める。

予備評価

評価プロセスを迅速化しこれに集中するために,われわれの専門クリニックで診療を受けた子どもにはどの子にも同じ評価法を用いて,患者の初診前にかなりの量のデータを集める。精神医学／心理学的記録,神経精神学的記録,入院記録および学業記録を要求するほか,患者と家族構成員に,患者が主に心配していることに関して精神病理学の重要領域を評価できるようにデザインされた質問紙一式に記入してもらう。あらかじめ送付した質問紙とともに,PCAADの説明パンフレット,料金表,初回アポイントの説明と事務所への案内図が同封されている。親には,初診前に質問紙を郵送返却してもらい,質問紙の記入が済んでいないと患者を診察しない旨を伝える。

表2.2に,コナーズ・マーチ発達質問紙(Conners-March Developmental Questionnaire：Conners & March, 1996)で引き出される情報を要約する。

表2.2. コナーズ・マーチ発達質問紙で引き出される情報

人口統計学的情報
主な問題歴
過去の治療提供者
投薬歴
妊娠出産歴
乳児期の発達歴
学歴／学習上の問題
友人関係
家族の精神病既往
家族の内科疾患既往
患者の内科疾患既往

Conners & March（1996）より

表2.3. 評定尺度

Conners Parent Rating Scale（CPRS-R）
Conners Teacher Rating Scale（CTRS-R）
Multidimensional Anxiety Scale for Children（MASC）
Children's Depression Inventory（CDI）
Child and Adolescent Trauma Survey（CATS）
Leyton Obsessional Inventory

表2.3は，通常われわれが子どもと親に記入してもらう評定尺度のリストである。「小児用多面的不安尺度（Multidimensional Anxiety Scale for Children；MASC）」と「小児・思春期心的外傷検査（Child and Adolescent Trauma Survey；CATS）」など，これらの評定尺度の一部は，まもなくカナダ・オンタリオ州トロントにあるMultiHealth Systems（MHS）[注]から臨床用に発売される研究用評定尺度である。「小児用うつ病評価（Children's Depression Inventory；CDI）」と「コナーズの親と教師のための評価尺度（Conners Parent and Teacher Rating Scale）」はMHSから市販されている（Conners, 1995）。

患者を診察する前にこのようなデータを集めることで，評価する臨床家は，OCD診断に対する子どもの「事前確率」を調節し，併存症がある可能性を推定できる。別のいい方をすれば，評定尺度やその他のデータを利用して患者のことがたくさん分かれば，子どもとその家族を悩ませる主要問題を速やかに絞り込むのが非常に容易になる。さらに良いことには，個々の項目の観点から見て評定尺度を見ることで診断というレベルを通って速やかに個々の症状に移ることもできる。たとえば，子どもが汚染恐怖（Leyton強迫検査目録で直接わ

注
これらおよび他の有用な評定尺度についてさらに知りたい場合は，MultiHealth Systems（カナダ，トロント州オンタリオ，電話番号1-800-456-3003）まで問い合わせていただきたい。

かる）とパニック発作レベルの不安（通常，MASC で不安／回避の項目，とくに窒息不安としてわかる）を示す可能性がある。このような評価があれば，主診断と鑑別診断をつけることは比較的容易であり，そして「この患者が受診 OK」ということになり，精神疾患に治療対象としての照準をあわせることができる。

初回予約

初診時には，児童精神科医または精神科医による長時間の評価（1 時間半かかる）が行なわれる。このときの評価には，DSM-IV の I 軸から V 軸までの範囲で子どもと親に対して行なわれる臨床面接；初診前に記入してもらった評定尺度，コナーズ・マーチ発達質問紙，学業記録，過去の精神衛生治療記録，心理アセスメント，そして一部の症例では，専門的な神経発達評価のデータの慎重な検討が含まれる。OCD 患者は Y-BOCS の症状チェックリスト（Goodman, Price, Rasmussen, Mazure, Delgado, et al., 1989）を用いて評価され，Y-BOCS と NIMH 包括的強迫尺度（Goodman, Rasmussen, Foa & Price, 1994）のベースラインスコアが割りつけられる。

理想をいえば，Anxiety Disorders Interview Schedule for Children（ADIS, Silverman & Eisen, 1992）などの構造化面接法は，どの診断評価にも構成部分として入っているべきである。残念ながら，われわれには今 ADIS を記入する人的資源がない。ADIS では，子どもと親を別々に長時間面接しなければならない。しかし，われわれは正式な研究プロトコールに参加している子どもには ADIS を定期的に用いるので，とくに，評定尺度からのデータが臨床面接で得られた知見の確認に使えることから，臨床面接で精神病理学の主要領域はすべて網羅していると確信をもっている。

初回評価で用いる指標

恐らく，症状発現が特徴的に定型化しているので，OCD の診断のために必要な一般的な特徴に関してはあまり論争点はない。しかし，個人個人にどう症状が存在し得るかという点にはかなり幅があるので，OCD 評価のために作られた評定尺度は多様な症状を考慮していなければならない。

子どもの OCD の評価用に現在使える自記式質問紙は 1 つだけで，それは Leyton 強迫検査目録（Leyton Obsessional Inventory, Child Version（Berg, Whitaker, Davies, Flament & Rapoport, 1988）の「疫学版」であり，われわれは初回評価における予備審査ツールとしてこれを用いている。高校生を対象に郡全体で行なった調査（20 項目の Leyton 強迫検査目録の基準）では，女子の方が男子よりも症状が多かったと報告している。一般的強迫観念，埃−汚染，数字−幸運，および学校に関連する症状の 4 要因が特定された（Berg et al., 1988）。Flament ら（1988）は，OCD 特定における Leyton 強迫検査目録の効率を評価し，感度は許容できる（真の陽性率が高い）が特異度が低い（擬陽性率が高い）との知見を得た。Leyton 強迫検査目録は**付録 II** に収載した。

OCD 評価に用いる主要質問紙は Y-BOCS であり，これも他の質問紙と一緒に**付録 II** に収載している。Y-BOCS はまず特定の強迫症状の存在をリストアップする包括的な症状チェックリストを用いた後，強迫観念と強迫行為について別々に，それらに費やした時間と苦痛感，社会的障害度，抵抗度，それらに関連するコントロールについて評価する。子ども版である CY-BOCS があり（Scahill et al, 1997），成人に当てはまる状況に関連する項目（仕事など）を子どもに当てはまる状況（学校）に変える必要性に対応している。Y-BOCS は，薬物療法（De Veaugh-Geiss et al., 1992; Riddle et al., 1992）および認知行動療法（March et al., 1994）の研究で変化の尺度として用いられているほか，OCD 現象学研究（Rettew et al., 1992）でも用いられている。Y-BOCS は面接者記入評定尺度であって半構造化面接法に近いので，自己報告には向いていないが，コンピュータ版（Lee Baer, 私信 , 1996）と自己報告版（Warren, Zgourides & Monto, 1993）を作るパイロットスタディがなされている。

フィードバックと治療計画策定

初診の終了に向けて，患者と親は治療者と評価結果について話し合い，治療計画を決める。この初診のフィードバック部分で，子どもの主な問題を DSM-IV 診断結果についてまとめる。それらの問題は，OCD の神経発達モデルと強化環境要因に関連がある。われわれが受けた診断上の印象を慎重に検討した

後，必要に応じて次のことを勧める。①別の評価方法，②認知行動療法，③薬物療法，および④行動療法および／または心理教育，である。

　家族が協力的な家庭に住む，非言語性学習障害と対人恐怖が合併しているかもしれないOCDの11歳女児に対する代表的な治療計画は，次のようになるだろう。

- 評価：非言語性学習障害を除外するための精神教育学検査を受けるために神経精神科医に紹介。連鎖球菌感染に関連する小児性自己免疫障害を除外するため，PANDASスクリーニング（鼻と喉の連鎖球菌培養），ASO（Anti-Streptolysin O）価，および抗DNAse（連鎖球菌）b抗体検査。
- 認知行動療法：OCD治療のための，われわれのOCD治療プロトコールとは，対人恐怖治療のためBarlowらが開発した，発達段階に応じた対人恐怖／パニック障害治療プロトコール（Barlow & Craske, 1989）をわれわれのOCD治療プロトコールの枠組み内に組み込んで実施するものである。強迫性障害協会（OC Foundation）とわれわれの地域OCD支援グループに患者と家族を紹介する。また，不安障害と非言語性学習障害（NVLD）の書籍リストを提供する。
- 薬物療法：6週間後にCBTがほとんどあるいは全く無効の場合には，選択的セロトニン再取り込み阻害薬（フルボキサミンなど）を増量しながら投与し始める。不安がエクスポージャー／儀式妨害（ERP）の奏功の大きな障害である場合には，低用量の抗不安薬（クロナゼパムなど）の追加を検討する。
- 心理教育：必要に応じて，OCDに対する学校ベースの行動療法を入れる。心理教育学的評価の結果が出るまでNVLDに対する心理教育は保留する。親に，学校環境でのOCDについての論文のコピーを渡し（Adams et al., 1994など），親が学校職員にOCDについて情報提供する手助けをする。

　"Lyallの基本的観察"ということわざがある。「脚が三つしかない椅子にとって，最も大切な脚はなくなってしまった脚である」。このことわざの意味を十分に理解していないために，治療がしばしば失敗する。この本では治療の決

め方と進め方は相当に細かく記載しているので，大きな治療ターゲットを抜かしてしまうことはまず起こらないだろう。

要　約

OCD を評価し治療を計画するにあたって，論理的に一貫性がありこの病気と治療と特定の転帰との間に説得力のある関係を示す介入の実施を試みる。とくに，われわれは，各種治療法に関して多様な治療目標の区別を明確にし続けることで，薬物療法よりも心理社会的アプローチに反応する可能性のある種々の症状をできるだけ明確に識別しておこうと試みる。この方法によって，われわれは，治療案や代替治療法の適応とリスクと利点について詳細に患児と親とともに検討できる。この話し合いの後，患児と親は大体，CBT のみあるいは CBT と適切な薬物療法の併用からなる治療プロトコールを選択する。

本章は，March, Mulle, Stallings, Erhardt, and Conners（1995）より一部改変して転載した（Copyright 1995 by The Guilford Press. 許可を得て転載）。

第3章

治療の概要

> 日々恐怖に打ち克たない人は人生から教訓を学んでない。
> ——ラルフ・ウォルド・エマーソン,「社会と孤独」"勇気"(1870)

　本章では，子どもの OCD の認知行動療法を特徴づける理論的基礎について述べる。それにあたって，われわれは，子どもの種々の不安障害に CBT を適用する治療者の間で一般的な用語解説をしたいと思う。社会学習理論に詳しい読者にとっては，記述が簡単で単純化しすぎでさえあるかもしれない。CBT の理論と用語に詳しくない読者にとっては，この章をよく読めば，同じ概念を自分が患者に教えているときに役立つであろう。用語を定義した後，治療プロトコール自体の概要を述べ，治療の実施に影響を及ぼす実務的な問題などを考察して本章を締めくくる。

理論的基礎

　この CBT プログラムは，理論的には社会学習理論の範疇にある。この理論は，症状改善に対する行動情報処理アプローチと認知情報処理アプローチの両方に重点を置いている（Foa & Kozak, 1985）。とくに，行動療法家は，行動を変えることで抑うつ的な思考や感情を減らそうと患者と共同作業する。認知療法家は，まず思考と感情を変えてから機能行動を改善しようとする。われわれのプログラムは認知療法と行動療法の両方を用いるので，CBT の範囲に入る。薬物療法は思考・感情・行動を変える作用に関与する中枢神経系を直接操

作することで思考・感情・行動を変容させるが，それと同様に，CBTも異常な中枢神経系の情報処理をより正常な状態に戻す有効な方法と考えられている（Schwartz, 1996）。

CBTの用語解説

理論から出たほとんどの治療法と同様に，CBTには独自の専門用語がある。OCDの子どもと効果的に共同作業するのに応用行動分析の専門家になる必要はないが，OCDと他の不安障害に有効な治療介入の基礎になっている概念を理解しておくことは重要である。**表3.1**（訳者注：表は適切な用語解説となるよう翻訳者によって書き換えた。また例もオリジナルのものを使用した）に，知っておくとよい重要度の高い専門用語の一部を，定義と実施例とともにリストアップした。数分間この表をよく読めば，本書の他の部分も理解しやすくなるであろう。用語の背景にある概念を知っていることは，用語そのものでなくてもこうした概念を患者に教えるのに必須である。

治療プロセス変数

基本的なエクスポージャーと儀式妨害（ERP）のパラダイムは，子どもでも成人でも同じであるが，子どもと成人とでは，治療プロセスに明確な違いがあり，それが治療の成功と失敗を左右する。この治療プロトコールの開発にあたり，われわれは必然的に，CBTへの抵抗を減らし，ERPがうまくいく可能性を高めるのに役立つ，些細だが重要な治療的要因をいくつか特定した。そのような治療プロセス変数とは何であり，患児と成人患者はどう違うのだろうか？　一般論として，これらの方法によって，子どもがOCDに直面したときに，関係者全員がOCDの側ではなく子どもの味方であるようにもっていくことができる。そしてこの方法を通じて子どもがERPの課題をマスターすることを教える戦略になる。子どものOCDの治療で繰り返される観念を形作る特定の治療プロセス変数には次のようなものがある。

表 3.1. 用語の定義

用 語	定 義	例
認知行動療法（CBT）	学習や認知などの行動に関する実証的理論にもとづいて，非機能的な認知や行動，情動を変えていく技術である。実証と実験を重んじる。エクスポージャーや認知修正など多数の治療技術があり，これらを組み合わせた治療パッケージもある。	この本自体が，子どものOCDに焦点を絞ったCBTの治療パッケージの解説書である。他に，次のような疾患や問題に対して認知行動療法が有用である。①不安障害（不安や恐怖，回避を軽減する），②うつ病（うつを引き起こすような認知や感情，対人関係のあり方を変え，行動を活性化する），③反抗的・破壊的行動（コミュニケーションスキルの訓練と行動の結果のコントロール，随伴性マネジメント）。
強迫観念	自然に沸いてくる侵入的な思考や衝動，イメージ。たいてい不快感情を伴う（疑念や不完全感，後悔，不安，嫌悪，攻撃的感情，衝動）。	不潔恐怖（大切なものが汚れて台無しになったのではないか）。責任恐怖（後で大騒動の引き金になるようなミスをしたのではないか）。
強迫行為	定型化・儀式化したやり方で行なわれる意図的な行動。行なうことによって強迫観念とそれに伴う不快感を減らす。1回だけでは満足できず，繰り返し行なわれることが普通である。	指先から肘まで回数と順序を決めて行なう手洗い，部屋を出るとき，視認と指さしを決まった順序で行なう忘れ物チェック。
心の中の儀式	思考だけを用いて行なわれる強迫行為。表に現われる行動はない。	「殺す」などような罪深い考えを取り消すために，呪文を頭の中で唱える，思い返す。
エクスポージャー	不安や不快感を下げるような回避をせずに恐怖・不快刺激に長時間接することにより，不適切な反応や行動が弱くなる。	高所恐怖の患者がはしごに登る。最初は怖いが，10回も繰り返せば怖さが消え，退屈になる。
意図的なエクスポージャー	不安を惹起する状況やトリガーを探し出し，それを避けずに向き合う能動的なエクスポージャー。	ビルのトイレで，特に汚れているトイレを選び，その中で最も汚れているところをわざと触る。
偶発的なエクスポージャー	通常の日常生活の中で偶然に出会う可能性がある，簡単には回避できない恐怖刺激に対する受動的なエクスポージャー。	携帯電話をトイレに落してしまい，仕方なく拾って使う。

表 3.1 つづき

回避（受動的回避）	不安や不快感を上げないため，意図的に恐怖・不快刺激に出会わないようにする。	家を出る前にトイレをすませ，外では一切飲食せず，排泄せず。他人の評価が恐ろしく，自宅に引きこもる。
逃避（能動的回避）	恐怖・不快刺激が来ることを予測し，それらが到来する前に移動したり，防御したりする。逃避の結果，恐怖・不快刺激を十分に経験することがなくなり，不安反応が持続する。	意図的なエクスポージャーの途中で，手を洗う。手の中で汚れた所を覚えておき，それが他に触れないようにする。エクスポージャーが終わった後の手洗いを頭の中で計画する（儀式の計画）。
儀式妨害	儀式や強迫行為は逃避の一種である。これらがない状態でのみ十分なエクスポージャーが可能である。	エクスポージャーの後，2日間手を洗わず，普通にベッドや携帯電話，勉強道具に触る。
エクスポージャーと儀式妨害（ERP）	意図的・偶発的なエクスポージャーの後に十分な時間，強迫儀式をしないようにする。	外出先で鞄の中身を出した後，視認や指さしによる確認をせず，一気に鞄に入れ，その後も，頭の中で鞄の中身を想像しない。落とし物をしたのでは？　という疑いをそのままにする。
イメージエクスポージャー	現実ではなく想像で行なわれるエクスポージャー。イメージを弱い恐怖・不快刺激として使う場合と現実よりも強い刺激として使う場合もある。失火恐怖と火の元確認，加害恐怖と安全確認のような患者の場合は，火や加害を現実に起こすことはできない。このような場合はイメージエクスポージャーが唯一の方法になる。	電気のコンセントの差し込みの確認を怠ったために，漏電し，火事が起こる，というストーリー（最悪のストーリー）を作り，それをテープに吹き込み，馴れるまで繰り返し聞く。排泄物恐怖の場合は，トイレでの現実エクスポージャーの前にリハーサルとしてその場面を想像させる。
馴化	習慣化，慣れ。同一刺激の反復提示によって，初めは刺激によって誘発されていた反応が次第に起こらなくなること。単なる適応や疲労の結果ではない。	排泄物が残ったトイレに長時間いることで，最初あった不快感や気持が減弱する。同じようなトイレを見ても不快感が生じない。
随伴性マネジメント	オペラント条件づけの理論に基いて行動の分析・変容を行なうこと。ある状況を用意し，そこで所定の行動が起きた直後に起こる結果を操作することによって，行動の頻度が変わる。	道路交通法違反があれば，程度に応じて罰金を科す。逆に無事故無違反を続ければ罰が軽くなるようにする。優秀運転者を表彰する。これらを組み合わせて全体として違反を減らし，交通事故が減るように期待する。

表 3.1 つづき

弱化（罰）	随伴性マネジメントのひとつ。減らしたい行動が出現した直後に不快な刺激を呈示する。繰り返し行なうことで行動が減弱する。逃避は弱化によって維持されている。	熱いストーブに触れて、やけどし、その後、ストーブに触れなくなる。手洗いをしようとしたら、肩をトンと叩く。
負の強化	随伴性マネジメントのひとつ。増やしたい行動が出現した直後に不快な刺激の呈示を止める。	虫に刺されて痒くなり、掻くと、痒みが一時的になくなる。また痒くなるとまた掻く。そのうち掻くことが強くなり、血が出ても止められない。強迫儀式は負の強化によって維持、強化されている。儀式の直後は、強迫観念による不安・不快感が下がる。一方で、儀式は強迫観念に対する正の強化も行なっている。儀式をすることは長期的にはOCDを強化する。
消去（レスポンデント）	エクスポージャーを十分行なうことで、OCDのために生じた恐怖・不快刺激に対する反応が減弱すること。	避けていた縁起の悪い言葉を歌にし、繰り返し歌う。30分ほど歌えば、言葉を口にしても不安は生じない。
消去（オペラント）	逃避や強迫儀式を維持している負の強化を取り除き、これらの行為が生じる頻度を減弱すること。	施錠して出ると確認儀式が長くなるため、必ず家族に最後の施錠を命令していた人にとっては、家族がそれに応じなくなることが続くと、命令（代理儀式要求）が減っていく。
自覚的障害単位（SUDs）	エクスポージャーをしている時に、不安や不快感に患者自身が自己評価で点数をつける。通常、0（なし）～10（最大）の尺度で評定される。	不安温度計を用いること。
不安階層表	不安・不快刺激や状況、イメージを最も容易で軽いものから最も困難なものまでランキングしたリスト。	患者ごと、問題ごとにリストをつくる。患者にはよっては排泄物恐怖と火事恐怖のように二つ以上の強迫観念があり、それぞれについて別の階層表が必要である。
移行帯／ワークゾーン	患者が予定の時間の1/3以上の間、強迫観念にうまく抵抗できた刺激不安階層表の項目。移行帯／ワークゾーンは、子どもがOCDにうまく抵抗できる能力に合ったエクスポージャーの対象を選ぶためのガイドとなる。	最初のセッションでは、不安階層表の中で最も軽いターゲット頑張れば素手で触れそうなドアノブや机の上の汚れなど、調子がよければ抵抗できそうと思われる項目。

表 3.1 つづき

フラッディング vs. 段階的エクスポージャー	フラッディングは不安階層表には拘らず，最も困難な項目から始める。段階的エクスポージャーは不安階層表の軽いところから始める。フラッディングは効率が良いが，子どもの抵抗もある。強い不安・不快反応を伴うので，親に対する十分な説明も必要である。	最初は段階的エクスポージャーから始めることが一般的である。たとえば，排泄物恐怖の患者の場合，治療の場面を想像させること自体が，最初のエクスポージャーである。このまま段階的に自宅の専用のきれいなトイレ，クリニックのきれいなトイレ，そして最後に公園のトイレのように段階的に進めることもできる。最初から，公園のトイレを使うこともでき，この方が治療効率は高い。しかし，どう進めるかは患者に選ばせることが肝心である。
他行動分化強化（DRO）	随伴性マネジメントのひとつ。減らしたい行動と両立しない行動が出現した直後に好ましい刺激を呈示する。繰り返し行なうことで両立しない行動が増強される。患者は同時に二つの行動を行なうことは不可能だから，減らしたい行動は行なえなくなる。	忘れ物恐怖の患者に対する ERP の間，確認儀式を妨害するために，確認と両立しない課題をさせる。たとえば，大型ショッピングセンターで大切なものを忘れたかもしれないと考えることが増えるように，次々と店を覗いては，バッグを開けたり閉めたりする。
般化トレーニング	ERP をまだ行なっていない状況や刺激に対して行なうこと。	排泄物恐怖の患者が単独で行なう→旅行中に行なう→友達と旅行中に珍しい食べ物を沢山食べて，腹を壊したときに行なう，と広げる。
再発予防	OCD の症状が再び出現した場合のことを予測して行なう介入。新たな強迫観念が生じたり，再び儀式が増えた場合のことを想定し，そこで患者が自ら CBT を行なう。	患者が自分自身で計画し行なう「ホームメードエクスポージャー」。再発したときの連絡先や援助を得る方法のアドバイス。

OCD の外在化

治療同盟をうまく確立する鍵は，OCD を子どもと家族から明確に分離することである。これは，オーストラリアの家族療法家である Michael White が「問題の外在化」と名づけたプロセスである。White のナラティブ・セラピー（White, 1986; White & Epston, 1990）からの借用だが，われわれは OCD を次のように定義している。不快で支配的で気のせいなどではない神経

行動学的な疾患であるが,家族や子どもがそれを変えることが可能な疾患でもある。そしてその変える力を家族と子どもが増やそうと考えることによって,治療者と家族と子どもとが,OCDを子どもの人生の中から追い出すという共通の目標をもった同じチームの一員になることができる。

段階的エクスポージャーと集中エクスポージャー

　不安な子どもは大体,予測可能でコントロール可能な治療を好む。段階的エクスポージャーとは,毎週行なうセッションであり,このなかでは,子どもはエクスポージャーターゲットの選択を明確にコントロールし,おもに宿題を通じてターゲットに取り組む。この段階的エクスポージャーという方式では,治療者援助型ERPを用いる毎日のセッションによる集中エクスポージャーよりもコントロール度は高くなる。子どもはたいてい大人より不安に耐えるのがうまくないので,治療を予測可能で,コントロール可能にする。そして,治療を必ず成功するよう導くことが最も重要である。したがって,ほとんどの児童・思春期の子どもにとっては段階的エクスポージャーのほうがいいと考えられるが,OCDに対抗して治るために集中エクスポージャーを好んだり必要とする子どももいる。たとえば,何年もOCDに煩わされてきた思春期の子どもには,治療への動機づけを刺激できるように,より迅速に改善をみることで,より高レベルのエクスポージャーを選択することを早期に促す必要がある。

治療者のコントロールと患者のコントロール

　行動療法の考え方全体が,患者に何をするのか指図する強固な意志をもった治療者をイメージさせる。OCDは無意味だとほとんどの子どもはすでに分かっているので,これはたいてい「その悪癖を止めさえすれば,よくなるよ」というように子どもには聞こえる。さらにたいていの子どもは,成人ほどうまく不安に耐えられないので,治療者にERPのターゲットを選んでもらうことがよい。そうしないと,段階的エクスポージャーをうっかりフラッディングにしてしまうようなリスクの大きいことをして,治療へのコンプライアンスの低下を招く危険がある。治療が子どもに対する罰と思われないことが肝要である。したがって,心構えできるまで,しろとは言わないということ,そしてERP

のターゲットの選択は子ども自身でするものであるということを，子どもに直接話すことをわれわれは勧める。治る方向へ進むことが大事であるが，一定のスピードである必要はない。

　ERPのターゲットを選択しやすくするために，われわれは「移行帯／ワークゾーン」という概念を用いる。またMicheal Whiteから借用するが，子どもがOCDにある程度の間，抵抗できる状況をまず探す。たとえば，治療者が「先週，OCDに振り回されなかった時があったら教えて」という。OCDがいつも勝つという規則にこうした例外があるということを用いて，自分が勝ったり負けたりする刺激の境界領域を患者がはっきりと規定する。この領域を移行帯／ワークゾーンというが，その理由は，①子どもがコントロールする領域とOCDがコントロールする領域の間の移行帯であること，②ERP作業を選択することによって子どもがOCDを逆に支配するための作業を行なう場所であること，である。概念は単純である。子どもがすでに一部成功しているERP作業で100％成功するように試みることを選ぶほうが，治療者が試行錯誤的にERPを選ぶ場合よりも，ERPで成功する可能性が高い，ということである。

　治療者には，「移行帯」という用語は，OCDと子どもの生活空間の境界を図示するのに使われる地図的なメタファーであるが，一部の子どもにこのような概念を説明するにあたって，有効性が高いことがわかるかもしれない（**付録Ⅰの配布資料2を参照**）。もっと具体的で直接的なアプローチの必要な子どもには，別の用語「ワークゾーン」のほうが治療へのコンプライアンスを高めることだろう。移行帯という概念は，「勝ったり負けたり」の領域からERPの実施によって「全勝」領域に変えられそうなゾーンを定義することでERPターゲットの選択を助ける。ERPターゲットの選択後，治療者は，子どもが日常的に行なう雑用や宿題などの他の仕事に似たものとして，移行帯／ワークゾーンから選んだERP作業をするという考えを提示する。他の雑用と同じく，ワークゾーンから選ばれたERP作業は，子どものその部分への参加と努力を必要とし，他のもっと楽しい活動の邪魔になることも覚悟してもらう。この点で，ワークゾーンアプローチは，良くなるためには子どもはその仕事をしなければならない——ギタリストとして熟練するにはギターの練習をしなければな

らないのとちょうど同じように——ということを伝え，また，コーチとしての治療者は治療の骨組みには責任があるが，変化を起こすイニシアチブは子どもに託されているという考え方を強化する。回避のせいではなく退屈な作業だからというだけで ERP にきちんと参加しようとしない子どもに対しては，強化子をうまく使うこと（行動契約のような）が，治療に対するコミットメントを改善する。こういう子どもには，移行帯という概念で具現化した"OCD を退治しようという内発的動機づけ"に頼るよりも，ワークゾーンの概念のほうが有用であることが多い。全員ではないがほとんどの子どもにとって，両概念は治療中のいろいろな時点で役立つことが多い。たとえば，移行帯概念は，子どもが ERP のことを不安に思っており治療者が治療の予測可能性とコントロール可能性を最大にする必要のある開始時点でうまく作用する。その後子どもがよりハイレベルの刺激にゆっくりと移っていくときには，その時点の治療が現実的にきつい仕事のように感じられるので，ワークゾーン概念のほうがよいメタファーであるかもしれない。最後に，これら両概念は，「できない」（移行帯の外にあること）と「しない」（単に子どもが宿題をすることに全力を投じなかった）の違いを親に伝えるさいに役立つことが多い。このように明確にすることは，ERP のコンプライアンスに関して，どの程度子どもを励ましたり強制したりすればよいかを親が分かりやすくなる。

治療者援助型 ERP と OCD 宿題

OCD には普通，治療者の診察室から離れたところにあるトリガーが多数関与している。患者の家や学校などに出向くことは，治療者がより主導的に ERP を行なう集中治療プロトコールでは非常に有益である（Foa & Wilson, 1991）。しかし，これは実際的ではないかもしれない。われわれは外来診察室をベースにした段階的 ERP モデルを用いている。診察室でのイメージエクスポージャーを用いて自宅で行なう宿題のリハーサルと，可能な場合には，家庭で支援をしてくれる親と他の協力的な人も同席させて診察室での ERP を行なう。難治の OCD である場合には，より集中的なモデルが必要になり，治療者援助型の現実 ERP を診察室外の環境で行なうこともある。

発達段階に関する検討事項

いうまでもなく,各患者の認知機能,社会的成熟度,注意持続能力のレベルに合うように治療を調整することが大事である。第1章で述べたとおり,発達段階に関する検討事項はOCDの診断と作用し合う。就寝儀式,食事・着衣儀式,モノの収集はさまざまな年齢の子どもによく見受けられる。低年齢であればあるほど,繰り返し指示をすることや実際の行動が必要である。思春期の患者は友人との交流に与えるOCDの影響に敏感であるが,これは別に論じる必要がある。認知療法はとくに,患者の発達段階に合わせなければならない。たとえば,思春期の患者は,それ以前の低年齢の患児ほどには,OCDに「変なニックネーム」をつけることを好まない。分離(自分自身の支配者になること)や個体化(自分自身になること)に関係した発達課題は,治療が導入できるかどうかに影響する。たとえば,分離-個体化課題と格闘している子どもは,OCDが「支配者闘争」の中にもつれ込んでいることに気づくかもしれない。このことは本来発達につきものであるが,結果的にCBTの施行に問題があるかもしれない。このような問題は,6~8歳と12~14歳にしばしばみられる。逆に,その中間期の子どもは,Erik Eriksonが"「勤勉性」対「劣等感」期"と名づけた時期にいるのだが,ERPで得るところが多い。この時期の子どもについては,彼らがOCDを打ち負かそうとするからだけでなくそのことが自分の勤勉さを増すので,ERPに関わる努力そのものが報われ,そしてそこから生まれる不安コストは「努力に値する」のである。どちらにしても,何が発達段階的なことで何がOCDに関係していることか,そしてその両方がどう相互作用するのかを子どもと親が識別するのに役立つ。それによって,治療者と患者と家族は,全員が合意できる治療計画に進みやすくなるであろう。

段階的な家族の関与

どの家族も同じではないので,家族の関与度の面でも治療は個別化する必要がある。家族との連携を取り扱う第19章で考察するが,われわれは,次のことの程度に応じて段階的に家族を関与させていく。①家族構成員がOCDによって混乱している,または②家族問題がOCD治療を妨害している。家族

の関与が少なすぎると CBT の有効性が下がるおそれがある。家族の関与が過剰だと，治療は行き詰まるだけでなく（いみじくも）家族を怒らせてしまうおそれがある。どの場合にも，われわれは家族構成員に OCD とその治療に関する幅広い情報を提供し，OCD との戦いにおいて子どもと治療同盟を組んでもらえるように手助けする。考えられる限り最善の足場固めをして治療を開始するために，初回治療セッション中に，われわれは 2 種類の特定の介入「アドバイスするのを止める」と他行動分化強化（DRO）について指示し，それらが初回治療セッションの宿題となる。

治療のスタイルに関する検討事項

多くの治療者は，共感的・非指示的傾聴と，とくにプレイセラピーの技法には習熟している。傾聴能力が高いことと創造的な遊びは CBT にとって重要であるが，積極的に治療介入を構造化しなければならない認知行動療法家にとっては，プレイセラピーそれ自体はあまり役に立たない。一般に認知行動療法家は，OCD が患者をどのように圧迫しているか，患者はどのように OCD に抵抗できるかを詳細に明らかにする。そして「もっと具体的に」とか，「そのことをもっと話して」とか「前回から話していることの例をあげられる？」などといった質問を次つぎにする。治療者が自己開示する，危険にみえる行動のモデルを示す，ユーモアをたくさん用いる，などの治療スタイルも，CBT の奏功にとって重要である。

治療プロトコールの要約

表 3.2 にこの治療プロトコールの要約を示す。子どもはすでに徹底的に評価済みと想定している。治療は，4 段階で通常 12 〜 20 回のセッションに分けて行なわれる。各セッションに，目標の提示，先週の慎重な復習，新しい情報の導入，治療者補助による行動療法，次週までの宿題，モニタリング手順が含まれる。その週の目標と宿題を記載した連絡シートを各セッションの終わりに渡す。ステップ 1 は，第 1 週のセッション 2 回で行なわれる心理教育に照準を合わせている。ステップ 2 の認知訓練（CT）は，第 1 週に始まり第 2 週も続

表 3.2　CBT 治療プロトコール

来院回数	目標
セッション 1	心理教育
セッション 2	認知修正
セッション 3	認知療法と OCD マップつくり
セッション 4	OCD マップつくり 2
3〜18 週	エクスポージャーと儀式妨害（ERP）
18〜19 週	再発予防
セッション 1，7，12	家族セッション

くが，ステップ 3 の OCD のマップつくりは，第 2 週の 2 回のセッション中に完了する。これら最初の 3 ステップは，ステップ 4 の基礎を作り，ステップ 4 で集中的な段階的 ERP を第 3〜20 週の間行なうが，多くの子どもにはこれよりずっと少ない週数しかいらない。

　本マニュアルの作成にあたって，児童・思春期の子どもを指すのにわれわれは大体「子ども」という言葉を使ってきた。しかし，年齢に関係する特別な問題が生じる場合には，児童または思春期と明記する。本マニュアルを通して明確で専門的でない言葉を使うことがわれわれの目標であるので，多様なバックグラウンドの治療者にも入りやすいであろう。このプログラムの使用者は，OCD の治療に関する他の多くの書籍を読んでこの病気についての知識を広げられたい。どの章にもヒントと臨床上のコツを載せた。これらは概ね，これらの例が最も有用と思われる治療段階を説明した個所に載せているが，こうしたヒントはどの治療時点でも役立つ可能性がある。したがって，治療者は治療を開始する前に本書をよく読むことが重要である。

ステップ 1：心理教育

　ステップ 1 では，OCD を行動療法の特定の組み合わせと望ましい転帰に結びつけることによって神経行動学モデル内に OCD をしっかりと位置づける。神経行動学の枠組みを固めるために，治療者は，喘息や糖尿病などの内科疾患のたとえを使う。脳のしゃっくりとか，子どもが使う音量調節つまみの問題な

どのアイデアを使って，強迫観念のメタファーも導入する。

　内科疾患のたとえは，最初はこじつけに思われるかもしれないがそれほどでもない。OCDは，脳の情報処理の障害から発しているので，CBTによってもたらされる症状の変化は，脳機能の変化を反映しているはずである。このことは，Lew BaxterとJeff Schwartzが，薬物療法または行動療法の前後のOCD患者で活動中の脳の画像を比較し見出した。治療に反応した患者では，薬物治療患者とCBT治療患者でPET像が正常化した（Schwartz, 1996; Schwartz, Stoessel, Baxter, Martin & Phelps, 1996）。このように見ると，OCD患者は糖尿病患者と同じように考えられる。標的臓器が異なっているので症状が異なるだけである。どの病気の治療にも薬物の使用が含まれる（糖尿病ではインスリン，OCDではセロトニン再取り込み阻害薬，など）。どちらの病気でも，より正常な機能をめざして身体的基盤を変えるのに心理社会的介入が用いられる（糖尿病では食事と運動，OCDではCBT）。最後に，全員が全快するわけではないので，いくつかの介入は，残遺症状に対処することを目標にしなければならない（糖尿病では糖尿病フットケア，OCDでは支援グループ，家族療法，など）。

　内科疾患のようにOCDを詳しく検討するほかに，ステップ1では，OCDの行動療法のリスクと利点も明らかにし，治療プロトコールの特定の部分について検討する。ステップ1ではまた，OCDを外在化するプロセスが始まり，低年齢の子どもはOCDに変なニックネームをつける。いつもけなすような名前を使ってOCDのことを指すことで，治療者はOCDを「外在化」し（White, 1986），その結果OCDは分離した「敵」となり，昔パチッと手を叩かれたような「悪癖」ではなくなる。思春期になるとこの手続きは子どもじみていると思うことが多くOCDを病名で呼びたがるが，この病気の外在化原則はやはり同じである。思春期の子どもと親は普通，神経行動学的疾患としてOCDについてより詳細に話し合いたいと考えている。このようにOCDにアプローチすることで，家族と治療者は，OCDを「支配下に置く」ために子どもと同盟を組むことができ，それにより，家族療法の足がかりを作る。

ステップ2：認知訓練

　ステップ2でCTを導入するが，これはOCDに抵抗するための認知的戦略のトレーニングと定義される（精神的儀式の儀式妨害とは異なるものとして）。認知訓練の目標は，本人の自己効力感，ERPの課題を行った時の予測可能性，コントロール可能性，よい結果は自分の努力のせいだという意識を高めることである。CTのターゲットとしては，OCDとその治療に関する正確な情報の強化，認知的抵抗（「OCDを支配下に置く」），自己管理による正の強化と励ましを行なうこと，がある。患者がもっている予測可能性とコントロール可能性の感覚を強めるため，われわれは，戦略としてERPを明確に構成し，治療者と親（そして教師と友人も入ることがある）をその子のOCDとの「戦い」の同盟チームに仕立て上げる。建設的なセルフトーク（「OCDを支配下に置く」）と正しい対処戦略によって，エクスポージャーと儀式妨害の作業中に使う認知的な「道具箱」を子どもに与えるのだが，そうするとERPのコンプライアンスが向上する。

ステップ3：OCDマップつくり

　ステップ3では，特定の強迫観念，強迫行為，トリガー，回避行動，および結果など，OCDの子どもがしてきた経験をマッピングする（細かく描く）。行動面では，このプロセスで「不安階層表」を作成する。われわれは，配布資料2（**付録Ⅰ**）に示した地図のメタファーを用いて，子どもにOCDが現われないところ，OCDと子どもが勝ったり負けたりするところ，そして子どもがOCDに対して無力感を感じるところを示す。子どもがすでにある程度OCDに抵抗できている中心領域を，移行帯と呼ぶ。この地図のメタファーを使いながら二つの考えを強めることができる。一つはOCDの戦いでは，OCDのない領域に子どもと一緒にわれわれが立つことで，まず子どもの味方であることを強調し，次にストーリーからOCDを締め出したいと切望している子どもに関心をもっているという点も強調する。治療を前進させる臨床上のコツの例として，治療者が子どもに移行帯を理解し使うことを教えることで，治療プログラム全体の段階的エクスポージャーへの信頼できるガイドが得られる。実際には，たいてい移行帯は不安階層表の最低レベルと定義される。前述したとお

り，移行帯はワークゾーンとも呼べる。

　ステップ2とステップ3には，患者の不安への耐性と理解度，治療に従う意欲と能力を測るためのやさしい「お試しエクスポージャー」作業が含まれている。同時に，これらの作業は，うまく抵抗して究極的にOCDに「勝つ」ことができるという考えを植え付ける。お試しエクスポージャー作業から，移行帯の位置が正確に特定されたかどうかもわかるので，エクスポージャーまたは儀式妨害の目標が誤って設定されて起こるであろう破壊的な「ハプニング」は避けられる。

ステップ4：段階的エクスポージャーと儀式妨害

　ステップ4は，治療者援助型イメージERPおよび毎週の宿題と結びつけられた実際の状況やものを使ったERPなどの，不安障害に対するCBT，すなわち段階的ERPの中心部分を本格的に実行する。「エクスポージャー」は，子どもが自分を恐怖の対象である物体や行動や思考にさらすときに起こる。「儀式妨害」は，強迫行為を妨害するおよび／または回避行動を最小限にするプロセスである。たとえば，ドアノブに触ることに汚れへの恐怖がある子どもについて考えよう。この場合，ドアノブが強迫観念のトリガーなので，エクスポージャー作業は，その子が不安に馴れるまで，その子に「汚染した」ドアノブに触らせることになるであろう。手洗いやドアノブを触るのにティッシュペーパーを使うなどの，不安に突き動かされたいつもの強迫行為をするのを子ども自らが止めるときに，儀式妨害は実行できる。

　まるで戦いのように，OCDは敵として仕立て上げられ，関係者は全員OCDに屈しない。この態度は，OCDに抵抗するのに子どもが同盟チーム（治療者と親または友人）とともに新しい戦略（CTおよびERP）を練って，それを使うと宣言することによって，エクスポージャーを回避する口実がなくなるようにする。しかし，子どもだけが実際の戦闘（そのERP）をすることができるのであるから，移行帯つまりワークゾーンからターゲットを選ぶ権利は必然的に子どもにある。われわれは，子どものOCDへの抵抗力が高まってうまく挑戦できるように，各セッションの最初に移行帯／ワークゾーンを見直す。

親の役割

　心理教育に重点を置くステップ1から，親はこの治療プロセスの重要要素である。家族セッションを1，7，12および19に設けている。ステップ1の終わりに，親は，OCD対処のヒントが書かれたブックレット（**付録Ⅲ**に収載した「親へのヒント」）を受け取る。親は各セッションの最初と最後に治療者と会うので，親にOCDとの戦いで子どもがどう進歩しているかを話してくれるよう勧める。家族セッション7と12では，親の代理儀式妨害または消去のターゲットを組み込むことに照準を合わせ，子どもは移行帯／ワークゾーンからターゲットを選び直す。セッション19の重点は，般化トレーニングと再発予防である。

　宿題は，子どもがOCDをうまく「支配下に置く」のに役立つ手がかりとともに毎週出される。われわれは，正の強化子（セッション内でのほめ言葉や，鉛筆やガムなどの小さなご褒美，友人とピザを食べに行くなど，セッション間のもう少し大きなご褒美）を自由に使う。正の強化を促進し大人や友人による罰を消去するために，われわれは，他の人（友人や先生，祖父母など）に子ども自身がどんなふうに生活の中でOCDの影響をうまく低減させたかを話すチャンスを与えるのに特別な努力もしている。

　治療は卒業式で終わり，6週後にブースターセッションを行なう。

実務的な検討事項

セッションの頻度と回数

　セッションの頻度と回数についての質問が子どもと親の最大の関心事であることが多い。最初の4セッションは，主に教育と情報収集に関するものであり，週に2回予定できる。1週間以上空けないでこれらの初期セッションを予定するのがベストである。関係構築と治療プロセスでの子どもの協力を求めることのほかに，これらの最初の数回のセッションは，OCDについて別の考え方をするよう教える基礎工事である。児童と思春期の子どものどちらにも，エクスポージャーと儀式妨害が中心であることをとくに強調しながら早期に治療

プロセスの説明をすることも大切である。セッション5からは，セッションは毎週または必要に応じて隔週で予定できる。隔週セッションが必要な場合には，ERP手順を調整するためセッション間に電話をかけるとよい。

セッションの場所

どこでCBTセッションを行なうべきか？　治療者は診察室にくくりつけられていなくてもよいが，必要から実際にそうなることが多い。セッションの大部分が行動療法であるときには，強迫行為が引き起こされる場所に実際に出向くことはとくに貴重である。治療者は，診察室でできうる限りERPのアイデア（エクスポージャーのための嫌悪刺激となるものを用意することなど）を考える必要がある。

セッションの長さ

セッションの長さはどのくらいで，どのように準備すべきか？　セッションの通常形式を**表3.3**に示す。本プログラムの各セッションは約50～60分である。セッションが始まる前に，親にその週の親へのヒントを渡し，子どもが治療者と診察室にいる間に読んで，セッションの終わりの10分間の親との連絡時間に質問したいことをメモしておくよう促す。1人で来る思春期の子どもに対しては，この手順を修正して，最初のセッション中にセッション1～4に対応するヒントを親に渡せばよい。

各セッションの最初の10分は子どもとの連絡と先週の宿題の復習に費やす。子どもが宿題をやり遂げられなかった場合には，この時間を使って宿題をやり

表3.3　治療セッションの骨格

セッションの目標	時間
子どもと親との連絡	5分
宿題の復習	5分
今週の教習	20分
宿題について話し合い合意する	10分
セッションと宿題について親と復習	10分

遂げるのを妨げたものは何だったかを解明する。

次の20分は，現セッションの目標の提示に使い，その後ERPを行なう。治療が進むにつれて，各セッションの30〜40分を治療者援助型エクスポージャー作業に費やすこともある。

宿題を出す前に，数分間を使ってNIMH包括的強迫尺度（NIMH Global OC Scale）と臨床全般障害尺度および臨床全般改善尺度（the Clinical Global Impairment and Improvement（CGI）Scale）（付録Ⅱを参照）で採点を行なう。この評価は，子どもがこれらの評定尺度についてわかればたいてい非常に短時間で行える。通常，われわれはベースライン時と治療中3〜4週ごとと治療終了時にY-BOCSで評定を行なう。スコアが下がるのを見ることは治療セッションの中で最も報われる部分のひとつとなり得るので，通常はこれらの評価結果をグラフ化する。

最後の10分は，子どもがその週の宿題となる作業を選ぶのを助け，宿題の成功を増やす戦略の復習に使う。

セッションの終わりに短時間，親との連絡を行ない，当面の質問や気になることがあれば，それに答える。

ERPというきつい仕事に参加したご褒美として，セッションの終わりの時間は，和やかな時間（ゲームをする，何かOCD以外のことについて話す，など）に充ててもよい。

電話の使用

われわれは，診療している子どもには全員，われわれの自宅と職場の電話番号を教える。われわれとEメールでやりとりしている患者もいる。週の半ばでの電話があると，それによって治療者はERPがどう進んでいるか確認し，セッション間に起こる問題（コンプライアンス不良，ERPのターゲット設定の誤りなど）を解決できるので，非常に貴重である。たとえば，難しすぎるエクスポージャー課題は，子どもがERP作業から逃げ出し結局強迫行為をする原因になる。そうするとこれはOCDを強化してしまう。強迫行為を先延ばしさせる効果は，強迫行為を絶対に実行しなかった場合にだけ有効である。エクスポージャー課題の難易度が合わない場合には，成功のチャンスが大きい新

たなターゲットを電話で選べばよい。治療を始める時に，われわれは電話によりフォローアップ予定を立て，治療が進むにつれて，子どもと親は必要ならいつでも電話してよいことが分かってくる。

治療のスタイルについて補足

　非指示的で，子どもの内的過程が自然に現れるがままにするのを好む治療者もいれば，もっと指示的で，セッション中に治療者による介入をたくさん行なう者もいる。前者は，精神力動的な「プレイセラピー」テクニックに重きを置くことが多く，後のタイプはCBTや家族療法に重きを置くことが多いが，どんな出自の治療者も，本書に概説した方法に従えばこのプロトコルを効果的に使える。もちろん，治療者は，OCDの治療に合わせるために自分のいつもの治療スタイルを調整する必要はある。それがうまくいかない場合には，治療者も患者も欲求不満が募ることになり，自分がCBTを引き受けるのに適しているかどうか考える必要が生じる。答えが"No"ならば，OCDのCBT専門家である別の治療者に紹介することが第一選択肢である。答えが"Yes"ならば，スーパーバイズを受けたり，患者や家族との連携を効果的にとりながら，使えるものは何でも使って，子どもがOCDにうまく対処できるようCBTを施行するとよい。

　OCDのCBTは，治療者が子どもに，不安を和らげる安心や言い訳や気晴らしを与えるのではなく「不安であるのを選ぶ」手助けをするので，最初は直感的に逆のように感じられるかもしれない。いかに子どもが「保証してくれ」とか「不安になるのは嫌だ」と言ったとしても，態度を変えてはいけない。治療者はOCDの側でなく，真の意味で子どもの側に立ち続けることが肝心である。治療者は不要に安心させたり，子どもがOCDである「理由」を理解しようとしたくなるかもしれないが，それは子どもの役には立たない。また，「コーチとしての治療者」という役割は，子どもが治療の中で習うことを実践するという枠組みのなかで本当の治療の仕事が発生する（つまり，治療者は，週1回子どもの指導をするが，子どもは良くなるために毎日実践しなければならない）ということを強調している。いかに侵入的な観念や卓越した治療者であるかよりも，自分ができたという事実が子どもの自尊感情を高める。な

ぜなら，治療は子どもが自分で押しつけがましい OCD を振り払い，治療者を信頼して自分の本来の人生を取り戻すことを強調する。その場の気分や不安に流されない態度を取り続けることで，時にはとても不快なものになるのだが，それは耐えることもできるし，結局は去っていくのだということを治療者自身が子どもに対してモデルを示す。

　CBT はいろいろな意味で陸上チームのコーチに似ている（つまりコーチは指示を与え，模範を示し，練習にこだわり，最後は白線の外側に立って，選手が本番に臨むのを見守る）。認知行動療法家にとって積極的にコミュニケーションを図り，話し，聞くということは当然である。CBT では，特定の症状やそのトリガーや性質について細部にわたるまで理解すること，そしてこれらに患者がどのようにうまく対処し，また下手に対応しているかを細かく理解する必要がある。この情報を入手し，患者と連携して綿密かつ網羅された治療介入を用意するために，治療者はソクラテス式の対話をしばしば使い，その中で患者が「OCD を支配した，あるいは OCD に支配された」経験についての質問を患者とかわす必要がある。治療者は普通，どうやって子どもが OCD にうまく対処したか（あるいは失敗したか）についてより詳細に尋ね，代表的な例を挙げてもらうようにする。このアプローチは，子どもが OCD に向き合っているときに何をしているのかという細部について語らせるとき，治療者との間で掛け合い漫才をしているように見えることがある。

　セッションの間中，治療者は親しみやすさを保ちながら，敵である OCD に照準を合わせることが大切である。そうすることで，この OCD に引導を渡す戦いにおいて，子どもたちは治療者が自分の味方であることを，頭でも理解し，感情的にもわかるのである。ユーモアの使用は，不安の強さを和らげ，動機を高めるのに非常に役立つことがある。しかし，笑いものにする相手は，OCD であって決して子ども自身ではない。他の OCD 患者とのさまざまな経験から例にとって話してやることで，治療中の困難な場面（例えば加害的あるいは宗教的な強迫観念を話すように励ますことや重篤な感染症の人と握手する恐怖について話すよう促す場合など）でもスムーズに行なえる手がかりとなることが多い。同様に，治療者がある程度自分の話をすることも治療に役に立つ。

現実の生活の取り扱い

　治療プロトコールはそれぞれのセッションでの形式を細かく決めているが，他の無数の問題に気を取られることもよく起こることである。たとえば，それぞれの家庭の約束ごとで，親子はある程度葛藤するかもしれない。このような親とのもめごとや友人との諍いは，病気の影響が間接的にあるかもしれないが，治療の中心ではない。とくに，こうした問題で家族がメンタルヘルスケアを求めることにはならないであろうから，できるだけこうした問題は切り離しておくことが重要である。反抗的行動，成績不振，および抑うつは外在化でき治療の中で扱えるが，このような二次的な症状は，子どもがOCDを支配下に置ければ，軽くなることが多い。OCDとは別の併存する精神疾患をもつ者もいる。こうした症状がOCDの治療を妨げず，かつ子どもと親が望めば，そのような併存症状に対処することも可能である。他の問題に気をとられてしまう治療者は，OCDのCBTの有効性を損なう恐れがあることを知るだろう。OCDのCBTの経験が浅い治療者にとってこのことはとくに重要である。こうした治療者は，OCDに取り組むのではなく，結局家族の問題や他の一見緊急性があるように見える懸念事項に照準を合わせてしまうことが多い。家族問題を扱うのが得意な治療者にとっては，OCDの問題を短期的に避けることで自分自身が不安から逃れることができるし，患者自身もOCD以外のことを話すことでERPを避けられるのである。しかし患者である子どもの生活に及ぼしている病気の影響を減らすという点では全く進歩がないということになる。

　一方，ドロップアウトを避けることは重要であるが，柔軟であることもまた重要である。どの子もみな特別である。介入やエクスポージャー作業がうまくいかないときには修正が必要である。子どもは簡単すぎること，また，ときには難しすぎることを選びたがったり，あれもこれもできないと主張して譲らないことさえあるので，柔軟性は，エクスポージャー作業を選ぶときにとくに重要である。教科書に触れないという子どもは，算数の教科書に自分をさらす，つまり自分を「汚染する」ことはできないかもしれないが，英語の教科書を触った後で手を洗うのを我慢することはできると思っているかもしれない。治療者は特定のトリガーに反応して起こるOCD症状の移行帯／ワークゾーンを頻繁に定義し，絞り込む必要がある。このプロセスには詳細かつ広範な注意力

と十分な観察力があれば，必ず移行帯は見つかるという絶対的な確信が必要である。時おり，たった今起こったばかりの何か（友達とのけんかなど）で子どもが動転している場合，子どもをOCD治療に集中させることはできない。このような場合，適切な反応は，今そこにある危機を理解してうまく処理するために子どもにCBTのツールを使わせることである。次の週もOCDはまだそこに存在するであろう。こうした柔軟性は治療プロセスを促進するとともに，治療の指針となり治療を強化する，治療者と子どもの治療上の関係――本書のプロトコールに忠実であるために犠牲にしてはならない関係――を守るのである。

評　　価

　われわれは，不安階層表，特定のターゲットに反応して起こるエクスポージャー内の不安を評価する心配温度計評定，Y-BOCS，NIMH包括的評価尺度，臨床全般障害尺度および臨床全般改善尺度（CGI尺度（**付録Ⅱ**））を用いて治療の経過と転帰をモニターする。NIMH包括的評価尺度とCGI評定尺度は，1分もかからないので毎週記入させる。Y-BOCSは記入に時間がかかる（約10分）ので，われわれは通常3〜4週ごとに実施する。これらの評価結果は，グラフ化すると，治療における子どもの進捗について子どもと親とって貴重な実例となる。

　治療の転帰を評価する最も詳細な質問紙はY-BOCSであり，費やした時間，苦痛，障害度，抵抗度，コントロールについて強迫観念と強迫行為を別々に評価する（Goodman, Price, Rasmussen, Mazure, Delgado, et al., 1989; Goodman, Price, Rasmussen, Mazure, Fleischmann, et al., 1989）。Y-BOCSは，臨床所見から得たデータと親および子どもの報告から得られるデータを合わせ，臨床家が評価する質問紙である。Y-BOCSスコアを評価する際に通常用いる境界は以下のとおりである。

・Y-BOCS 10〜18：抑うつを引き起こすが必ずしも機能不全は起こさない軽度OCD；1日を過ごすのに他人からの援助はたいてい不要である

・Y-BOCS 18 〜 29：抑うつと機能障害の両方を起こす中等度 OCD
・Y-BOCS 30 以上：他人からの多大な援助を要する深刻な機能障害を起こす重度 OCD

　われわれの治療目標は，無症状レベルを示すスコアに到達することである。それは一般に Y-BOCS スコア 8 〜 10 と考えられている。われわれは，過去と現在の OCD 症状と初期重症度，総合的 OCD 重症度，強迫観念と強迫行為のどちらが優勢か，および洞察度の明細目録を作るのに Y-BOCS 症状チェックリストも使う。
　改善と障害の包括的指標は，子どもが正常に対してどうであるか（機能障害評定）や子どものベースラインレベルに比べてどうであるか（改善）についての包括的な判定に基づいた臨床家の評定である。NIMH 包括的評価尺度，（Goodman & Price, 1992）は，1（正常）〜 12（重度機能障害）で評価する重症度の尺度である。CGI 尺度は，病気と関連する障害を測定し，範囲は 1（正常，全く病気でない）〜 7（きわめて重い）である。CGI 尺度は，1（非常に改善）〜 7（非常に悪化）で評価する包括的な改善の指標である（Guy, 1976）。

　なぜ転帰を評価するのか？　第一に，Y-BOCS を用いて臨床家は各セッションの不安階層表を書き直し，新たな症状や再出現症状を見逃す可能性を極力少なくできる。第二に，Y-BOCS では親と子どもの評定が平均されるので，臨床家は，子どもの治療の進み具合について矛盾した意見があればそれに対応しなければならない。第三に，Y-BOCS で，子どもがどんな具合であるか（OCD への抵抗および OCD 症状をコントロールできるようになっている，などに関して）詳細に見ることができる。したがって，Y-BOCS は，単に転帰全般に関する治療者の評定である前述の 3 種類の包括的評定尺度よりもはるかに情報の多い情報源なのである。患者の観点からすると，転帰測定の大きな利点は，治療の進捗を目で追えることである。時間とともに症状が減るのを見ること（図 3.1 および図 3.2）に対しては，親や先生が進捗度が遅いことに不満をもっているときにはとくに満足感が得られる。患者が Y-BOCS

のコツをのみこめば，評価手順全体で5分もかからなくなるのは珍しくない。Y-BOCS を省略すれば，1～2分である。子どもと親は，受診終了時に結果のグラフを見るのを楽しみにしている。

単一事例実験計画をよく知っている治療者にとっては，このアプローチは，被験者内多重ベースライン計画と結びついている（March & Mulle, 1995）。これとともに治療の一般的な経過として，OCD の8歳女児の CBT のみによる治療をモニターするため，被験者内多重ベースライン計画＋包括的評定を治療期間全体で用いた（March & Mulle, 1995）。図 3.1 に示したとおり，11週の治療で OCD 症状は完全に解消し，治療による改善は6カ月後のフォローアップ時点で維持されていた。図 3.2 は，各ベースライン症状にあった毎週の治療進捗度を示す。Y（縦）軸は，不安階層表の各ベースライン症状の SUDs（不安温度計）スコアで，スコアは X（横）軸にバーとして表される。症状の低減は，そのベースライン症状のエクスポージャーおよび／または儀式妨害ターゲットにはっきりと限定されている。患者が反応し始めたら，ベースライン全体で般化が生じたが，不安階層表の最上部の最も困難な症状に達するにつれて若干緩やかになった。

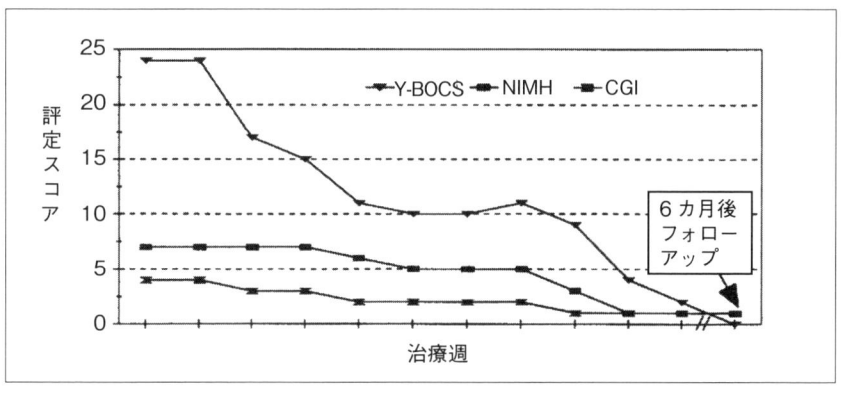

March and Mulle（1995）. Copyright 1995 by Williams and Wilkins. 許可を得て転載。

図 3.1. 包括的症状評定結果の経時変化

56 第Ⅰ部 はじめに

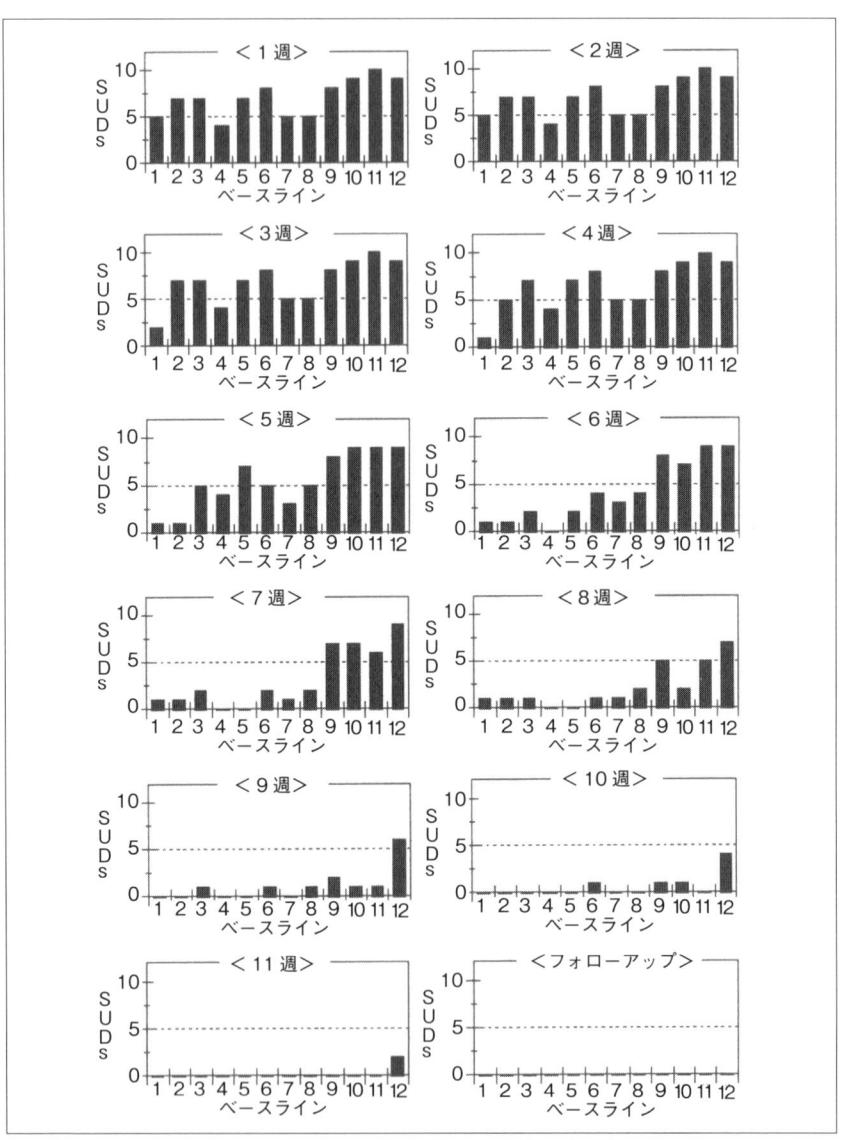

症状番号：1＝口に触る，2＝植物に触った後で間食，3＝食事の時に手を洗わない，4＝タートルネックをまた着る，5＝べたべたするものに触る，6＝食器用洗剤に触る，7＝タオルをまた使う，8＝猫に触る，9＝食器洗剤で洗う，10＝窓用洗剤で掃除する，11＝有毒塗料に触る，12＝病気の人に触る（March and Mulle（1995）．Copyright 1995 by Williams and Wilkins. 許可を得て転載）。

図3.2　被験者内多重ベースラインの経時変化

CBTでOCD症状は減るのか？

　われわれは，体系的な文献レビューとわれわれの臨床経験全体から見つかった不足を補おうとこの治療マニュアルを開発した（March, 1995）。最初の研究でわれわれは本マニュアルの初版を使用して，児童・思春期のOCD患者を連続15人治療したが，ほとんどの患者に薬物で安定化した経験があった（March et al., 1994）。われわれの児童・思春期の患者（6歳〜18歳までであったのだが）と家族は，OCD症状が急に減らなくても「OCD撃退作戦（How I Ran OCD Off My Land©）」は非常に受け入れやすいと感じたのだった。統計解析を行なった結果，治療直後と6カ月後のフォローアップ時点で有意な差が認められた。治療後フォローアップでは，9人でY-BOCSによる症状が50％以上低減しており，NIMH包括的評価尺度では臨床的に無症状になっていた。治療反応者（つまりY-BOCSで30％以上の改善があった患者）とされた12人のうち，18カ月のフォローアップで再発した患者は誰もなかったが，追加CBTセッションを要する再発症状の短いエピソードが数人にあった。ブースターセッションによって，無症状患者9人中6人で投薬中止が可能になり，6カ月以上フォローアップしたがやはり再発はなかった。

　これら15人は，治療（相談，入院患者，遠方に居住の患者，他の治療者の治療を受けていた患者を除く）を受けに来た患者全員であったので，われわれのプロトコール主導型CBTの実施が子どもにおいて安全で有効かつ許容できるOCD治療プログラムであると結論した。以後，一連の単一事例計画を完了したが，同じ結果を多数得ている（March & Mulle, 1995を参照）。同じく重要なことに，小児不安障害の他の研究者が，われわれの治療プロトコールを用いて同様の結果を得ている（Edna Foa，私信，1996）。また，本マニュアルの旧版をわれわれや強迫性障害協会（OC Foundation）から入手した3,000人を超える臨床家から治療有効例をしばしば聞く。したがって，認知行動療法は単独でも薬物療法との併用でも，子どものOCDの安全かつ容認可能で有効な治療法であるようだと，われわれは結論する。

次にすること

　次章からが，OCD 認知行動療法のセッション別ガイドである。各セッションに，目標の表明，設定した目標到達への手順，転帰評価手段がある。治療者と親へのヒントおよび発達段階条件に関するガイドラインも入れる。次のセッションからのトピックを前のセッションの終わりに必ず入れる。たとえば，ERP 作業がもうすぐ始まる，しかし，移行帯／ワークゾーンを慎重かつ明確に位置づけし，子どもが自分の"道具箱"をちゃんと持つまで正式な ERP は始まらない，という具合である。同様に，セッション 7 で親を巻き込むことを見越して，セッション 6 で子どもと一緒に親の ERP を練習する。このように介入を見越すことで予期不安が低減することをわれわれは発見している。

第Ⅱ部
セッションごとの治療プログラム

　治療者とは案内役でもある。したがって，患者がなすべき行動をできる限り，正確に記述する。そして細かく分析するのである。患者が今すぐ，そして次にすべきことを心にとどめておけるように，治療者は「エクスポージャーせよ」という命令を絶えず繰り返すことが，患者にとても役立つのである。

——ピエール・ジャネ，1903 年

　エクスポージャーに基づく OCD 治療を実施するにあたって，「正確であれ」というジャネの教えに従って，第 4 章から第 16 章を OCD 治療セッションの手引きとする。セッション 1 〜 4 で速やかにエクスポージャー開始の準備を行なうが，これらは最初の 2 週（1 週間に 2 回ずつ）で終わるように組まれている。その他のセッションはすべて週 1 回の頻度で行なう。

　初期の数セッションを説明する章で大量の情報を提供するが，これは，われわれが治療者に各トピックに割いてほしいと考える時間の長さを表すものではない。ただし，これから治療を始める治療者にはこのような補足情報，および，とくに対話例が治療初期には役立つと思われる傾向があるが，その後 CBT になじむにつれて情報の必要性が減ってくる。同様のプロセスが患者にも起こる。

　治療者はまず全セッションをさっと通読してから各セッションをよく読んで，具体的な OCD の子どもにこの治療テクニックをどう応用できそうか考えていただきたい。治療者は，各セッションを開始する前にこのマニュアルを見直し必要ならそ

のセッションの進行の指針としてメモを作るのが役立つであろう。さまざまな問題をもつさまざまな患者の治療で自分が発見した臨床上のコツを詳しく余白に書き込むことを治療者にお勧めする。こうしたヒントは，その後の患者の治療で役立つことがある[注]。

　標準的な CBT は1クール 12 〜 20 セッションであるが，これはわれわれのクリニックで用いている形式であり，セッション回数は患者の進歩と，ある程度，治療者がどれだけ OCD 患者のための CBT に精通しているかによる。どのセッションも前回のセッションで習得された技能を踏まえているので，早く終わらせようとセッションを省いたりせずに，ゆっくりと進めてセッションの目標を達成するほうがよい。そのため，中間の ERP セッションには具体的な治療週番号がついているが，治療者は患者の治療への反応に応じてセッション回数を増減できるし，実際そのようにする。同様に，家族セッションの時期も特定の子どもの家族の目標ランクをよりうまく反映するように若干調整できる。逆に，初期セッションは，治療の枠組みを作り，OCD マップを作成し，"道具箱"について教えることに照準を合わせているので変更すべきでない。同様に，再発予防と般化トレーニングに関する最後の数セッションはどの患者にも必要である。

症例サンプル

　このマニュアルを通じて使用する症例サンプルは，われわれが治療してきた大勢の OCD の子どもたちを複合して作ったものである。このサンプルには，われわれがナディーンと呼んでいる治療者とカーラという患者が登場する。ナディーンは精神科クリニックで働く正看護師である。ナディーンはスーパーバイザー付き CBT トレーニングを受けたことがあり，OCD や他の不安障害をもつ子どもを主に担当している。カーラは，ばい菌を恐がり対称性にこだわる8歳の女児である。カーラは，

注) ちなみに，この治療プログラムの改良方法についてのご意見をわれわれはいつでも歓迎する。このマニュアルが読者と読者の患者にどう役立ったかあるいは役に立たなかったか，有益な助言や意見をおもちの読者は訳者らまでお送りいただきたい。

植物や猫，べたべたするもの，食器用洗剤，有毒塗料や掃除用洗剤，および病気の人に触るのが怖い。自分の口をシャツで頻繁に拭かないと病気になるのではないかと恐れている。カーラがばい菌を心配する気持ちは，主に教科書や流し台の蛇口や公衆トイレなどのものが日常的にトリガーとなっている。汚染物への接触の前後に手を洗うことでばい菌の心配を払拭しようとしている。できれば，汚染されている物や場所は全部避けたいと思っている。たとえば，カーラは植物に触るのを避ける。カーラの対称性にこだわることは，"触る，見る"のバランスをとることに表われている。誰かがナディーンの右腕に触ると，カーラはナディーンの左腕の同じ場所に触る。あるいは，カーラは掲示されている絵の片面を見たら裏面も見なければならない。読書や作文中にカーラは視線のバランスをとる必要があり，そのために学校の宿題を終えるのが非常に難しい。ナディーンとカーラは，次章以降，各セッションの対話例に出てくる。こうした臨床例が，患者からOCDを追い出すために最も有効な理論と技法であることを治療者に理解していただければ幸いである。

第 4 章

セッション 1：神経行動学的枠組みを作る

　初回セッションの始めに，ナディーンは少し時間をかけてカーラの好き嫌いととくに関心のあることを知る。カーラは画家になりたいと思っていて，絵を描くのが好きである。ナディーンがカーラに OCD は脳で起こる一種の"しゃっくり"だと説明すると，カーラは少しくつろいで，自分の汚れやばい菌に関する強迫観念と強迫行為のことを少し話し始める。ナディーンはカーラに治療プロセスのことも説明し，OCD に変なニックネームをつけたいかどうか尋ねる。カーラは OCD を"ジャーミー"と呼ぶことに決め，いつ，どこで，どんなふうに OCD がカーラを煩わせるのか観察しながら，来週中に"ジャーミー"の絵を描くことを約束する。

セッション 1 の目標

1) ラポール（信頼関係）を築く
2) 神経行動学的枠組みを作る
3) 治療プロセスを説明する
4) 物語のメタファー（理解を促すたとえ）を導入する

ラポール（信頼関係）を築く

　患者と親（両親）がセッションにやって来る。初回セッションでは，子ども

がすでに精密な神経精神学検査を受けて OCD と診断されていることが前提である。

　治療中，子どもの協力を得るために，セッション1は，ラポール（信頼関係）構築を意図した会話から始まる。われわれは，年少の子どもには，セッションの終わりにやりたいゲームを選ぶように言うことが多い。不安を和らげるために，最初の質問は OCD ではなく子どもの生い立ち・生育環境や好き嫌い，趣味を中心にすべきである。このようにして治療者は，子どもの持つどんな関心事や特技を治療に持ち込めるかを探る。

　最初にわれわれは，子どもと家族が OCD と戦闘中であること，そして治療の目標は子どもに"OCD に威張り返す"ための仲間と戦略を授けることだだとはっきり伝える。診察場面の会話では，治療者が子どもと家族の味方であることを，目に見える形でも見えない形でも証明し，強調するようにする。治療者が過去の患者の治療でうまくいったこと，あまりうまくいかなかったことを明らかにすると役立つ場合がある。子どもや親を責めたり，薬物治療だけを重視したり，うつ病や対人恐怖あるいは潜在的な学習障害などの併存症を考慮しないことが治療の失敗となるケースがあった。治療者は，極力冗長にならず要点を際だたせ，そして誤った仮定を正すために，子どもと親がどの程度理解して治療に入るのかも評価すべきである。いったん信頼関係が出来上がったら，面談の重点は，OCD 理解のための一般的な神経行動学的枠組みの構築である。

神経行動学的枠組みを作る

　次のステップで，治療者は，現在 OCD について科学的に分かっていることを簡単に説明し，神経行動学的枠組み（つまり，"神経" ＝神経学的，"行動" ＝思考・感情・行動という形で現われる）の中に OCD を位置づける。われわれは，その子どもがとる行動を通じて OCD をなくすことができるということの説明に時間を割くが，OCD は矯正されなければならない悪癖ではないということも強調する。OCD は"子どものせい"だとか"子どもがもっと一生懸命やれば止められる"ということではない，神経学的な問題を含んでいることを子どもと親が理解できるようにする。われわれは，"電気回路の

ショート"，"脳のしゃっくり"，脳の中の"音量調節"の問題として——子どもがピンとくるメタファー（たとえ）なら何でもよい—— OCD を解説する。子どもの OCD 症状を話し合いの手引きとして使いながら，治療者は"心配コンピュータ"という機械についての話をする。実際には恐れるものがないのに"恐怖の合図"を間違って送ったり，恐怖として注目しなくてもいいようなレベルなのに恐怖を感じるようにセンサーが勝手に上がったりする困った代物である（**対話 4.1** を参照）。

　次に治療者は，"強迫観念"と"強迫行為"の意味をよく説明する。強迫観念とは不安や恐怖などの陰性感情を伴う迷惑な考えや衝動やイメージであり，強迫行為とはこうした考えを追い払ってそれに伴う不安や恐怖の感じ方を変えることを目的とする行為である。治療者は，子ども自身の OCD 症状に即した例を用いてこうした定義を説明するが，必要なら他の強迫症状も使う。その子どもの得意なことに照準を合わせるために，治療者は，OCD（脳の"しゃっくり"として説明した）は，子ども自身とは区別される病気であり，脳の他の部分（および子ども）が正常に機能する能力に影響しないと説明する。喘息や糖尿病あるいは関節炎などの他の内科疾患のたとえを使うと，この事実を明確にしやすい場合が多い。読者は，持病の糖尿病で体が不調なことと，食べ過ぎによる気分不良を区別するのと同様に，OCD についてもわがままと区別しなければならない。

　最後に，Y-BOCS 症状チェックリストなど，子どもの精神鑑定または心理検査のデータを用いて，治療者は，現象学や疫学，神経生物学や OCD の適切な治療に関する情報を提供し，質問に答える。薬物治療を併用している子どもについては，治療者は薬物治療と CBT の間に起こり得る相乗作用のことを強調する。Jeff Schwartz は薬を"腕用浮き輪"にたとえて説明している（つまり，泳ぎを最初に習う時腕用浮き輪が役立つのとちょうど同じように，薬は CBT を施行する時に有用であり，要らなくなれば後でやめられる）が，これは適切にコントロールすることに役立つであろう（Schwartz, 1996）。OCD を"脳のしゃっくり"と見なし始めた子どもは，自分や自分の親が問題であるという考えから抜け出しやすくなる。この定式化は文字どおり OCD を子どもから分離するという一局面であり（したがって，子どもは OCD がある

こと以外は普通の子どもとして扱われる），その結果OCDは治療で取り扱える別個の対象になる。このようにOCDにアプローチすると，子どもと家族と治療者は互いに"誰のせい"かで争うのではなく，OCDに対抗する仲間となれる。この初回セッション中に，OCDにニックネームをつけるなどの具体的な言語的介入をひととおり導入するが，これらはセッション2で完成する。OCDを小バカにするようなニックネームをつけると，子どもとOCDの間を"いいやつ"と"悪いやつ"に二分することができる。それによってこの病気を問題にするのに役立つ。年少の子どもはOCDを"まぬけ"とか"大迷惑"などの名前を選ぶことが多い。少し年長の子どもは漫画のキャラクターや嫌いな大人の名前を選ぶことがある。思春期の子どもはたいてい医学名でOCDを呼ぶ。OCDが問題としてはっきりと認識され名前がついたら，OCDに"威張り返す"治療プロセスが始まる。

対話4.1

ナディーン：カーラ，OCDのことで話しておきたいことが2つあるの。1つ目は，OCDは脳の問題だということ。脳がコンピュータだとすると，OCDは，間違ったメッセージを大声でコンピュータの他の部分に送り出し続ける小さなチップなの。つまり，脳の一部分が考え［思考］やどうしてもそうしたい気持ち［衝動］や怖い気持ち［恐怖］をあなたとあなたの身体の他の部分に，そうしなくてもいい時に送るの。それとも，何かいつもと違うことが起こった時に，ちょっと心配だなというメッセージではなくて，すごく心配だというメッセージを送るのかもしれない。それは，脳がしゃっくりしているようなもので，それをあなたはOCDとして体験するのよ。あなたの場合，普通に毎日見聞きすることに関係してすごく心配だっていうメッセージをOCDがあなたに出すの。たとえば，公衆トイレに入ると，あなたの脳が，出る前に手を洗ってねと穏やかに言う代わりに，もっともっと気を付けろ，何回も手を洗いなさい，って言うのかもしれない。こういう心配メッセージを強迫観念っていうのよ。OCDのことで2つ目に話したいのは，その心配メッセージを追い払うためにあなたがする行い［行為］のこと。何度も何度も手を洗うとかね。そういう行

いは強迫行為と呼ばれていて，実際にはOCDをますます強くしてしまうの。OCDがあなたにやってほしいことをあなたがしているからよ。薬は，脳のその部分で音量を少し下げることによってOCDの1つ目の部分を抑えることができる。OCDに威張り返すことであなたがOCDの2つ目の部分を抑えることができるのよ。私たちが一緒に治療していく間，私があなたのコーチみたいになって，OCDに威張り返す方法を教えるわ。

カーラ：私が何度も手を洗う時には私の脳の中のしゃっくりが私にそうしろって命令しているってこと？

ナディーン：そう，そのとおりよ，カーラ——とくに，そんなこととしても何の意味もないってことがあなたにはわかっているのだから，ね？ それはしゃっくりにそっくりで，私の仕事はあなたにしゃっくりを止める方法を教えること。私たちが最初にすることは，OCDに変なニックネームをつけることよ。何かつけたい名前はある？ 来週中に考えたければそうしてもいいわ。何か名前が浮かぶ？

カーラ："ジャーミー"って呼ぶことにする。バカげてるって今絶対にわかってるから。

この時点で治療者は治療前後の脳の画像写真を見せて子どもと話し合うことが有効だとわかるであろう（**図4.1**および**4.2**を参照）。

治療プロセスを説明する

OCDに"威張り返す"とか"いやと言う"ことが，この治療プロセスの真髄である。"OCDに威張り返す"には2つのものが必要である。つまり「仲間」と「戦略」であるが，親子が治療に入ったときには，たいていこれらのどちらもが欠けている。子どもがOCDとの戦いに勝つためにわれわれは仲間（治療者，親，教師，および友達）を募り，明確な戦略（CBTテクニック）を提供する。エクスポージャーと儀式妨害は，子どもがOCDに対して"威張り返す"のに使う"道具"の核になるものである。そして治療者はこのプロセスを促進する"コーチ"となる（**対話4.2**を参照）。

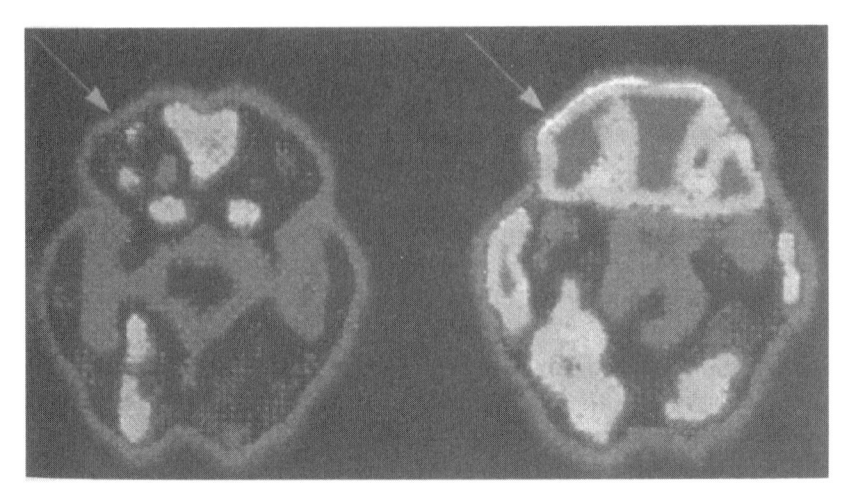

68　第Ⅱ部　セッションごとの治療プログラム

健常コントロール　　　　　　　　　強迫性障害

　矢印は賦活亢進を示し，眼窩前頭皮質などのOCD脳の各部位には灰色部分が多いことがわかる（UCLA医学部のJeff Schwartzの許可を得て使用）。

図4.1　OCD脳と健常コントロール脳のPET画像

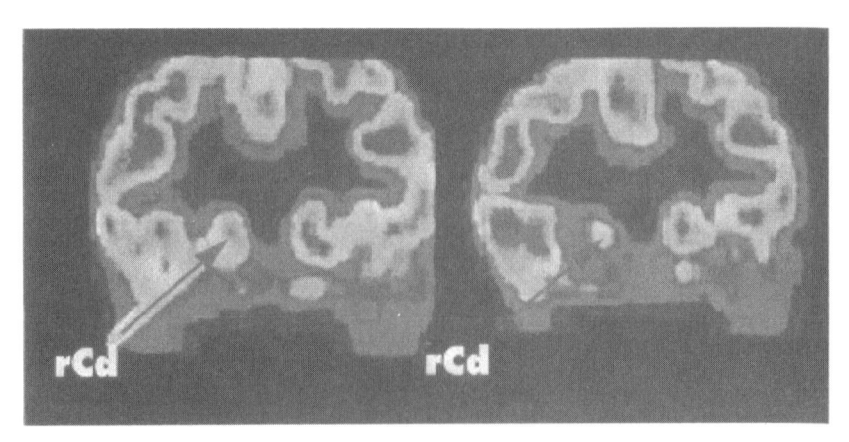

CBTの前　　　　　　　　　　　　CBTの後

　CBTによるOCD症状の改善と一致した脳の賦活低下。右尾状核を示す矢印部分には灰色が少ないことでわかる（UCLA医学部のJeff Schwartzの許可を得て使用）。

図4.2　CBT前後のOCD患者のPET画像

治療者は"あなたと OCD，どちらがボスか？"と尋ねた時点で，ERP について確実に理解を深めておくことが重要である。エクスポージャーの原理は，恐れている刺激に十分さらされると最終的に不安に馴れるということを示している。エクスポージャーには，子どもがトリガーに対峙すること（"汚染されている"ドアノブに触る，など）が必要である。儀式妨害の原理によれば，儀式を妨害し回避を最小限にすることがエクスポージャーを十分に行なったといえる。専門的にいえば，儀式妨害は消去手続きである（つまり，儀式がもつ負の強化特性を取り除くことによって馴化が起こる）。このプログラムでは，上記に加えて親による正の強化をなくすことで強迫行為が消去されることについても明確に定義している。儀式妨害は，子どもがいつもの不安を和らげる強迫行為（たとえば，手を洗う，ティッシュペーパーを使ってドアノブに触る）をするのをやめることから始まる。消去は，子どもが強迫的に安心を求めるのを親が無視したり，あるいは，子どもの代わりにドアノブに触るのをやめることから始まる。エクスポージャーと儀式妨害（ERP）を説明する時に，治療プロセスを明確にするため，子ども自身の OCD 症状を例に使うとよい。治療者は，子どもは将来"OCD に威張る"ことができるようになるが，今すぐそうすることは期待されていないということも子どもにわかるように説明しなければならない。

　ERP は子どもにとっては常に恐怖心を与えるものなので，治療者は大事なことを 2 つ子どもに約束する必要がある。つまり，① ERP の間に子どもが不安や他の不快感情を経験した時に使う対処戦略の"道具箱"が与えられること，および，②子どもが選んだペースで治療が進む（つまり，子どもに不可能なことをやれと命じて"仲間"が突然敵になることはない）ということである。恐怖の刺激にさらされて，いつもの強迫行為をやめるとき，子どもは必ず大きな不安を感じるので，その不安を予期し大きさを想像し耐える準備をしていなければならない。セッション 2 で導入される"道具箱"が，その準備となる。治療者は，対峙する準備が子どもにできている課題，たいていは子どもがある程度うまく対峙したことのある課題を選ぶように子どもを指導することによってペースを設定する。ユーモアの使用は OCD をこれまでとは違った感情に結びつけ，OCD のために子どもが感じるとまどいを減らしたり，やる気を削

がないでおくのに役立つ。子どもは自分の症状を隠しておこうとすることが多いので，OCDのこと（子どもではなく）を笑いの対象とすると，あまり脅威的でない状況では子どもはOCDのことを話しやすくなるし，治療者に信頼感をもつことにもなる。

治療の進み方はゆっくりかもしれないが，子どもの生活の中のOCDの役割を目立たなくしていくという目標の方向にどんなにわずかでも常に動いていなければならない。さもないと，治療自体が回避行動になってしまう。そのために，治療者は子ども側に立っていること，OCDに妥協しないということ，そして子どもにも治療者にも後退は許されないということを強調しなければならない。別の言い方をすると，治療者は，患者とその家族が治療のどの時点をとっても"自己の最善を尽くしている"ことを前提とする。この態度をとれば，抵抗，否定，反目のような用語を使うと必ず生じる責任のなすりあいを避けることができる。なぜなら，家族全員があまり巧くはないにしても精一杯OCDに立ち向かっているということを前提にしているからである。同時に治療構造をコントロールしているのは治療者なのだが，決して治療者の望むペースではなく，患者と家族らが望むペースでもっとうまくOCDに威張り返す手段に向かって進めるようこだわらねばならない。

この初回セッションのなかで，治療者は子どもと親に配布資料1 "あなたのCBTプログラム"（**付録I**を参照）のコピーを渡してから，各治療セッション中に起こることを説明し，道具箱の各項目について簡単に説明する（**対話4.2**を参照）。

治療をうまく終えた他の子どもの話を紹介すると，治療プロトコールを子どもにとって現実的なものとするのに役立つことが多い。

対話4.2

ナディーン：これから4カ月間，私があなたのコーチになってOCDに威張り返す方法を教えるわ。毎週協力して，あなたはセッションで習うことを次のセッションまでの間実践することになるの。どんな実践をするのか，あなたは選ぶことができます。ここまでのところはどう？

カーラ：大丈夫だと思う。

ナディーン：OCDに威張り返すには，まずOCDの外見がどんなふうで，どのくらいOCDがあなたの生活の主導権をとっているのかを知る必要があるわ。だから，今日とこれからの数週間，OCD"マップ"を一緒に作りましょう。あなたの生活のどの部分でOCDが主導権をとっていて，どの部分であなたが主導権をとっていて，どの部分が半々なのかを調べたいの。半々の部分は，あなたが大体勝つけれどOCDも少しは勝つという部分で，そこがOCDへの威張り返しを始める場所になるの。この地図作りのアイデアには納得がいくかしら？　なにか聞きたいことがあれば私の話を遮ってね，説明するから［子どもがOCDマップの作成という概念を理解し難いようなら，治療者は地図の絵（配布資料2，**付録Ⅰ**）を子どもに見せてもよい］。

カーラ：町の中に入る儀式をしてからならそこを乗っ取ろうとできるってこと？

ナディーン：そのとおりよ，カーラ。それでOCDの地図を作っている間に，あなたがその地図からOCDに追い出すのを助ける道具をいくつかあなたに渡すわ。大きな道具が2つあって，それが一番大事なのよ。ひとつはエクスポージャーといって，もうひとつは儀式妨害っていうの。この2つの道具が何なのかを説明する前に，いつどんなふうにそれを使うのかはあなたの担当だということをあなたに約束しておきたいの。いつもあなたのペースでOCDに威張り返すのよ。

　さて，エクスポージャーは，OCDがあなたにやるなと言っていること，公衆トイレに行くとか便器や手洗い台に触るとかいうことを，あなたがやろうとするときに起こるの。儀式妨害は，手を何度も何度も洗うとか，安心や安全を求める行為を何もしないであなたが自分自身を不安なままにしておくことよ。そんなことすればあなたが感じる恐怖はもっともっと大きくなってしまうと思うかもしれないわね。でも，実際に起こることは，だんだん恐怖や不安は萎んでいって，消えてしまうかとてもとても小さくなるってこと。ちょっとジェットコースターに乗るのに似ているわね。最初に乗ったときはすごく怖いけど，同じジェットコースターに何度も何度も乗り続けていると，3回目か4回目にはもう怖くなくなる［"慣れすぎ

ると侮られるようになる"ということがいかに有効かを示す他の例として，高所恐怖なら高飛び込み台から飛び込む，はしごを登る，クラス全員の前でスピーチをする，中学に入学する，車の運転をする，などがある］。ここまではどう？

カーラ：どうやったら不安な気持ちがなくなるってわかるの？　私は何ができるの？

ナディーン：エクスポージャーと儀式妨害をしている間にあなたを助けてくれる他の道具もいくつか私はもっているから，あなたに教えてあげるわ。"心配温度計"というのがそのひとつ。これは，どのくらいあなたの恐怖が増えたり減ったりするのかをあなたに教えてくれる。あなたの身体が感じている恐怖と緊張をコントロールするのに役立つリラクセーション運動も教えてあげるわ。OCDに言い返すのも，OCDに対して感じる恐怖や緊張を減らすのを助けてくれる大事な道具よ。

　もうひとつ，とてもとても大事な道具があるわ。それはユーモアのセンスよ。OCDは，とても真面目に受け取られるのが好きなの。だから，私たちがOCDのことを笑えば笑うほどいいのよ。覚えておいてね，さっき話したとおり，私たちはあなたのペースで進むけれど，進むということが大事なの。ゆっくり少しずつOCDと戦うのは構わない，でもあなたがのけぞったらOCDが勝つのよ。だからこそ，あなたがOCDに勝てるようにあなたが進み続けるのを励ますためにコーチとして私がここにいるの。そうしたい？

カーラ：うん，こんなバカげた心配は頭の中から追い出したい。

たとえ話を導入する

　治療者はここで，OCDを子どもの生活の物語に入れたり締め出したりすることについては子どもに選択の余地があるというアイデアを導入する。過去の章はOCDに占領されていたが，未来の章はそうでなくていいのである。Michael Whiteのナラティブ・セラピーの概念（White & Epston, 1990）によれば，子どもの体験全体から次のような側面を選ぶことで物語のメタファ

ー（たとえ）が見つかる。① 自伝形式または物語形式にすぐに仕立てられる側面，および② OCD にうまく威張り返すことができた過去の出来事を思い出すことによって，子どもの生活空間から OCD を追い出すのに使える側面，である。こうした概念を呈示すると，子どもは物語のメタファーを OCD 治療にすぐに組み込むことができる。このようなメタファーは，もっと快適な物語——OCD が中心でない物語——を自分が書くことができるのだという子どもの希望を刺激する。

発達上の配慮

　発達上の配慮（詳しい考察については第 2 章および第 17 章を参照）から，各セッションのその時どきでの施行を子ども一人ひとりがもつ個人差に合わせるさいの治療者の役割には柔軟性が要求されるが，全体的な形式と目標はどの子どもでも同じである。治療者は，児童や思春期の子どもの認知機能や社会的成熟度，注意持続能力のレベルに会話レベルを合わせる必要がある。たとえば，年少の子どもには繰り返しの指示や大げさな表現を増やす必要があるが，年長の子どもは友人問題に敏感なので話し合いの機会を増やす必要がある。年少の子どもは，注意力持続時間と情緒面の欲求に影響されるので，"遊び"の時間が多いのを喜ぶかもしれない。思春期の子どもは，OCD についてより詳細に専門的に説明してもらうのを喜ぶことが多いが，12〜13 歳以下の子どもはお話や描画を使った治療プロセスのほうがうまく参加できる場合がある。

親の参加

　治療者が親に OCD に関する心理教育を行ない，具体的な懸念に対応し，サポートできるように，初回セッションに親を参加させる。このセッションはまた，OCD が子どもの儀式や回避戦略に両親のそれぞれをどの程度巻き込んでいるか，それに関係する陰性感情の程度，および家族が OCD に対処するのに使っている対処戦略を評価するチャンスを治療者に与えてくれる。

　治療転帰の奏功は親の協力によっても変わってくるので，親が OCD やそ

の治療についてもっているかもしれない疑問があればそれに答えることはとくに大切である。治療が進むにつれて巧くOCDに対処できるようになれば主導権は子どもと親に取り返すことができる。このことを治療開始時に説明して，OCDへの対処の舵取りは専門家である治療者に任せるよう親を励ますことも大切である。

以下の点は強調に値する。

- 親には，OCDに対抗する子どもと治療者との協調を奨励すべきである。このようにして子どもと親と治療者は，OCDと戦う"戦闘計画"を練り上げるために一致協力できるチームを組む。CBTとERPは"ただこれをやりなさい"というアプローチではなく，子どものペースで徐々に用いるものだということを親に強調するとよい。治療が進むにつれて，子どもがOCDに抵抗するのを手助けする親の役割が増えていくということも親に伝える。
- このセッションでは，親はどうすれば一番うまくOCDに対処できるかについて具体的な指導を求めてくることが多い。親には小冊子"親へのヒント"と"患者と家族のための手引き"と専門家コンセンサス強迫性障害治療ガイドライン（The Expert Consensus Treatment Guidelines for Obsessive-Compulsive Disorder）（March, Francesら, 1997）（付録Ⅲに収載）のコピーを渡して読んでもらうべきである。治療者は，親が文献リスト（付録Ⅲ）に載せた他書を読んだり，米国の強迫性障害協会（OC Foundation）などの支援グループに助言を求めてもよいと勧めることもできる。とくに治療開始時点では，辛抱強さが最善であるということを指摘しておくのも有益である。
- 治療者は，叱りつけることはOCDを悪化させ抵抗を難しくしてしまうということと，OCDは悪癖ではなく病気なのだということを親に説明すべきである。家族の一人ひとりができる限り寛容と思いやりの精神で応対し合うようにすべきである。
- 治療中ずっと親からのフィードバックを歓迎することと，治療者が各セッションの最初と最後に親との連絡を行なうことを親に伝えるべきである。

セッション1の中で，①OCDについてのアドバイスをやめ，②OCDの影響を受けていない子どもの行動の要素に注目するよう親を指導する。これには，親が辛抱強さと思いやりをもって応対し，儀式への協力を必要最小限にすると同時に注目の的をOCDから子どもの得意とすることに切り替えることが必要となる。

評　価

宿題に移る前に，治療者はNIMH包括的強迫尺度と臨床全般障害尺度（the Clinical Global Impairment Scale）に数分使ってもよい。第2週の間に，臨床全般改善尺度（the Clinical Global Improvement Scale）も入れる。

宿　題

一般原則

テニスやバレエに練習が必要であるのと同様に，OCDの子どもは治療者の診察室で行なわれるセッション中と宿題の両方でOCDへの"威張り返し"を実践しなければならない。治療者は，子どもに与える宿題についてよく説明し，毎日OCDに対して威張り返すことの大切さを強調する一方で，子どもと治療者が一緒に宿題の課題を決めるという安心感も与えなければならない。治療者は子どもに，宿題は時間限定かつ具体的なものであり，しかも子どもの主導権の下にあるということを子どもに伝えるべきである。治療者は，自分には実践準備がしっかりできていると子どもが感じるERP課題だけを選ぶのだということを子どもが理解していることを確認すべきである。セッション2および3で説明するが，OCDの"マップ"が宿題の課題選びの主要情報源であるから，OCDの正確なマッピングに注力することが重要である。

宿題の内容

ほとんどのセッションの宿題とは違ってこのセッションの宿題の内容はすでに決まっている。

- OCDのすべてを知り尽くしたという考えを積極的に強化するために，今後のセッションで使っていくOCDのニックネームを選んでもらう。ニックネームではなくOCDという用語を使いたい子ども（とくに思春期以降）にはもちろんそうさせる。
- セッション2を見越して，治療者は，次回来訪時にOCDのマッピングを始められるように，どこでOCDが勝ち，どこで子どもが勝つか，子どもに注目してくるように告げる。
- 子どもと親にこの初回セッション中に渡された以下の資料をよく読むように伝える。"治療の概要"，小冊子"親へのヒント"，および"OCD治療に関する専門家コンセンサスガイドライン"から取った"患者と家族のためのガイド"（これらは**付録Ⅰおよび Ⅲ**にある）。また治療者は，親が文献リスト（**付録Ⅲ**）に載せた他書を読んだり強迫性障害協会（OC Foundation）などの支援グループに助言を求めてもよいと勧めるべきである。
- OCDの理不尽さについてアドバイスするのをやめるように親を指導すべきである。その代わりOCD症状が治療によって寛解するにはしばらく時間がかかるので，親は辛抱強さと寛容さと思いやりをもって子どものOCD症状に対応するだけにしておくのが当面は最善策である。
- 嫌悪的コントロールの多用は効果的なCBTの妨げとなる。嫌悪的な対応を最小限にするために，親が注目の方向をOCDから子どもの健康な面に向け直すよう（つまり，他行動分化強化：DRO），親に教示するとよい。
- 必要なら，OCDの生徒に対して同じ思いでいる教師もOCD治療へのアプローチの枠組みを担えるように促すため，教師もともに協力できるよう親からコーチしてもらうのもよい。

第 5 章

セッション 2：〝道具箱〟を導入する

　カーラは，2 回目の CBT セッションにやってきた時ナディーンに，自分は先週何回かジャーミーに抵抗しようとして，ジャーミーに消えろと言ったと話す。カーラは，学校で誰かが自分に軽く触れたときに一度，〝手洗いにはいかない——これは脳がしゃっくりしてるだけだから〟と自分に言いきかせた。カーラは，最初ちょっと不安だったが心配な気持ちはその後消えて，友達と一緒にいられて嬉しかった，と報告する。カーラは，ナディーンに見せるために自分が描いたジャーミーの絵をもってくるが，トイレのドアにそれを掲げておくためにまた家にもって帰りたい，そうすれば〝威張り返す〟ことを思い出せるから，と述べる。カーラはナディーンに，先週中ジャーミーが自分を煩わせる場所とやり方に全部気をつけようとしていたので自分の強迫観念と強迫行為の〝マッピング〟を始める準備はできているという。

セッション 2 の目標

1）OCD を問題にする
2）OCD マップの作成を始める
3）心配温度計を導入する（OCD に言い返すことと ERP という概念の導入を含む）

宿題のおさらい

　治療者は子どもに，子ども自身が OCD につけたニックネームの説明をしてもらい（初回セッション中に決めていなかった場合），なぜその名を選んだのか説明してもらう。選んだ名前が子どもを楽観的な気持ちにさせ，OCD に対して主導権をとっている気持ちになるのに役立つことを確認するのがとくに大切である。そのニックネームに関連するこれまでの出来事について質問し，前回以後 OCD に関する会話（心の中で使う時と他人と一緒の時の両方）の中でそれをどう使っているか子どもに尋ねる。前述したとおり，OCD を凶暴化させる（つまり OCD を大きくし危険で強力なものにする）ニックネームや，症状を悪化させるニックネームには気をつける。たとえば，"人殺し"とか"処刑人"などのニックネームはそれらが屈託なく出てきたのでなければ避けるのが一番である。"おビョーキ君"などのニックネームは，滑稽で最終的には役に立つが，OCD 症状をトリガーする恐れもある。たとえば，ばい菌恐怖のある子どもは，OCD 症状のトリガーとして"病気"という考えを抱く恐れがある。これは必ずしも悪いことではないが，ニックネームで呼んだら OCD がひどくなったかどうか，たとえば「"ヌメヌメぬめりん"をやっつけよう」という合言葉を使ったほうが儀式をしたい衝動に子どもがうまく抵抗できたかどうかを尋ねることが大切である。最後に，治療者のあなたがニックネームを使っても，患者が使うのと違う作用（たとえば，バカにされていると子どもに感じさせてしまう，あるいは症状を誘発させる）をしないことを確認すること。

OCD を問題にする

　次に，子どもが OCD に付けた名前を使って治療者は，どんなふうに OCD が子どもに威張り，どんなふうに子どもが OCD への威張り返しに成功したかについて非常に大まかな質問をひととおりすべきである。治療者がするであろう質問には次のようなものがある。

- 今週，OCDはどんなふうにあなたに威張り散らした？
- 家にいる時のあなたに対してOCDはどんなふうに物事をめちゃくちゃにするのかな？　学校ではどう？　友達と一緒の時は？
- あなたはどんなふうにOCDに"いや"って言ったことがある？
- 今週あなたがどんなふうにOCDに一発お見舞いしたか，例を挙げてくれる？
- OCDに"一発お見舞いした"時，どんなふうに感じた？　自分自身に何か言った？
- あなたがOCDに威張り返すのを誰が助けてくれる？
- ［子どもの気を引きそうなヒーローの名前］ならどんなふうにOCDを手玉に取ると思う？
- あなたの物語の中からOCDを消していく時，あなたがうまくやったことを誰に一番知ってほしい？
- OCDがなかったらあなたの生活ってどんなだろうね？

　こんなふうに質問を構成すると，OCDは子どもの外側に存在するものだという考えが強化されるので，もう子ども自身が問題だとは見なされなくなる。同様に重要なのは，このアプローチは子どもの強みを見つけ出しそれを踏まえるので，子どもにOCDに抵抗する自信を与えることになる。できるだけ多く情報を集め，子どもを当惑させないために，質問は一般的なことから具体的なことへと進めるべきである。

OCDマップの作成を始める

　セッション2では，OCDまでの道路マップというアイデアを練り，OCDに主導権がある領域と子どもに主導権がある領域の間の移行帯／ワークゾーンという概念を導入する。セッション3および4で，不安階層表を構成する具体的な強迫観念と強迫行為，トリガー，および回避行動を含むOCDマップの作成プロセスを終える（以下を参照）。われわれは，子どものOCD症状の

明細目録を作るため，Y-BOCS 症状チェックリストと患者の病歴，および不安階層表にある各項目の不快度（SUDs）を用いる。つぎに，子どもは自分の OCD 症状を最も"威張り返し"やすいものから最も難しいものまでに格付け，それにより不安階層表を作ることを学ぶ。子どもの OCD 症状を不安階層表上に格付けしたら，子どもの生活の中でどこが OCD のない場所で，どこが OCD と子どもが各々"勝つ"ことのある場所で，どこが子どもが OCD に譲ってしまう場所なのか理解するのは簡単である。このプロセスでは，子どもが時どき OCD に"威張り返す"ことができる領域（その領域を移行帯／ワークゾーンと呼ぶ）の同定にわれわれの主な関心がある。OCD と子どもの両方が勝つことがある場所を決めるという点でその領域は移行帯であり，子どもが 100% OCD に抵抗できるように ERP ターゲットを選ぶ情報源となる領域であるという点でワークゾーンである。治療者と子どもはその領域を移行帯とワークゾーンのどちらで呼んでもよいが，このセッションのこの時点で両概念を伝えることが重要である。実際には，移行帯／ワークゾーンはたいてい不安階層表の下端で決まる。治療が進むにつれて移行帯は，段階的 ERP のターゲットを選択する時子どもが使う頼もしい手引きになる。

　治療者は，子どものために，OCD の基本的な 2 つの"フレーバー（特質）"について説明する。陰性感情を伴うタイプ（誰かを傷つけてしまうかもしれないという恐怖，嫌悪，または罪責感など）と物事を"きちんとして"おきたい欲求（対称性衝動や不完全感など）を伴うタイプである（**対話 5.1** を参照）。第一のカテゴリーは，普通の感情にたとえると簡単に理解できる。OCD と普通の強迫的な思考・感情・行動を分けるのは，その場に不適切な状況かどうか，年齢にそぐわない時期かどうか，強迫観念や感情が何の意味ももたず有益な目的性が見られないかどうかなどで判別する。"きちんと"という感情も同様に理解可能にできる（たとえば，蚊に噛まれたあとを掻くと痒みがきちんと解消されるのに似ているが，痒みは永久に続かないところが OCD とは違う）である。強迫行為は，これらの心の中の不快感や不安，"きちんと"という感情と欲求を和らげることを目的とした行為である。患者は両タイプの症状をもっているかもしれない。OCD の特性を説明するために子ども自身の OCD 症状からとった例を使い，治療者自身の治療経験からとった例を

必ず利用すること。

対話 5.1
ナディーン：OCDはたいてい2つの違った"フレーバー"で出てくるの。アイスクリームにいろいろフレーバーがあるように，OCDのフレーバーも違うの。一方のOCDフレーバーは，誰かを傷つけるんじゃないかとか，何かとても悪いことが起こるんじゃないかって心配させたりして子ども（や大人）に威張り散らすの。もうひとつのOCDフレーバーは，物事を"きちんと"しなければいけないとか"揃って"いないといけないと思わせることで威張り散らすのよ。ジャーミーはどのフレーバーだと思う？
カーラ：そうね，私の場合は最初のフレーバーだっていうことがわかる――何か悪いことが起こるのが心配なの。

　子どもの中のOCDを衝き動かしている具体的な感情が理解されれば，治療者は，移行帯の同定に重点を置きながら，現時点でのOCDの影響マップの作成を開始できる。これらの概念を説明する時には，OCDがトリガーから思考または感情へ，そして儀式へと進むことを強調するために，子どもの症状からとった例を必ず使うこと（たとえば，カーラはドアノブを見るとジャーミーのことを思い出し，それが手を洗いたい衝動になる）。これらの概念を説明するのに子ども自身の経験を使うほか，治療者は他のOCDの子どもの経験を使い，同様のOCD症状をもつ他の子どもが治療で学んだテクニックを使ってその状況からOCDをどうやって追い出せたかを説明することもできる。子どもがOCDと戦うのに役立つテクニックをあなたが教えるのだということを子どもに念押ししてもよい。
　次に，治療者は，配布資料2（**付録Ⅰ**）に収載した地図のメタファー（たとえ）を導入すべきである。このOCDマップでOCDが主導権をとっている領域とOCDのない領域が区別され，移行帯／ワークゾーンと呼ばれるマップの部分からERPターゲットを選ぶことによってどのように子どもがOCDの領域を狭めることができるかを説明する（**対話5.2**を参照）。OCDが主導権をとっている領域は誰も行きたがらない場所で，子どもの領域は休暇を過ご

すパラダイスだと説明できる。OCD の縄張りを同定するには、子どもの初回評価中に得られた Y-BOCS 症状チェックリストの情報を利用するとよい。移行帯は、子どもが OCD にうまく抵抗できている時がある（つまり、少なくとも Y-BOCS の項目 4 および 5 に記載されている "わずかな制御" で抵抗できる）領域である。移行帯／ワークゾーンは、ERP ターゲット選択の重要な手引きとなる。このようにして地図のメタファーを使って、不安階層表——エクスポージャーと儀式妨害（ERP）の難しさに従って格付けした強迫症状のリスト——という概念を導入し、子どもがどのようにやさしい要素から難しい要素へと階段を登っていくかを予想する。また、地図のメタファーは、どのように治療者が OCD に対抗する仲間になって 2 人で OCD のいない領域を占領しようと考えているのかを子どもに教える。

対話 5.2

ナディーン：OCD の子は、ほとんどが儀式をしたり OCD の縄張りを避けたりすることでそういう恐怖や感情や衝動を追い払おうとするの。OCD をぶちのめす方法を知るには、私たちは OCD の縄張りとどんな儀式や癖が OCD に加担しているのかを突きとめる必要があるわ。今週と来週は OCD マップを書きましょう。このマップには 3 つの部分があるのよ。1 番めは、ジャーミーがいつも勝って主導権をとっているところ（OCD の縄張りを示す大きな丸を描く）。2 番目は、あなたがいつも勝ってジャーミーがあなたに威張り散らそうとすることがほとんどないところ（大きな丸の横に小さめの丸を描く）。3 番目はその中間で、あなたと私が移行帯とかワークゾーンと呼べるところね。これはジャーミーが勝つときもあれば、あなたが勝つときもあるところよ（2 つの丸の間に矢印を描く）［治療者は移行帯を説明するのに、綱引きをするイメージなど、他の例を使ってもよい］。ジャーミーがあなたに威張り散らそうとしたけれどあなたがいつもの儀式や癖をしなかった時のことを話せる？　このマップの上のこの領域を私たちは移行帯とかワークゾーンと呼ぶのだけれど、それはあなたと OCD の両方が勝つ時があるからなの。そして OCD に抵抗するための ERP ターゲットを選ぶことになるのがこの領域だからなの。TZ っ

て短く呼ぶ子もいるわ。あなたは何と呼びたい？
カーラ：私はTゾーンって呼ぼうと思う。

心配温度計を導入する

　OCDマップの作成という概念を導入した後，つぎに，われわれは具体的なOCD症状に関連する不安の格付けを行なう。子どもがERP課題に参加している時に不安レベルを区別できることが大切である。なぜなら，子どもは，強い不快に耐え不快度がかなり下がるまでその体験をやめずに続けなければならないからである。人が脅えたり冷静でなくなったりする程度は通常，SUDsスコアで評価される。われわれは，SUDsスコア（**付録I**の配布資料3を参照）と同機能の"心配温度計"を用いる。心配温度計は，子どもが不安や他の不快感情を測定（または格付け）するための道具となる。心配温度計はエクスポージャー課題中にも，子どもの不安が減衰するまで不安を測定するのに使用され，それが治療戦略の成功の証しとなる。数値スケールとして用いると，心配温度計は，具体的なOCD症状がERPターゲットとして出されたときに，子どもがそれらの症状を強さ，つまり難しさによって格付けするのにも役立つ。心配温度計は，OCDトリガーに子どもが接したときとる態度を冷静に現実的に想像するのにも役立つ（つまり，恐怖は全部が全部どうしようもない恐怖というわけではないし，怒りが全部激怒というわけではない）。子どもがOCDの恐怖は治療とともに小さくなるので，不安階層表上に残っている項目の心配温度計による格付けは，毎回セッション中に更新される必要があろう。

　この2回目のセッションの中で，子どもは治療者の手助けを得て，心配温度計を用いて今同定されている症状を難度順に階層的に格付けし，ありそうなOCDトリガー各々への抵抗に関連する不安の判定を初めて試みる。セッション3の中で治療者は，もっと詳細にOCDマップの作成を行なう。セッション2の目的は，不安階層表上で項目を格付けするというアイデアを導入することだけである。このアイデアは心配温度計を使って次のセッションで完成する。

　"心配温度計"と書かれた絵を子どもに見せる（配布資料3，**付録I**）。恐怖

には強いものも弱いものもあり得ることと，この温度計を使っていろいろな恐怖レベルをどうやって表現するのかを教えるつもりであることを説明する。温度計の上に1〜10までの数字をつける（非常に年少の子どもは，数字の代わりに，子どもの不安レベルに応じて温度計に色を塗るほうを好むかもしれない。その時は視覚的なアナログスケールとして温度計を使う）。OCDトリガーから始めてもよいが，たいていは他の不安トリガーを考えることから始めるほうがよい。レベル10は子どもがそれまでに感じたことがある一番の心配（つまり，どうしようもなく怖い，または怖すぎて動けなかった）であると子どもに説明する。他の子どもを治療した経験や治療者自身の経験からレベル10の例を紹介する。心配温度計上の数字の1は，子どもがこれまでに感じたことのある一番心配がなく一番安心だったこと（つまり，リラックスしている，寝ている，"落ち着いている"）であると説明する。この目盛の例も見つける。心配温度計の"5"についても同じプロセスを繰り返す。例を簡単に見つけることができるなら，中間点も同様に書き込む。目盛上に恐怖を細かく位置づけるのが（たとえば，OCDではしばしば優柔不断を伴うために）子どもには難しい場合には，治療者は子どもに"見当をつける"ように求める，つまり低・中・高の大まかな格付けをしてもらうべきである。

　恐怖は格付けできるというアイデアを教えた後，治療者は新しい未記入の心配温度計を子どもに渡す。5〜8つのOCD症状とトリガー，強迫観念およびそれらに関連した儀式のリストを作り，心配温度計を用いて，それらを最も抵抗しやすいものから最も難しいものに格付けしてランキングを決める。不安階層表（**付録Ⅰの配布資料4を参照**）を用いてそうした症状を一覧にする。各OCDトリガー／症状にどの程度子どもが抵抗しているか，抵抗した場合，どの程度OCDを制御しているかについて子どもに質問する。この情報を使って，子どもが抵抗できる時が半分以上であるトリガーを1つか2つ（階層の非常に下層で）探し出す。ここが移行帯つまりワークゾーンの位置する場所であると説明し，ここでOCDをやっつけるのはやさしいが，階層の上のほうではずっと難しくなるということも話す。移行帯にある項目で100％常にOCDに勝つには何が要るだろうかと尋ねる。この時点でERP課題を構成したい気持ちになるかもしれないが，それではターゲットがうまく定まっていな

いことになる恐れがあるのでその誘惑には耐えること。次のセッションで清書した不安階層表を使ってあなたと子どもが 2 人で最初の ERP 課題を決めるということを子どもに教える（**対話 5.3** を参照）。

　心配温度計は，不安階層表上に症状を置くのに用いられるが，階層表は常に更新して，必要に応じて新たな症状を追加し古い症状を評価し直すべきである。（全部のセッションでエクスポージャーを行なうごとに心配温度計を記録するが，これによって個々の OCD ターゲットを一つのベースラインとした単一事例多重ベースライン実験計画を行なっていることになる。）

対話 5.3

ナディーン：カーラ，一緒に心配温度計を見てみましょう。

カーラ：それ，おかしい（笑）。

ナディーン：なにか本当に怖いことを考えられる？　OCD じゃなくて，他のことよ，それが心配温度計の 10 になるような？

カーラ：うん，ステートフェア（お祭り）で置いてきぼりになること。それなら絶対 10 よ。

ナディーン：1 や 0 はどうかな？

カーラ：テレビを見ることかな，バーニーみたいな，アハハ！

ナディーン：いいわよ，中間はどうかな，自分に無理やりさせるとしたらかなり怖くなるだろうけど，10 までは行かないのは？

カーラ：ああ，それなら簡単よ。ステートフェアでジェットコースターに乗ったんだけど，他のみんながひとしきり乗ったあとにやっと乗れたわ［ナディーンはこの例を使って，計画されたエクスポージャーおよび OCD 回避を最小限にすることと，それがどのように OCD 恐怖の馴化に結びつくのかの相似点を挙げる。その後，カーラとナディーンは中間部の 6-9 と 2-4 を記入する］。

ナディーン：いいわ，カーラ，これであなたには，あなたがどのくらい怖くなるかで恐怖や心配をどうやって 1〜10 に格付けできるのか分かったわね。OCD についても同じことをしましょう。

カーラ：わかった。

ナディーン：OCDのトリガーのことを考えられるかな？ つまり，このリストの一番上，そうね，9や10にくるだろうなと思える［カーラの症状からとった例を使う］みたいなこと。

カーラ：うん，癌のおばさんに触るっていうのはどう。

ナディーン：すごく下のほうはどうかな。OCDがあなたにやれって言うのと逆のことをあなたがほとんどやれるところは？［カーラとナディーンは，カーラを煩わせる主なOCD症状群を含めて，階層表に他の症状をさらにいくつか書き込む。この時点で階層表を完成させるべきではない。なぜなら今日の目的はただアイデアを理解させることだからである。］

ナディーン：すごいわ，カーラ。

カーラ：今大変過ぎて私にはできないことが何なのか，先生が分かってくれてうれしいけど，ママがもっと分かってくれたらいいのに。

ナディーン：お母さんに心配温度計を見せましょう，いい？

発達上の配慮

　子どもとOCDの区別をくっきりと際だたせるにあたって，OCDが本当はどんなにバカげていて偉そうか子どもが理解するのを助けるさい，治療者の役割についてのユーモアは必須である。子どもの役割についての穏やかなユーモアもOCD症状にこれまでとは違った感情を結びつけ，それにより子どもの頭の中でOCDの力を弱めることによって役に立つ。同様に，OCDのニックネームを使うなどのユーモラスな比喩言語を治療者が使うことで，OCDが子どもとは別の対処可能な問題であるという現実を，子どものために作り出せる。しかし，治療者は，OCDを外在化して笑い者にする時には2つの注意事項を守るべきである。第一に，OCDにニックネームをつける目的は，OCDを適当な大きさに引き下ろして治療の対象にするためである。しかしもし子どもがOCDを凶暴化する（つまり，結局OCDをもっと大きく強くしてしまうような）ニックネームを選ぶと，治療者は目標達成に失敗していることになる。第二に，OCDの外在化とこの病気を笑い者にすることは，OCDに抵抗したいという意志を子どもが明らかに発している弱いエクスポージャー課題である。

一部の子どもでは，この程度のエクスポージャーでも脅威的なので，慎重にニックネームを選ばなければならない。

親の参加

この時点で親がエクスポージャー課題に加わったり，儀式妨害を手伝ったりするのは望ましくない。ほとんどのOCDの子どもは，親から役に立たないアドバイスを受けている。親が子どもの強迫儀式に巻き込まれてしまっていることもある。後のセッションで，家庭でのコーチに対する準備が子どもにできた時に，意志決定の自由を子どもに与えてその役割を果たせる人を選ばせる。前述のとおり，親をサポートし，親からのフィードバックを奨励すべきであるが，この時点で親が家庭で果たす主な役割は応援団の役割である。親によっては，OCDが存在している時に親自身の不安感情を処理することが有益である場合がある。親には，OCDに抵抗していることについて子どもを褒めると同時に子どもの生活の中の正の要素に注目を向け直すこと（他行動分化強化：DRO）を奨励すべきである。必要なら子どもの心配温度計を使って，治療のずっと後のほうになるまで多くのOCD症状にはERPを通じたアプローチはないという事実を説明する。こうした症状に関しては，家族に迷惑をかけないように子どもは最善を尽くして抵抗するし，親は辛抱強く思いやりをもって応対すべきであるという考えを強調する。セッション7および12が，家族のOCDからの解放に充てられていることを親に伝える。

評　　価

セッションの終わり頃，数分を使ってNIMH包括的強迫尺度とCGI尺度で評価を行なう。

宿　　題

セッション2で出す宿題もすでに決まっている。

- 探偵となってOCDトリガーを探し出し，心配温度計と症状リスト（家に持ち帰るよう子どもに渡す）を使ってリストを作りトリガーを評価するよう子どもを励ます。思春期の子どもには，手引きとして使用するためにY-BOCS症状チェックリストを渡してもよい。このようにして，子どもがしっかりとOCDを問題にするとともに，現時点におけるOCDの状態のマップ作成プロセスを継続する。
- 親には，引き続き協力的でいることとDROの実践を奨励する。

第 6 章

セッション 3：OCD マップを作成する

　今週カーラは，ジャーミーがカーラを煩わせる場所を書いた小さなノートをもってセッションに来ている。症状リストを使って，カーラは手を洗いたくなるいくつかのトリガーの格付けをしていた。その中には，教科書，公衆トイレ，家庭用洗剤，病人，およびドアノブがある。セッション中にナディーンとカーラは症状リストを清書して，心配温度計を用いて各トリガーの不安の格付けをする。ナディーンはまた，強迫行為の前と最中にどんな思考や感情をもっているのかをはっきりと自覚する手助けをする。カーラは今週新しい考え方をいくつか学ぶ。また，自分がジャーミーに"威張り返す"のを実践するたびにアイスクリームを自分への褒美とすることに決める。

セッション 3 の目標

1) 認知訓練を開始する
2) 引き続き OCD マップを作成し，症状リストを見直す
3) 戦略として褒美を使うことを学ぶ

宿題のおさらい

　このセッションは，子どもが同定し始めた症状リストの見直しで始まる。子どもが前回のセッション以後，症状を書けなかった場合には，このセッション

の始めに時間をとって宿題を一緒にやる。親もセッションの最初のこのプロセスに参加してよい。宿題をやり遂げることとセッション中の参加の両面における子どものコンプライアンスを高めること。セッションの終わりに向けて症状リストに戻るが最初にOCDに言い返すためのいくつかのツールを教えたいということを子どもに話す。

認知訓練を始める

ERPはそれだけでOCD症状を減らすのに十分であるが，多くの子どもには，何をすべきか分かってはいてもERP課題をうまくやり遂げるための認知的枠組みが欠けている。児童・思春期の子どもは（多分大人以上に），自分にはできることがないとあきらめ，OCDを増長させるような自己否定的なことをつぶやきがちである（セルフトーク）。そのため，OCDに"威張り返す"認知的戦略を子どもに与えることは非常に有益であるということになる。認知療法の標的には，OCDとその治療に関する正確な情報を増やすことや認知的抵抗，および自分で行なう正の強化と勇気づけがある。われわれは，CBTに関する文献で妥当性が十分に証明されている3つのテクニックを使う。① 建設的セルフトーク，②認知の再構成，および③分離の育成である。どのテクニックも子どもの具体的なOCD症状に合わせて個別にしなければならないし，子どもの認知能力，発達段階，および3テクニックの中でどれを好むかにぴったりと合わせなければならない。子どもがERP中に日常的に使える認知テクニックを個別化した"簡略版"を作るのがたいていは最もよい。

建設的なセルフトーク

これまでに治療者は，OCDに対峙したとき，子どもの癖になっているセルフトークのパターンを大体知っているべきである。永遠の楽観主義者であって，明らかに難しすぎるERPターゲットに取り組んだ後でも相変わらず"ホームラン狙いの大振り"をやってみせる子どももいるが，OCDの子どもは非現実的なまでに悲観的であり，OCDに全権力を帰属させ，自分自身にはほと

んど権力を残していないことのほうが多い。OCDに対峙して自分を無力だと思うにもかかわらず，ほとんどの子どもは，儀式をやっていることが学業不振や家庭での問題の原因である時にはとくに，それをやっている自分に非常に批判的である。そのような自己否定的なセルフトークはエクスポージャー課題の前・最中・後に感じる不安全体に影響を与え，ERP奏功の可能性を低下させる。否定的なセルフトークは，内向気質の子どもや不安障害や抑うつ性障害をもつ子どもにとくに多い。（これらの関連疾患がある場合には，子どもの習慣的な否定的認知パターンを逆転させるために薬物療法とCBTを併用する必要があることが多い）。

　無益なセルフトークの同定と修正は，ERPのやる気を高めるのにきわめて重要である。このアプローチ全体の基礎は，楽観的過ぎる・悲観的過ぎるのどちらにしても適応不全状態である認識を，治療で教わるツールを使って子どものOCDへの対処能力を高める現実的なセルフトークに取り替えることである。たとえば，汚染恐怖と洗浄儀式をもつ子どもがいて，いつも2時間かかる自分のシャワー儀式を15分だけ短縮することを宿題として選ぶとしよう。エクスポージャー課題を前にした彼女の心の中でのセルフトークが"こんなことできないよ。もっとシャワーを長く浴びたらどうかな？"であれば，彼女が実際にエクスポージャー課題をやってみる可能性はかなり落ちる。子どもの不安全体を減らし，エクスポージャー課題を実践する動機を高めるために，彼女は"この課題は難しいだろうな，でも今度は私はこのすごい不安を処理できる道具箱を使うよ"と意識して考えることであろう。

　別の形態の建設的セルフトークは，OCDを外在化する努力によって可能になるもので，それには子どものOCDそのものとの会話が役立つのである。われわれはそれを"OCDへの言い返し"と呼ぶ。この場合，子どもは自信をもって，きっぱりとOCDに言い返して，OCDに屈服するのを拒むだけである。これは，OCDが子どもの外部にあるというアイデア（洞察の維持）を強化し，ERPに臨む動機を高める。子どもが"この蛇口レバーに触っても私は病気にならない"といった発言で強迫観念に直接挑む場合には，とくにそういう発言自体にOCD症状を顕在化させる可能性があるので，会話の中でOCDに威張り返すのは難しいことがある。こうした状況では，"向こうに行ってよ，

OCD，私がボスよ"とか"今度はぼくを捕まえられないぞ，OCD"といったもっと一般的な"言い返し"を子どもが使うように助言するといい場合がある。

どちらの場合も，全体のアイデアは，ERP課題が不可能だとかあまりにも簡単だと主張するのではなく，たとえば"これは難しいだろう，でも私にはできる——前にもやったことがある。"と言って，OCDに抵抗する難しさを子どもが現実的に評価するということである。

認知再構成

陰性感情——恐怖や罪責感あるいは嫌悪——によって駆動されるOCD症状には，通常の認知の再構成が恩恵をもたらす。このプロセスの前半部分は，子どもが行なう破滅的な危険を分析することである。後半部分は，その大惨事の発生に関して子どもが負うと認識している責任を調べることである。これらの両ステップで，子どもの強迫観念の根底にある誤った仮定に，最初は子どもとの会話のなかで治療者が，その後ERP課題の中で子どもが直接向き合う。危険の過大評価は，出来事が起こる確率や，起こる結果から出る犠牲や，その恐ろしい結果に対する個人的責任の過大評価から来ているであろう。たとえば，自分の家族が地獄に堕ちるという強迫観念がわきおこり，ついで，この強迫観念とそれに付随する不安を和らげるためにお祈り儀式が必要だという忌まわしい考えを子どもがもっているとしよう。この例では子どもは，トリガー（忌まわしい考え）が100％の確率で悪い結果（地獄）を引き起こし，それは破滅的で，その恐ろしい結果に対して自分だけに責任があるかのように振る舞う。一般に，危険が起こる可能性についての確率的な議論は，とくに年少の子どもには理解が難しい。したがって，治療者は，特定の子どもにとって危険の推定が明らかに適切で役に立つのでなければ，そのような確率談義はやめて，過剰な責任感の取り扱いに注力すべきである。

このような思考の認知再構成は，"OCDが言っている"ことと子どもが危険の起こる妥当な確率として推定することの間を揺れ動くことに基づく，きわめて簡単なプロセスである。目標は，OCDが導き出す誤った仮定を子どもが

確認してそのような仮定を無視できるようにすることである。強迫観念は，破滅的な結末につながると子どもが考えている出来事の起こりそうな流れに従って作り上げられている。つぎに，治療者は，大惨事が起こる全体的な確率を子どもに推定するように言う（10回中1回，100回中1回，1000回中1回，など）。その後この確率を最初の推定確率と比べて，OCDが出す危険の推定値は無意味だという説得力のある"証拠"を作る。

　危険が非常に小さくても，恐ろしい結末が起こるのを防ぐ責任がまだ自分にはある（つまり，それがもし起こったら自分のせいだ）と考える児童や思春期の子どももいる。過剰な責任感の問題に取り組むため，治療者は円グラフを使って（**図6.1**を参照），恐れている大惨事の発生にどんな要因が寄与する可能性があるか，子どもと一緒にブレインストーミングをする。潜在要因全部のリストを作ったら，思春期の子どもに，恐れている結末に各要因が関与する割合を決めるように言う。次に，子どもは，正当に自分の責任である割合を決める。最初自分の父親の交通事故の原因は100％自分のせいだと考えていた思春期の子どもは，自分の責任がたとえあったとしても1％しかないことを発見する。このようにして，以前の危険に関する"証拠"を拡張して，OCDが導き出す責任の帰属はものすごく誇張されていることを証明する。このような"証

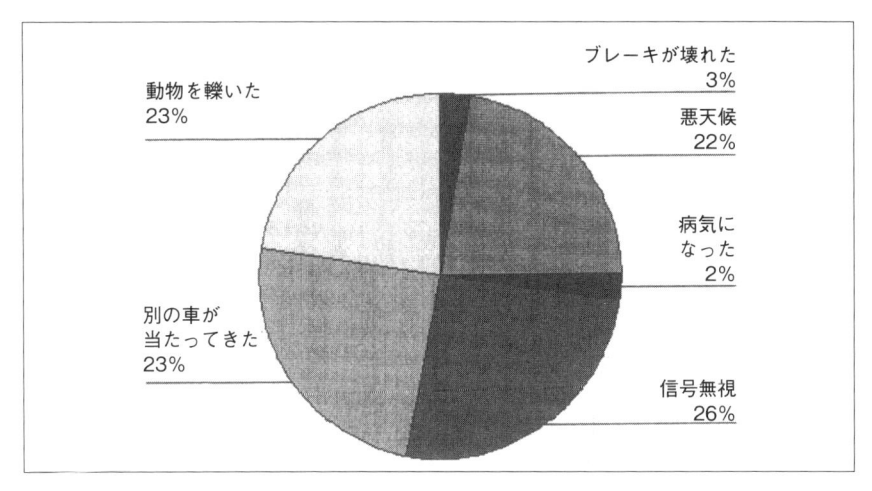

図6.1.　パパが交通事故に遭った理由

- 動物を轢いた 23%
- ブレーキが壊れた 3%
- 悪天候 22%
- 病気になった 2%
- 信号無視 26%
- 別の車が当たってきた 23%

拠"で武装すると、思春期の子どもは、自分がOCDの要求の逆をやっても実際に悪いことは何も起こらないことを証明するためにエクスポージャー課題に進んで取り組む気持ちになる。

対話6.1にナディーンがどのようにばい菌だらけの植物への恐怖の認知的再構成をカーラにさせていくかを示す。この練習をする前、カーラは、自分が植物に触ると母親が死ぬと思い込んでいた。

対話6.1

ナディーン：カーラ、あなたが植物に触った後お母さんに触ったらお母さんが病気になる可能性はどのくらいあるかしら？

カーラ：ジャーミーは100％そうなるって私に言うの。でもお母さんが病気になることはなさそうだって私にはわかってる。だって、お母さんは何年間も病気になってないもの。

ナディーン：お母さんが病気になったとして、それが死ぬような病気だという可能性はどのくらいかな？

カーラ：えーと、ジャーミーは絶対死ぬって言うんだけど、多分ただの鼻風邪よ。

ナディーン：お母さんが死にそうな病気だとしましょう——そんなことは起こらないと思うけど、ごくたまに、お母さんくらいの年の人が重病に罹ることがあるでしょう？あなたが植物に触った後お母さんに触ったためにお母さんが病気になる可能性はどのくらいかな？

カーラ：ゼロよ。私の責任じゃないってこともわかってる。ジャーミーが私にそんなふうに思わせようとするだけなのよ。

ナディーン：ジャーミーがまたあなたにこんなことをしようとしたら、あなたは何と言えると思う？

カーラ：ママが病気になるなんてほとんどあり得ないし、病気になってもそんなに悪い病気じゃない。それに、私のせいじゃないってことは確かよ、残念だけどね、ジャーミー、私は騙されないわよ。

分離の育成

"言い返し"つまり認知再構成を通じてOCDに向き合うことは，OCDを条件どおり受け取ることである。別の戦略は，Jeff Schwartzが著書『脳のロック（Brain Lock, 1996)』で普及させたのだが，OCDからの分離を育成することに基づいている。分離の育成は，OCDにニックネームをつけるなどの問題の外在化に対するナラティブ・アプローチと非常にうまくかみ合い，不安な時に自分を見失いやすい患者にとって非常に有益である。Paul Salkovskisらの研究に基づくと，不快な思考を抑制あるいは中和しようとすると，そうした思考は一層ひどくなることがあるようだ（Salkovskis, Westbrook, Davis, Jeavons & Gledhill, 1997)。"象のことは考えないようにしなさいと言われると，すぐにその考えが浮かんでくる"ということが起こる。言い換えれば，とらわれをやめること（分離の育成）や考えが浮かんだらそのままにすること（合理的な非抑制）が，OCDの思考を追い払うのに役立つ。それらによってOCDの攻撃を特徴づける不快情動を伴う侵入的思考に対する注意をそらす能力を強めることができる。

基本的なアイデアは単純である。OCDは，勝手に出てきて消える単なる脳のしゃっくり（あるいは，別の見方をすれば，自然発生的な思考習慣）であるから，われわれは患者に，OCDを"空の雲みたい"とか"水槽の中で泳いでいる魚"とか"森にいる騒々しい猿の群れ"と見なすようにと言うだけである。どの場合も，OCD，雲，金魚，間抜けな猿は，何ら介入を必要とせずに容赦なく現われては消える。ただ，問題の現象（OCD）はある限られた時間やはり存在するのであり，別の言い方をするならば，OCDとの戦いはOCDを悪化させるように見えることがある，それならなぜ反応しないで生起消滅するに任せておかないのかということである。結局，この戦略では，OCDを生む条件（回避，強い感情，および儀式）が有効でなくなるからOCDは消えるだけなのである。

このようにOCDを扱うことは，OCDが現われる時に4つの簡単なセルフトークを子どもに使うように教えることである。第一に，子どもは"また，

単なるOCDだよ。"というようなことを言って、強迫観念をOCDとして認識し、意味のあるセルフトークとして認識しない。ときには、友好的な"やあ、ぬめりん［子どもがOCDにつけたニックネーム］"と言うのも、OCD症状に感情的に反応する傾向を減らすのに役立つ。第二に、子どもは"脳がまたしゃっくりしてる"と言い、われわれがOCDと呼んでいるものが、中枢神経系の誤発射回路ゆえに起こるということをはっきりと認識する。第三に、子どもは"こんなしゃっくりは元もと重要じゃないんだ"と言う。これは、OCDの言っていることは無意味なのだから、患者が我慢する以外の反応は不要だということを意味している。最後に、何もしなくてもひとりでに消えていく無意味な症状なのだから、子どもは"OCDが消えていく間になにか楽しいことをしに行こう"と言う。これらのステップは、OCDトリガーを回避したり儀式をしたりする必要はないということ（すなわちERP）を意味している。したがって、このプログラムによって症状の馴化が起こる。このようにOCD症状を扱う時には、これら4ステップを子ども自身の言葉でカードに書き留め、どんなOCD症状が起こっても子どもがそれらを使えるようにするとよい。

簡略版認知訓練

　ほとんどの子どもは最終的に3つの認知テクニック全部——セルフトーク、認知再構成、および分離の育成——のいろいろな部分をつなぎ合わせる。特定の子どもにどのテクニックが一番受け入れられ、そして有用であるかが決まったら、エクスポージャー課題をする時にOCDについて考える具体的なステップ式戦略を提供する。子どもによっては、エクスポージャー課題中に使える3×5インチのカードにステップをリストすると役に立つ。

　たとえば、カーラは自分が特定のドアノブに触れるかどうかを心配していることに気づいているとしよう。ステップ1は、この心配は単なるOCD（ジャーミー）であると自分に言うことによって強迫観念（母親が病気になる）と強迫行為（母親に病気をうつさないことや手洗い）を区別することであろう。ステップ2は、脳がカーラにいたずらをしているだけなのだからジャーミーに注目する必要はないということを自分に言い聞かせることであろう。ステップ

3は，ドアノブを触ると自分が感じる不快感はしばらくすると消えるから儀式をする必要はないということを自分に言い聞かせることである。ステップ4は，OCDが衰えていく間，自分の思考および／または行為をOCD以外の何か，たとえば午後にするサッカーの試合に向けることである。

OCDに言い返すことは，子どもだけでなく，OCDに"威張り散らされて"いる親や家族あるいは友達にとっても重要である。こうした戦略を，子どもの症状につたない対処戦略で反応しがちな家族に教えることができる。

引き続きOCDマップの作成を行い，症状リストを見直す

セッション3の間に，われわれは子どもの生活におけるOCDの影響を，だいたい物語の時間軸（つまり，過去，現在，未来）に沿って，そしてこれが一番重要なのだが，子どもが今している経験に関連させてより詳細な地図の作成を終える。このようにしてわれわれは，セッション2で開始した症状リスト（不安階層表）の記入を終える。未治療または治療不十分のOCD症状は悪化して子どもにとっては無駄な苦悩，治療者に無念さを与える原因となり得るので，全OCD症状とそれに関連する症状を慎重に同定することは，治療の必須条件である。

OCDマップの作成は，出発点としてY-BOCS症状リストを使って過去と現在の強迫観念と強迫行為を同定することから始まる。次に，現在の強迫観念とそれに対応する強迫行為を，具体的なトリガーやそれに関連する回避行動，費やす時間，苦痛，他の領域（たとえば，友達と一緒の時，学校，あるいは家庭）での障害，抵抗する動機と能力，および最後に儀式への他人の巻き込みとともにOCDマップにする。次に，トリガーと強迫観念，およびそれに対応する強迫行為からなる各症状の集合体を，心配温度計スコアと子どもが認識しているOCDへの抵抗や"威張り返し"の難しさに従って不安階層表上に格付けする。不安階層表の1例を**表6.1**に示す。多様なOCD亜型にまたがる複雑な症状をずらりともつ一部の患者については，別々の階層表を使うほうがこのプロセスはうまくいくであろう。たとえば，汚染恐怖と洗浄儀式，罪を犯すかもしれないという恐怖とお祈り儀式，対称／正確性衝動および整頓／繰り

表 6.1. 不安階層表の例

トリガー	強迫観念	強迫行為	心配温度計の目盛
トイレの手洗い台に触る	"手にばい菌がついて、私が誰かに触るとその人に悪いことが起こる"	手を5回洗う、または手洗い台に触るのを避ける	9～10
便器に触る	(同じ)	触るのを避け、トイレを使用した後5回手を洗う	9～10
友達の家のトイレを使う	"友達の家族のばい菌がついて、それが私の家族に移って病気になって死ぬ"	トイレを使わなければならない時には、滞在の長さによらず、友達の家に行くのを避ける	8
植物を触った後で何かを食べる	"化学物質がついていて、私は病気になって死ぬ"	食べる前に5回手を洗う	7
自分の口を指で触る	"病気になって、手についているばい菌のせいで死ぬ"	指で口を触るたびに手を洗う	6
ドアノブに触る	"他人のばい菌が手について、なにか悪いことが起こる"	シャツやコート、ティッシュペーパーを使ってドアを開ける	6
素手でクッキーを食べる	"このクッキーに触って食べたら、病気になって死ぬかもしれない"	食べている間、ラップを使ってクッキーを持つ	5
流し台のレバーに触る	"また手にばい菌がつくから、何も悪いことが起こらないようにまた洗わなければならない"	ペーパータオルを使ってレバーを開閉する。うっかり触ったら、洗い直す。	4～5
犬をなでる	"この犬のばい菌がそこらじゅうに広がって、だれかが病気になって死ぬ"	手袋をはめたままでしか犬をなでない。あるいは、なでた後5回手を洗う	3
植物に触る	"この植物には、私が触った人が病気になるような化学物質がいくつか着いている"	植物を避ける。または触った後に手を洗う	2

返し儀式の4つをもつ患者は、移行帯／ワークゾーンを正確に定義するのに十分な詳細がわかるよう具体的な各症状群について、主階層表1つと別の階層表3つを用いると最も具合よくいくであろう。

セッションのこの部分で、治療者は、子どもに自分のOCDを、とくにOCDの縄張りを示す外部トリガーについての詳細をすっかり話すよう促す。

回避している物や人および場所もOCDのトリガーであるから，治療者はこれらにとくに注意すべきである。このようにして，治療者と子どもは一緒にOCDの"断層撮影"の絵（つまり，OCDがどんなふうに見えて，子どもの生活のどのくらいの領域でOCDが主導権をとっているのか）を作り始める。治療者は，OCDに侵略されていない生活領域にもとくに注意すべきである。なぜなら，そここそが，治療者が子どもの強みを同定しそれを拠りどころとすることができるところだからである。特に大事な状況とは，子どもがリスクをとることを楽しんでいる状況であり，リスクをとることをERPの中に取り込めるからである。

治療者は子どもを恥ずかしがらせないような聴き方をするとよい。症状と子どもにその症状が起こった経験の両方を扱う非常に具体的で事実に即した質問はとくに役に立つ。たとえば，治療者はこんなふうに尋ねるだろう。

- あなたがしている"バカげた心配"のことをもっと聞かせて。
- それが無意味でも，君は手を何回も何回も洗わないといけないと思うんだね？
- 手を洗う時はいつも特定のやり方でするの？　どんなふうに？
- 洗う時，回数を数える？
- このOCD症状をもっている他の子は，時どきたくさんシャワーを浴びたり，特定のやりかたで洗う必要があるんだけど，あなたはどうかな？
- 嫌な考えが頭にわいたら，どうやってそれを追い出してるの？

非常に具体的な質問をすることによって，治療者は子どもにOCDについての情報を無意識に進んで提供させることができ，それによって，理解されているという感情を助長する。この意味で，OCDマップの作成プロセスは，その後の治療に必要な情報を提供するだけでなく，子どもの希望と治療への参加意欲にも貢献する。このようにして新しいストーリーを作ることで，子どもも治療者もともに，OCDが子どもの全体にわたる問題だとか，子どもの人生とほぼ同義語だという見方をしなくなる。むしろOCDは，CBTのなかで教わるテクニックを使って取り戻すことのできる"敵の領地"となる。

セッション3の終わりには，子どもの生活を混乱させたり妨げたりする重要なOCD症状をすべて含む不安階層表について，治療者と子どもの意見は一致しているべきである。セッション4では，治療者と子どもは，この不安階層表上のどのトリガーが移行帯のなかにあってERPターゲットの適切な候補となるのかという全体的な見通しに向けて努力することになる。

褒美を使うことを学ぶ

正の強化は，OCD症状のために否定や叱責されることに絶えずさらされてきた子どもにとってはとくに，OCDに抵抗する動機を高めるのに非常に役立つ（叱りとばすだけでは，OCDは悪化することが多い）。称讃の言葉や小さなプレゼントや賞状という形で，うまく"OCDに威張り返す"ことへの褒美を各治療セッションの最中と終わりに出すことができる。

また，セッション1の間に，治療の終わりには子どもがうまくOCDを"やっつけたこと"を証明する卒業資格を出すということを子どもに伝えておくべきである。OCDへの"威張り返し"が成功して褒美がくるたびに，子ども自身はOCDという敵を弱らせていくストーリーの作者であることを思い出させる。具体的な課題に対する褒美も，OCDを問題として見続けるのを助けると同時に子どもの自尊感情と動機を高める。親がこれを賄賂だと考えないように，われわれは，OCDに抵抗するのは大変な仕事で，他の用事と同じように褒美を受けても妥当と思われるということをいつも親に念押ししている。

動機づけに対する褒美の有効性は，子どもの年齢や，褒美が与えられる場である家庭の文化によって非常に異なるので，治療者は，その子どもで何がうまくいくかによって褒美を個別に設定すべきである。

発達上の配慮

前述のとおり，治療者は，児童・思春期の子ども1人1人の認知機能や社会的成熟度，注意持続能力に会話のレベルを合わせるべきである。たとえば，認知訓練は，年少の子どもでは具体的でなければならないが，成熟した思春期

の子どもでは，どの程度の潔癖さまで許容するかについての判断の自由度は高くなる。同様に，不安階層表について話し合うプロセスには，患者が年少である場合や体系化能力が低い場合には，治療者の役割にイニシアチブが多く求められる。治療者は，全治療セッションを通して柔軟であり発達上の配慮を頭に入れておくべきである。

親の参加

　不安階層表作りの一環として，OCDの縄張りの一部であると親が見ているかもしれないトリガーを同定するよう親を奨励することができる。それらは，子どもとOCDについて，あるいはOCDがどのように家族を陥れて儀式に巻き込んだかについての観察であるかもしれない。後者は，後日のセッションの焦点になるので，ありそうな消去ターゲットの詳細なマップを今作ることは重要でない。治療者は，穏やかに親からの情報を求め，親と治療者と子どもは全員OCDと戦う同じチームにいるのだということを念押しすべきである。

　"夕食前に私がジョニーの皿を2回洗わないとあの子はいつも怒り出すんですよ。"といった，OCDではなく子どもを責めているように見える親のコメントを，治療者は言い換えするとよい。たとえば，この発言は，"それはOCDが皿を洗えと言い張って，あなたとジョニーに威張り散らしているということですね。この場合，皿で食事をすることがOCDをトリガーして，その皿は汚染されているから洗われなければならない，それが強迫行為なんですけれども，そういう心配を生んでいますね。それで正しいかな，ジョニー？"と表現し直せる。前回のセッションと同様に，OCDに抵抗していることについて子どもを褒めると同時に子どもの生活の中にある正の要素に注目を向け直すこと（DRO）を親に奨励すべきである。

評　価

　治療者は，数分を使ってNIMH包括的強迫尺度とCGI尺度による評価をグラフ化すべきである。

宿　題

セッション3で出す宿題には，2種類の課題がある。

- 第一に，次回のセッション中に移行帯／ワークゾーン同定の下準備をするために，子どもは引き続きOCD捜査官となるべきであって，来週中はOCDが勝つときも，子どもが勝つときもある状況にとくに注目すべきである。不安階層表上の各項目について気軽にメモできるノートを子どもが持つと役に立つこともある。このようにして子どもは階層表の正確性を確認し，自発的なERPへの参加がどれくらい簡単かについて情報を集めることができる。
- 第二に，不安階層表上の各項目の情報を集めながら，子どもはこのセッション中にまとめた簡略版認知訓練を実践すべきである。ここで大切なことは，儀式への参加を突然やめることではなく，子どものOCD症状の詳細を調べて，次週から始まるERPに使うためにこれらの認知的戦略に磨きをかけられるように，認知的介入がどこでうまくいくかを理解することである。日常生活のなかで避けられないOCD症状のトリガーのなかで，子どもがうまく抵抗できているものがあれば，そこが認知的介入が有用なところである。

第7章

セッション4："道具箱"を完成させる

　カーラは，今週また探偵ごっこをやって，自分が勝ったりOCDが勝ったりする状況に気をつける時間を前回以上に多くとった。たとえば，算数と英語の授業の間には手を洗う時間がないので，汚染恐怖はあるにしても大体は自分が英語の教科書を取って使っていることに気がついた。手洗い台の蛇口レバーのあるトイレでは別の移行帯トリガーが生じる。カーラは，今週ペーパータオルを使わないでレバーを開閉していることがあるのに気が付いた。心配になって手を洗い直そうと感じた時に，"大したことないわ——ジャーミーが私に威張ろうとしているだけよ"と自分に言い，2回めの手洗いをしないでトイレを出た。このセッションの間に，カーラは，このエクスポージャー課題をやってみようとナディーンと一緒に決める。カーラは，エクスポージャー課題をやっている間，こんな心配は脳が自分をからかっているだけで，今度こそはジャーミーは勝てないと自分に言い聞かせる。カーラは，心配温度計を使ってエクスポージャー課題中に自分の不安を測る。レベルは4－5に上がったが，20分経たないうちに1に下がる。

セッション4の目標

1. 移行帯を完成させる
2. ERPの道具箱を完成させる
3. お試しエクスポージャー課題を与える

宿題のおさらい

　どんな具合だったかを大まかに確認した後，子どもにどのOCDトリガーが移行帯／ワークゾーン（つまり，少なくともある程度の時間子どもがOCDに抵抗できている場所）に入ると思うか尋ねる。多くの子どもでは，移行帯を2～3つに分割するとよいことが多い。なぜなら，少なくとも治療開始時点では，できれば，子どもがすでに大半の時間抵抗できている移行帯ターゲットからERPターゲットを選ぶべきだからである。治療者は，子どもがOCDを同定し抵抗できたことに対して正の強化を惜しみなく与え，一部でしかなくてもできたこと全部について子どもに称讃を与えるべきである。とくに自己批判的な子どもでは，感情を強調する（"きっと気持ちよかったよね"）ほうが，行ないを強調する（"よくやったわ，ビリー"）よりもすぐれた戦略であることが多い。

　子どもが不安階層表に記入できていない場合は，治療者はこの時間を使って，治療者が階層表を更新しながら子どもに移行帯を同定するよう促してもよい。今進行中のOCDとの戦いにおいて子どもがどのように感じて対処しているかにとくに注意し，CBTの戦略を習い実践している間は辛抱強くなるよう子どもを励ます。3回レッスンを受けたくらいではプロのようにピアノを弾くことはできないが，同じことがCBTにもいえるということを子どもに念押しする。治療者の役割は，子どもを応援し，子どもがERP課題をやり遂げる方法を見つける手助けをするコーチ役だということを子どもに強調する。子どもの仕事は，OCDが寛解するようにCBTの道具を実際に使うことである。

移行帯を完成させる

　OCDマップ上の各症状またはトリガーが同定され探索されたら，治療者と子どもは，いろいろなERP課題を想像しながら，心配温度計を使って子どもの不安レベルを評価する。軽度の苦痛は，OCDの縄張りと子どもの縄張りが重なり合う移行帯の位置を示している。子どもは移行帯から選ばれたERP課

題を受け入れてうまくやり遂げる傾向が高いので，移行帯は ERP を開始する最も効果的な場所である。移行帯やワークゾーンという用語は理解が難しいと思う子どももいるので，治療者は柔軟に，この概念に子どもが名前を付けるのを許すべきである。われわれはこれを移行帯／ワークゾーンと呼ぶが，子どもは TZ などの別の名前をつけることもあるし，関ケ原ゾーンやフリー陣地など，地図製作上のメタファーを使うこともある。患者がこの領域に別の名前を付けている場合には，それをずっと使ってよい。さもなくば，このセッションの間に，移行帯／ワークゾーン以外の名前をつけてもよい。重要なことはここでもやはり，移行帯（OCD が勝ったり子どもが勝ったりする場所）とワークゾーン（子どもが，馴化するまでずっと ERP をやり遂げることによって OCD に抵抗する場所）の二重の意味を強調することである。

　移行帯は，子どもが OCD から縄張りを取り戻していくにつれて，治療中に必ず変化する（つまり，移行帯は不安階層表を登っていく）。学校にいる間や登校準備中など，OCD と子どもの両方が特定の領域で影響力を競う場所を同定することは，移行帯にある OCD 症状を同定するよい方法である。こうした領域でのエクスポージャーは常にある程度までは不可避である。丁寧な面接を行なえば，かつては OCD に威張られたけれど今はそうでなくなった場所を含めて，OCD のない子どもの生活領域が確実に明らかになる。

　不安階層表を用いて，移行帯にある ERP 候補を探し出す。頂上から出発して降りていくこともできるし，ふもとから出発して登っていくこともできる。不安階層表は本当は全体的なツールなので，ある特別な OCD トリガーの移行帯に対応するステップに個々の項目を分解するのがいいかもしれない。たとえば，手洗いを止めるのは無理かもしれないが，順に一本ずつ指を洗わないようにすることは大丈夫かもしれない。儀式をする時の"きまりを破る"プロセスについては，ERP を本格的に開始するセッション 5 でさらに定義する。（時間が許せば，この時点でセッション 5 の概念の一部を導入してもよい）。治療者と子どもが一緒に移行帯／ワークゾーンの位置を決めたら，この領域からお試しエクスポージャー課題を選択できる。

"道具箱"を完成させる

　今，子どもはOCDとの戦いで使う道具をいくつかもっている。移行帯からERPターゲットを選ぶ仕組み，心配温度計，さまざまな認知的戦略，およびOCDに威張り返すためにした努力に対する褒美である。医者の診察鞄や大工の道具箱へのたとえを使うと，一部の子どもは，対処戦略の入った鞄をもってOCDとの戦いに赴くというアイデアを理解しやすくなるだろう。ERPは，道具中の最強の武器であり，別の道具である移行帯を使って子どものペースで選択されなければならない。OCDに"言い返す"などの対処戦略やエクスポージャー課題中ずっと心配温度計を使うこと，およびエクスポージャーの後の褒美は，イメージ・現実どちらのエクスポージャー課題であっても課題と別でも課題中でも使用・実践できる。お試しエクスポージャー課題を行なう前に，治療者は，子どもが習った道具を全部思い出させ，前回のセッション中にまとめた簡略版認知訓練のリハーサルをすべきである。

お試しエクスポージャー課題を与える

　セッションが終わる前に，このセッションで扱った重点を実証し，うまく"OCDをやっつける"ことが実際にできることを子どもに証明するためにお試しエクスポージャー課題を行なう。エクスポージャー課題をやっている間，子どもが耐えられる程度の軽い不安を生む課題を子どもが移行帯／ワークゾーンから選ぶのを必ず手伝う。子どもはこの治療者援助型ERP課題をイメージでまたは実際にすることができる（つまり，"汚染された"ドアノブに触った後で手を洗わないということを子どもは想像してもいいし，診療室環境で現実のターゲットに簡単に手が届くのであれば実際にやってもいい）。課題実践中，治療者は，子どもの不安を特定の間隔（ERP中2分間隔など）で尋ねることによって，子どもが心配温度計を使う手助けをする。このようにしてわれわれは，エクスポージャーが続くと不安は増大し続けるのではなく馴れていくという原理を導入する。治療者は，子どもに代わってOCDに"言い返す"こと

第 7 章 セッション 4 : "道具箱" を完成させる　107

でエクスポージャー課題の間，子どもを指導してもよい。お試しエクスポージャー課題を始める前に，エクスポージャーから生じた不安が馴化に至るのに十分な時間がセッションに残されていることを確認する（普通，こうした簡単な課題には 10 分もあれば十分である）。**対話 7.1** は，治療者がお試しエクスポージャー課題の概念をどのように導入できるかの例である。

対話 7.1

ナディーン：これからジャーミーに威張り返してやりましょう。

カーラ：いいわ，でもどうやったらできる？

ナディーン：地図を見て，ジャーミーがあなたに威張り散らそうとするけどあなたの心配温度計がそんなに跳ね上がらない状況を選んで。移行帯を使うと選びやすいわ。たとえば，トイレの手洗い台に触ったけれど手を洗わなかったら，心配温度計はどのくらい上がるかな？

カーラ：それは大変すぎるだろうなあ―― 9 か 10 まで上がると思う。

ナディーン：そう，触っても 4 か 5 までにしか不安にならないものはある？

カーラ：手洗い台の蛇口レバーなら触れると思う。

ナディーン：いいわ。そのエクスポージャー課題を私の手助けでやってみたい？

カーラ：何をしなければならないの？

ナディーン：一緒にトイレに行って，あなたが蛇口レバーに触った時に，私が心配温度計はどのくらい上がったか尋ねるわ。それから 1，2 分ごとに，あなたの恐怖はどのくらいって，恐怖が 0 か 1 のレベルまでずっと下がってしまうまで私が繰り返し尋ねるの。一番大切なのは，ともかくあなたのゾッとした感覚が変化するまでずっとあなたは手を洗ったり拭いたりもしないということよ。いい？

カーラ：うん，やってみる。

親の参加

前回のセッション同様，OCD に抵抗していることについて親が子どもを褒

めると同時に子どもの生活の中にある正の要素に注目を向け直すことを奨励する。また，治療者は，親の懸念や疑問に答え，子どもの進歩についての親からのフィードバックを奨励する。

評　　価

治療者は，数分を使ってNIMH包括的強迫尺度とCGI尺度による評価結果をグラフ化する。

宿　　題

- このセッションの宿題は，毎日エクスポージャーのお試しを実践することである。治療者の観点から見ると，お試しエクスポージャーの目的は，不安階層表の難度の正確さを評価し，コンプライアンスを確認し，子どもの不安の格付け能力を評価することである。選択された具体的な課題は，このセッション中に実践したものかもしれないし，家で行なう準備がもっとできていると子どもが感じる別の課題かもしれない。どちらにしても，子どもは移行帯／ワークゾーンから課題を選ぶ練習をすべきである。失敗するとその後のERPを非常に取り決めにくくなるので，選択された課題は，子どもが絶対確実にうまく舵取りできる課題でなければならない。手助けしてくれる治療者がいないために，診療室では心配温度計でランク5の課題と同じ課題が家ではもっと高くなるかもしれない。したがって，治療者は，子どもを不安階層表の上のほうにあまり早く押し上げることにはとくに慎重でなければならない。たいていは"やさしすぎる"課題を選ぶほうがよい。子どもは，驚いたり準備が悪かったりする時にはとくに，不安にうまく耐えられないことが多いので，"事態を立て直す"のではなく予防するほうが，はるかに賢明な道である。
- 避けようと思えば避けられるかもしれない，子どもが恐れている刺激への対峙（積極的なエクスポージャーと呼ばれる）を選ぶエクスポージャー課題も

あるし，避けられない OCD トリガー（消極的なエクスポージャーと呼ばれる）に対する儀式を妨害する課題もある。選択された課題に積極的なエクスポージャーが含まれている場合には，宿題の課題をするための特別な時間を毎日とっておくべきである。消極的なエクスポージャーに対する儀式妨害（RP）が選ばれた場合も，それを行なう"時間帯"を決めてもよいし，あるいはその特別な状況に応じて，子どもはトリガーにさらされるたびに儀式妨害を行なうこともできる。

- セッション中に例が示されたように，**付録 I**（配布資料 5）の宿題シートを用いて，エクスポージャー課題をしている間ずっと 2～3 分間隔で自分の不安の格付けを行なうよう子どもを指導する。
- エクスポージャー課題中に，儀式をしたい衝動が出てきた時には，とくに OCD に"言い返す"ように，そして心配温度計がレベル 1 か 2 に下がるまで儀式を我慢するよう子どもを励ます。近づいてくる ERP 課題を考えている時に，予期不安を感じ始めたらすぐ，このために以前から用意した 3 × 5 インチのカードなど，簡略版認知訓練のきまりを使い始めるよう子どもを励すべきである。

第8章

セッション5：ERPを本格的に開始する

　カーラは，先週中，手洗い台の蛇口レバー課題を毎日やってきた。今，ペーパータオルを使わず余分な手洗いもしないで手洗い台の水を止めると不安はどのくらいになるかと聞かれて，カーラは，レベル2までしかいかないし，そのことを全然考えないこともある，と答える。カーラは，とても自信がついたと感じているし，"OCDを粉微塵に潰して"やりたいと報告する。

　今日のセッション中にカーラは，両親を巻き込んでいる別の新しい不安階層表のターゲットを同定する。カーラの母親は，シーツが清潔でないと夜遅くになってジャーミーがカーラを不安にするので，毎日カーラのシーツを洗わなければならない。母親はまた，カーラに飲み物を与える前にグラスを洗い直さなければならない。カーラは，これらの項目と他の数項目を自分の不安階層表に入れ，母親がジャーミーの要求することをしない場合の各項目の心配温度をつける。

セッション5の目標

1）家族ぐるみのOCDの影響を同定する
2）引き続きイメージおよび／または現実ERPを行なう

宿題のおさらい

　全体としてどんな具合だったかを確認した後，前回のセッションで与えたお試しエクスポージャー課題の結果を，動機，不安レベルの予測の正確性，親が巻き込まれている程度，併存症の影響，あるいは他の障害について評価する。先週の ERP 課題は，ERP の今後の成功の予測因子ではなく情報として扱う。お試しエクスポージャーの目的は，情報収集と，このセッションで本格的に ERP が始まる前の不安軽減の練習である。よくある勘違いは，お試しエクスポージャー課題は不安を生むべきでないというものである。しかし，どんな ERP であれ，間違いなく不安を生むし，子どもはそれに耐えなければならない。お試しエクスポージャー課題の主な目的は，どの程度の不安に子どもが耐えられるのかを調べることである。治療者と子どもは，子どもが強迫行為に頼ることなくやり遂げられるであろう課題を選択したはずである。もし子どもがお試しエクスポージャー課題で手こずったのであれば，移行帯／ワークゾーンの位置を修正しなければならないということ，そしてもっときめ細かいけれどももっと単純でもっと抵抗しやすい ERP ターゲットを選択すべきだということであろう。OCD の子どもは常に ERP の宿題から"逃げ出す"危険があるので，子どもが完全にやりおおせる課題を選ぶ必要がある。さもないと，治療自体が OCD を強化してしまうことになり，コンプライアンスは急速に落ちる。

　子どもが ERP 課題の途中でいつも"逃げ出した"（不安を処理するのに能動的回避策を使った）場合には，選んだ課題が明らかに難しすぎたとだけ言う。子どもがもっと適切な ERP を選ぶことができるようにこの時点でこのことがわかるのはいいことである。あるいは，治療者は確実にやり遂げるのに子どもが使えたかもしれない戦略について話し合うこともできる。選択された課題は移行帯／ワークゾーンのやさしいほうの端から取ったものなので，子どもが OCD にうまく"威張り返す"ことができた試みをできるだけ使って，実践によって子どもは自分自身の物語から OCD を消すことができるという揺るぎない"証拠"を作ることである。

家族ぐるみの OCD の影響を同定する

　親や家族および友達はしばしば儀式に加わることになってしまい，そのために OCD の縄張りに迷い込んでしまう。OCD に関連する機能障害および消極性は，OCD が本人以外の人に与える影響のために起こる。そのため，OCD がどの程度本人以外の家族を巻き込んでいるかを評価することは非常に重要である（家族の巻き込みに関する詳細な考察については，第 10 章，第 12 章，および第 19 章を参照）。

　子どものコーチとして治療者の立場を維持するため，OCD が家族全員をどんなふうに巻き込むのか報告する機会を子どもに与えるのが賢明である。OCD が親にどんなふうに威張り散らすのか少し話してくれるように子どもに言い，親が OCD に威張り返せたとしたら，心配温度計の"温度"は何度だろうか考えてみて，と言う。そうすると親（およびきょうだいや教師などの他人）を巻き込む OCD 症状を，それに対応するランクつまり"温度"とともに不安階層表に位置づけできる。子どもにそうする準備ができていたら，セッション 7 とセッション 12 で親に儀式に加わるのを止めるよう子どもが頼む機会があることを子どもに伝える。

　治療者は，このセッションの間に，子どもと一緒に親が受けるセッションが今後あることについての他の質問や懸念にも答えるべきである。

不安階層表を見直す

　各セッションで不安階層表を見直して子どもの移行帯／ワークゾーンの位置を確認し，必要に応じて新しい OCD 症状を付け加えたり古い症状を消したりすることが大切である。不安階層表を見直すと，子どもが OCD から縄張りを取り返し移行帯がどのように症状リストの上方に動いていくかを見ることになるので，子どもに正のフィードバックを与えることにもなる。子どもに症状リストを見直すように言い，心配温度計の"温度"に何らかの変化があれば，あるいはリストに付け加える新しい症状が何かあれば知らせるように言う。

引き続き ERP を行なう

　ここまでに，不安階層表から新しい ERP ターゲットを選択し，診察室でイメージまたは現実 ERP 課題を実践し，そして ERP の宿題を設定するという基本的なやり方に，子どもも治療者も馴染んできているはずである。子どもの OCD 症状の性質と子どもの認知能力および家族や友達から得られるサポートに応じて，次の点の全部または一部を見直すと役に立つであろう。

積極的なエクスポージャーと消極的なエクスポージャー

　積極的なエクスポージャーでは，子どもは避けようと思えば避けられる恐怖刺激に対峙することを選ぶ（つまり，これは意図的な回避の逆である）。回避行動は不安階層表に入れられているはずなので，準備ができていれば，子どもは，自分が意図的に探し出して馴化が起こるまで恐怖対象に接触し続ける積極的なエクスポージャー課題を選ぶことができる。能動的回避（積極的なエクスポージャーの最中に逃げ出すことと定義される）に対しても，儀式妨害を行ない，この場合，回避が儀式と定義される。

　消極的なエクスポージャーでは，子どもは，たいてい儀式をすることになる本質的に不可避な OCD トリガーと出会う。消極的なエクスポージャーにおける儀式妨害の目的は，安全や安心を求める行為をゼロにするあるいは減らしたり形や順番を変えたりすることである。

　今週の宿題の ERP を選択するにあたって，子どもは積極的なエクスポージャー課題（つまり，トリガーを探し出す）をしてもよいし，消極的なエクスポージャーに対する儀式妨害に専念してもよい。積極的なエクスポージャー（回避せず，積極的にさらされにいく）と消極的なエクスポージャー（儀式妨害ターゲットを選ぶ）の違いに注意すると，子どもがコントロールしていると感じやすくなり，そのため ERP ターゲットをうまく選択しやすくなるだろう。

強迫観念および／または心の中の儀式に関するエクスポージャー

　先に詳しく説明した簡易版認知訓練（建設的セルフトーク，認知再構成，お

よび分離の育成）の他にさらに2種類のテクニックが，心のなかだけで行なわれるOCD症状をもつ子どもに役立つことになろう。

まず，1日2回10分程度の"心配タイム"を設け，その時間だけは強迫観念に耽ることができるようにして，それ以外の時間はいつもどおり強迫観念に抵抗するという方法がある。こうすると子どもが強迫行為を後回しにすることができ，強迫観念がわいてもすぐに行為を行なわないことで，OCD症状の消去を促すことになる。"心配タイム"もエクスポージャーの要素になる。子どもが心配を何度も繰り返すことにより，"心配タイム"中に心配を中和させるような肯定的な思考をしないで，できるだけ苦痛状態になるように努力することが大切である。このテクニックは"飽和"と呼ばれることもあり，第18章でもっと詳しく考察する。

第二に，1分間のエンドレス録音再生（留守番電話で使われているような）を使うのも有効な場合がある。子どもに，強迫観念が浮かんだらそれを書き留めておいて，おぞましい観念の場合はおぞましい声の調子というように観念の特徴に合った声の調子で，患者または治療者が録音する。iPod™のような携帯型音楽プレーヤを使ってその録音を30〜40分間繰り返し聴く時間を1日に1回つくり，できるだけ自ら苦痛を味わうようにする。

これらの介入のどちらかを子どもが使うとたいてい最初は苦痛を覚えるが，所定の宿題時間の終わりには退屈する——それこそが狙いなのである。したがって，週の終わりに向かって，初期SUDsスコアで無視できる不安レベルの範囲が広がらなければ，このやり方はやめたほうがよい。このやり方がOCDトリガーとして働かなくなったら，"心配タイム"用に別の心配事を選んだりエンドレス再生に使う別の心配と取り替えたりすることが必要であろう。しかし，ほとんどの患者では，能動的回避の可能性を最低にし，強迫観念に関連する不安の馴化を確実にするために，一切変更なしにこのやり方を1週間行なうのが一番である。

対話8.1は，これらのテクニックを治療者がどのように導入できるかの例である。

対話8.1

ナディーン：カーラ，あなたの頭の中に浮かんでしばらく留まっている心配な考えをいくつか私に話してくれたことがあったわね。

カーラ：うん，昨日もそう。核戦争が起こるかどうか結論を出そうとするのを止められなかった。

ナディーン：いつその考えが浮かんだの，何かがトリガーだった？

カーラ：ううん，ただ頭に浮かんできたの。

ナディーン：ふうん，こういう類の心配な考えに威張り返すのにあなたが使える別の道具を知っているんだけど，試してみたい？

カーラ：私にはわからないわ——それは何？

ナディーン：えーと，ジェットコースターに5回続けて乗ったあとは，最初ほど怖くなくなるという話をした時のことを覚えてる？

カーラ：うん。

ナディーン：何度もわざとこんな考えについて聴いてもらうことで，あなたの心配な考えにも同じことがいえるのよ。

カーラ：でもそれ怖いわ。

ナディーン：ええ，そのとおり。最初は怖いでしょう。でもだんだん怖くなくなって行くわ——ジェットコースターと同じにね。

カーラ：どんなふうに効くのかな？

ナディーン：これをやってみるには2つやり方があるの。1つめは，10分か15分くらい，毎日自分のOCD思考のことをわざと心配する時間を作るの。あなたの仕事は10分間できるだけ心配してから心配するのをやめて楽しいことをしにいくことよ。毎日これを実行できれば，しばらくするとその心配な考えは退屈になり始めるわ。あなたがそのことを十分考えたからよ。

カーラ：もう1つのやり方は何なの？

ナディーン：心配な考えが浮かんだら，それを書き留めておくでしょう。それをテープに録音してプレーヤーで聴くの。毎日30分間くらい録音を聴く時間をとるの。

カーラ：わかった。録音してやってみたいと思う。

ナディーン：いいわね！　実行はいつにする？
カーラ：うーん，放課後はゆっくりしてから宿題をしたいな。夕食の後なら録音を聴けると思う。

きまりを破る

積極的なまたは消極的なエクスポージャーを開始したら，次のステップは儀式妨害である。これなしには馴化は起こらない。ここでのコツは，子どもが"OCDが作ったきまり"を破る方法を見つけることである。儀式妨害全体のアイデアは，移行帯に着目しながら，子どもと協力してERPターゲットを選ぶことであるが，不安階層表だけを使って宿題の内容を細かく決めるのは難しい場合が多い。理想的なのは，子どもが儀式をしないことを選びさえすればいいのである。しかし，これでは曖昧すぎて役に立たない——それに，子どもにそれができるのであれば，子どもはとっくにそうしているだろう。介入内容を綿密に決めてやることで，子どもが確実に成功しやすくなる。

表8.1に，OCDが儀式用に定めている"きまりを破る"ための4つのテクニックを示す。①儀式を遅らせる，②短縮する，③変更する，または④ゆっくりやる，である。これらのテクニックを移行帯／ワークゾーンの概念と組み合わせながら，不安階層表の下端にある一つの項目の中でも細かな移行帯／ワークゾーンを設定することができる。儀式の後に別の行動を加えるという方法も

表8.1. OCDの"きまりを破る"ためのテクニック

方法	説明	例
儀式を遅らせる	最終的に"最後まで待つ"まで所定の時間，儀式をするのを遅らせ，待ち時間をどんどん延ばしていく	1時間手洗いを遅らせる
短縮する	儀式をするが，儀式をする必要がなくなるまでどんどん時間を短くする	15分でなく10分間洗う
変更する	きまりを破るように儀式のある面を変える	洗う指の順番を変える
ゆっくりやる	儀式を急いでやって終わらせるのではなく，儀式の細かい点に注意しながらゆっくり慎重にやる。	何度も指を洗うのではなく，1回1本ずつよく洗う

ある。たとえば，30分ピアノの練習をするなどであるが，これは儀式妨害というより罰のように受け取られることもあるので，子どもに適さないかもしれない。

どちらの場合も，儀式の変更案は，いつものルール通りにしようとか，他のものへもそのルールを広げていこうとするOCD特有の傾向とは相容れない。したがって，これらの儀式妨害テクニックを単独であるいは組み合わせて用いると，SUDsスコアでみると，予測どおり不安はいったん上昇し時間とともに減衰していく（つまり馴化する）はずである。最も重要なことは，課題の難易度を増減させることによって，子どもと治療者がかなり自由にOCDのトリガーについてその子に適したERP課題を作ることができるということである。子どもとともに儀式妨害の課題を考えるとき，治療者がいかにOCDのきまりを破る独創的な方法を考え出せるかどうかで，子どもが課題を達成する可能性が高くなる。**対話8.2**は，どのように治療者がOCDのきまりを破るという概念を導入できるかの例である。

対話8.2

ナディーン：カーラ，あなたには，どんなふうにジャーミーが決まったやり方であなたに手を洗わせているかわかる？

カーラ：うん，親指から小指まで1本ずつ別々に洗わなきゃならない。それから掌で，最後に手の甲を洗わなくちゃならない。

ナディーン：じゃあ，ジャーミーに威張り返して，手を洗う時にジャーミーに邪魔されない別の方法を習うのはどう？

カーラ：わかった。

ナディーン：ジャーミーはあなたが手を洗う時に，あなたにきまりに従わせようとしているの。ジャーミーをやっつける1つの方法は，そのきまりを破ることよ。たとえば，逆の順で洗ったりでたらめに洗ってもいい。こうすると，あなたの心配温度計は多分上がるでしょう。でも，しばらく経ったらどうなると思う？

カーラ：下がるでしょう，ドアノブを触ろうとしたときみたいに。

ナディーン：そのとおり！　で，あなたがそのきまりを破るたびに，それは

どんどん簡単になっていって，最後にはそのことを考えなくなるわ。私と一緒にやってみたい？

カーラ：いいわ，やってみる。

ナディーン：始める前に，ジャーミーがあなたに従わせようとするきまりが他にもある？

カーラ：えーと，こんな椅子の周りを決まった歩き方で回らなければならないことが時どきある。おばあちゃんが病気だった時にその椅子に座っていたの。

ナディーン：わかった，それをジャーミーの地図に書きましょう。この椅子のきまりを破るとすると，温度計は何度まで上がる？

カーラ：それはかなり大変だわ—— 7 か 8 だと思う。

ナディーン：手洗いのきまりを破ると，温度計は何度まで上がると思う？

カーラ：4 か 5 くらいかな。急いでいるとそうしないことが時どきあるから，もう TZ にあるわ。

ナディーン：すごいわ，やってみましょう。

治療者援助型 ERP

診療室で ERP を治療者が手助けすると，家庭で子どもが同じ課題をうまくやる可能性が高まる。治療者がエクスポージャー課題のモデルを（たとえば"汚染された"物に触ることによって）はっきりと示すとよい。またカバートモデリングと呼ばれるやり方も有効である（たとえば，治療者がエクスポージャー課題をモデリングする様子や，あるいは自宅で行なう課題について家族の誰かにモデルを示してもらう様子を想像することである）。これは，診療室環境でトリガーに簡単に手が届く ERP 課題ではすぐ実行できるので現実性が高い。あるいは，子どもの親が時どき，"汚染された"物などの OCD トリガーを診療室に持参してもよい。子どもが ERP をうまくやり遂げるのをサポートするために，治療者が家庭や学校に出向くことも時には必要かもしれない。家庭環境に応じて，家族のメンバーを共同治療者として訓練することもできる。

発達上の配慮

エクスポージャーに耐える能力は年齢とともに変わる。思春期の子どもはたいてい年少の子どもよりも，強度の高いエクスポージャーに耐えることができるが，逆もまた真のこともある。OCDを外在化したり問題にしたりする能力も，児童期と思春期で異なる傾向がある。年少の子どもにはしばしば家族を巻き込んだ儀式があるので，子どもは儀式を日常生活の一部と見ているかもしれない。たとえば，この服では寒すぎて病気にならないかしらと恐れている年少の女児は，母親に毎日天気予報を教えてほしいと要求する。母親が外の天気を教えるという行為は最初は正常に見えるが，実際には頻回になるとOCDの縄張りの一部である。OCD自体がアイデンティティの問題と重複しているのでOCDの外在化が難しい思春期の子どももいる。たとえば，暴力的な強迫観念を感じる青年は，自分が不道徳な行ないをしているかどうか自信がもてず質問するかもしれない。このように境界を引くのが難しい例としてよく見受けられるのは，宗教的な信念，文化依存性の同性愛嫌悪，およびOCDに関連した同性愛嫌悪との間の重なり合いである。どちらの例でも，この強迫観念は単なる脳のしゃっくりであって自分の道徳観とは無関係なのだとその青年が自分を説得するのは難しいことが多い。ピントを外すことなく，ERP課題設定時にこうした問題を探索することが大切である。すでに述べたとおり，治療者は，治療に参加している児童あるいは思春期の子どもの認知機能や社会的成熟度および注意持続能力のレベルに会話レベルとたとえの用い方も合わせるべきである。

親の参加

親がOCDに抵抗していることについて子どもを褒め，引き続き他行動分化強化（DRO）を行なうことを奨励する。きわめて協力的で賢明な親は，家庭でのERP課題のための共同治療者として参加できるであろう。

評　価

　治療者は数分を使ってNIMH包括的強迫尺度とCGI尺度による評価結果をグラフ化すべきである。

宿　題

　来週までの宿題は，子どもが移行帯／ワークゾーンから選んだエクスポージャーまたは儀式妨害課題（1つ以上）を毎日実践することである。

- 必ず，"やさしすぎる"課題（たとえば，子どもがすでにかなりの成功を収めたことがある課題）を選ぶ。子どもがその課題をやり遂げて数分間で不安が心配温度計のランクで2以下に下がるまで課題を頑張りぬくようにする。エクスポージャーを行なう時間は重要ではない。課題が退屈になるまで課題をやるのがコツだと伝える。エクスポージャー課題の効果的な実践を確実にするために，このセッションの最初に話し合った戦略について補足する。
- ERPの間に子どもが自分の好きな認知的"道具箱"を使うよう，そして心配温度計を使って定期的に不安レベルを測って記録するよう子どもに念を押す。

　これでERPが本格的に始まったので，宿題の課題をやり遂げるのに子どもが何か問題を抱えていないかどうか確認するため，治療者は子どもが帰る前にセッション間の電話の予定を決めるべきである。子どもが選んだ課題が難し過ぎるとわかったら，治療者は子どもが課題を修正したり，あまり好ましくはないが別の課題を選んだりするのを電話で手助けできる。子どもがERPの実践を忘れていたら，治療者は，子どもが宿題の実践をやり遂げるのを妨げている障害は何かを見つけ出そうとしてよい。子どもがすでにその課題に馴化してしまっていたら（それは実際に"やさしすぎ"であった），治療者と子どもはも

っと難しい ERP 課題の取り決めをしてよい。

第 9 章

セッション 6：引き続き ERP を行なう

　カーラは，先週自分が選んだエクスポージャー課題をすることができなかったので少し意気消沈してこのセッションにやってくる。カーラは，学校でロッカーにもたれかかってわざと自分の服を汚したのだが，帰宅した時に着替えとシャワーをしないではいられなかった。ナディーンとカーラがこのエクスポージャー課題の妨げになったことは何かについて話し合うと，カーラは，家に着いたらいつだって着替えられるんだと学校で一日中自分に言いきかせていたことに気づく。ナディーンは，この思考がジャーミーを勝たせてしまう一種の強迫行為（つまり，心の中の儀式）であることをカーラが理解する手助けをする。セッション中に，カーラが終業時間になるまで待ってから服を汚し下校途中にジャーミーに"言い返し"を実践するようエクスポージャー課題を変更する方法を二人は思いつく。

セッション 6 の目標

1) ERP が困難な領域を同定する
2) 引き続き治療者援助型 ERP を行なう

宿題のおさらい

　いつもどおり，子どもの生活がどんな具合だったか確認する。子どもの不安

ランクに注意しながら先週のERP課題を評価する。馴化プロセス——つまり，子どもがエクスポージャー課題をするたびに，心配温度計で評価した子どもの不安の減り方は速まり，それほど高くまで上がらないことを強調する。

ERPが困難な領域を同定する

　子どもが課題をするたびに不安ランクの変化を全く経験していないのであれば，それまでの強迫行為に代わる心の中の儀式を使っている可能性がある。たとえば，一部の子どもは，"儀式をしないと何か悪いことが起こるよ"と言い，それによって古い儀式に代わる新しい心の中の儀式を生み出すことによってOCDをよみがえらせてしまう。エクスポージャー課題の間に心配温度計の"温度"が1か0のレベルまで下がるのを子どもが待てなかった場合には，数回エクスポージャーを実践しても不安に変化はないだろう。不快感情は一般に20〜30分以内に薄らぐが，不安が衰えるのに1時間以上かかることは珍しくない。エクスポージャー課題中に一定間隔で不安を評価することによって，子どもはこうした感情とそれに伴う強迫観念が消えてしまうまで確実に自分がエクスポージャー課題を中止しないようにできる。不安が大きいままであるとか不安が増大しない時には，そのエクスポージャー課題には修正が必要である。不安が大きいままであるというのは，子どもの不安が減衰する前に子どもが"逃げ出して"いることが原因である場合が最も多いが，単にERPが大変すぎることを反映していることもある。選択されたERP課題が不安をトリガーしない時には，新しい儀式がそれまでの儀式に取って代わっていないか，あるいは隠れた心の中の儀式を子どもが使って不安に対処していないかどうか，とくによく観察する。治療中に新しい儀式やトリガーを発見することは珍しくない。だから不安階層表の簡単な見直しが毎回必須なのである。(ERP実施時の落とし穴についての詳細は，第17章および第18章で述べる。)
　対話9.1は，不安が依然として大きい状況を治療者がどのように処理できるかの例である。

対話 9.1

カーラ：汚い教科書に触ろうとしたんだけど，そうするたびに不安がずっと残ったの。

ナディーン：この課題はあなたにはとても大変だったみたいね。ジャーミーがどうやって勝てたのか解るかどうか考えてみましょう。どのくらいの時間あなたは教科書をもっていられた？

カーラ：1時間もっていたわ，宿題をやっている間ね。

ナディーン：教科書に触っている間どんなことを考えていたの？

カーラ：教科書を触ったことのある人たちのことと，どのくらい汚いかってことばかり考えていたわ。宿題が終わったら手を洗えるって自分に言ってた。

ナディーン：そう，じゃあ，教科書に触っている間，ジャーミーは教科書のことを考えさせることで実際にはあなたの邪魔をしていて，後で必ず手を洗うようにって念押ししていたってことのようね。ジャーミーに"言い返す"チャンスはあった？

カーラ：うーん，あまりなかった。私は教科書の内側を触ってるだけだって確認していただけ。

ナディーン：じゃあジャーミーは"教科書の内側だけを触る"きまりにあなたを従わせたのね？

カーラ：ええ，ジャーミーがまだ私に威張り散らしていたんだと思う。

ナディーン：そうね，ジャーミーはそうしていたと私も思うわ。それであなたの温度計が下がろうとしなかったのよ。でも，ジャーミーがどうやってあなたのエクスポージャー課題の邪魔をしたのかがわかったから，次はジャーミーを捕まえるゲームの計画を考えることができるわ。ジャーミーはあなたに何をさせた？

カーラ：本の内側にだけ触って，ばい菌のことばかり考えること。

ナディーン：そうね。それにジャーミーはあなたに後で手を洗えって念を押したのよね？ あなたがジャーミーに威張り返すのに使いたいツールを書き出してみましょう。まず，本のどの部分にも触る。内側も外側も。そして，全部に触り続ける。それから，手を洗わなくても手洗いの予定を考え

なくても，しばらくすると不安に馴れるということを思い出すことで，ジャーミーに威張り返すためにあなたの思考を使う。もう一つの思考戦略は，ばい菌についてのそういう心配な気持ちに言い返すことよ。あのジャーミーの教科書のことで自分に言えることは何かしら？
カーラ：そんなに汚くないわ，ジャーミーが私を困らせようとしているのよ，って言えると思う。
ナディーン：そのとおりよ。今週もう一回やってみたい？　新しいゲームの案があるのだから？
カーラ：うん，今週は私がボスになるわ。
ナディーン：今ここでやってみるのはどう？
カーラ：いいわ。

引き続き治療者援助型ERPを行なう

　診療室で，子どもは家で実践するERP課題を練習し，難しすぎてまだ家ではできないERP課題にも挑戦する。子どもがイメージ課題であれ現実課題であれ治療者と一緒にうまくできれば，努力を一層要するエクスポージャー課題をその後の宿題として選択しやすくなる。また，たとえ部分的な成功であっても，どんな進歩にもそれに対する褒美をもらうと，子どもは努力を一層要する課題を受け入れやすく思うようになる。治療者は，道具箱にある道具を全部使って毎日ERPを実践する必要性を強調すべきである。

親の参加

　OCDに抵抗していることについて引き続きDROと正の強化を行なうよう親を奨励する。次回のセッション（これが最初の家族セッションである）を見越して，OCDが家族をどう巻き込んでいると思うか親に尋ねる。

評　　価

　このセッションの間に，治療者は NIMH 包括的強迫尺度と CGI 尺度による評価結果をグラフ化する。Y-BOCS を行なってもよい。

宿　　題

- 来週中毎日実践するエクスポージャー課題を移行帯から選ぶように子どもに言う。起こりそうな問題を予測し修正するために診療室で宿題の課題を実践するように子どもに指示することによって，コンプライアンスを強化できる。子どもがエクスポージャー課題をするために特定の時間をとれば，それもコンプライアンスを高めるだろう。子どもが週に 4 回だけしかしたくないあるいはできない場合には，子どもが始める前に負けている部分がないように宿題の内容を調整すべきである。避けられないターゲットにエクスポージャーしたときの儀式妨害（つまり，消極的なエクスポージャーを行なって OCD に抵抗すること）が，この時点までに毎日の ERP の実践のルーチン部分になっていなければならない。

　治療者は，ERP 課題をやっている子どもを励まし，ERP プランを修正する必要性を評価するために，週の半ばの電話を計画しておくべきである。

第 10 章

セッション 7：家族セッション I

　カーラの両親は，カーラの手洗いの回数が減ってカーラの手荒れが少なくなっているので喜んでおり，母親は今では石鹸を買う数も減っていることに気が付いている。しかし両親はともに，ジャーミーを受け入れるために自分たちがしなければならない多くのことがまだ気掛かりである。カーラの行動は実際にはやってはならないことなのではないかと考える時もある。ナディーンは両親と一緒に，OCD を理解するための神経行動学的枠組みの復習をする。ナディーンはまた，ジャーミーの家族への威張り散らし方の階層表をカーラの両親が作るのを手伝う。また，ナディーンは，カーラが OCD に勝ったのに気づいたことについて話すよう両親を促す。両親は，セッション後毎回アイスクリームを食べに連れていくことによって，毎週エクスポージャー課題をやり遂げる苦労をしていることに対してカーラに褒美を与え始めていた。カーラはジャーミーに威張り返しが終わったらピザパーティをやりたいと思っていて，両親もその計画を手伝うことに乗り気である。

セッション 7 の目標

1）親を治療に巻き込む
2）セレモニーとお知らせを計画する
3）引き続き ERP を行なう

宿題のおさらい

いつもどおり，子どもの生活がどんな具合であるか確認する。心配温度計による測定で，課題が十分な馴化に至ったのでこの課題を完了とみなせるかどうかに注意しながら先週の ERP 課題を評価する。必要に応じて不安階層表を修正する。

家族セッションの背景

家族の機能不全は OCD の原因ではないが，家族は OCD の子どもに影響を与えるし，家族も OCD の子どもから影響を受ける。さらに，OCD は実質的に遺伝性である。患児の 20％に OCD の一親等親族がいる。それ以外の多くの患児には，内在化している障害（不安障害やうつ病など）かトゥレット症候群のどちらかをもつ家族がいる。症状の有無とは無関係に，親は，子どもと自分自身の不快感を軽くするために子どもの儀式に巻き込まれていくことが多い。他に親が懸念することとしては，儀式を巡る主導権争い，性的または攻撃的強迫観念への対処の難しさ，および OCD 症状の対処法に関する意見の食い違いがある。思春期の子どもは場合によっては親からの自立のために儀式が役立つと考えている時があり，儀式をやめることを嫌がることがある。OCD 自体が自立を妨げていてもそうである。さらに，OCD は，この疾患に理解があるかどうかに関わらずメンタルヘルスの専門家との交流も含め，家族の地域社会的交流を不安定にするのが普通である。したがって，家族がどの程度 OCD に巻き込まれているか，病んでいる子どもに協力的な家族の能力，および逆に CBT の実施を家族病理がどの程度妨げるかを理解することが重要である。

第 19 章（"家族と協力する"）で，以下に述べる介入に必須の背景説明を行なう。第 19 章で分かるとおり，家族機能の変動によって必要とされる介入の複雑度はこのマニュアルでは扱いきれない。したがって，家族を取り扱うにあたっては，複雑な併存症を扱う場合を除いて，他の状況以上に臨床的な判断と

専門知識が関わってくる。しかし，考察のためここでは，平均的なOCDの子どもを治療中であると仮定する。その場合，全部ではないが一部のセッションに親を巻き込む必要がある。

家族を治療に巻き込む

　家族の状況に応じて治療者は，このセッションの最初から最後まで親と子どもを一緒に居させるのか一部だけとするのか，子どもだけあるいは親だけとするのかを決めてよい。きょうだいもOCDに巻き込まれている時には，セッションの目的に応じて，セッションにきょうだいを参加させてもよい。たとえば，OCDに関わるきょうだいの問題が最たるものであるとき，および／または，きょうだい問題が親の消去課題よりもERPターゲットとして階層表の下にあるときには，きょうだいを参加させるのは当然である。親の消去課題が緊急に必要な時には，次の2つの状況ではきょうだいを参加させることが妥当である。①きょうだいがOCDの子どもにとくに協力的である，または②患児のきょうだいがCBTの実施の妨げとなるようなやり方で懲罰的である。後者の状況では，OCDに関する陰性感情や他の家族問題を最小限にするためにきょうだいを含め家族全員と協力することがOCD治療を前進させる鍵であり得るので，このセッションに全員を巻き込むことが必要になる。

　治療の目的
　ERPの概念にとくに留意しながら，治療計画全体に照らしてOCDの神経行動学的枠組みを復習することから始める。子どもが主導権を執る"段階的"ERPと，"単にOCDにいやと言いなさい"というアプローチ（ほとんどの親子はこれをすでにやっているが成功していないだろう）を区別することが大切である。過去の治療で試みたがうまく行かなかったことを再検討すること，および今の治療についての親の意見を確認することも有益である。こうした話題を親と議論するにあたって，親と治療者は同様に，子どものもつ物語からOCDを消すために一緒に努力している子どもの仲間であるというスタンスを強調することが大切である。親にもニックネームを使ってもらったり，OCD

の命令と子どもの声を聞き分けることを伝えたり，OCD を弱らせるための作戦会議を子どもとともに楽しむことなどを教示する。このように親にアプローチすると，OCD が問題であるとして OCD に照準を合わせ続けるのに役立ち，OCD 症状が続くことを子どもや親（両親）のせいにするのを防ぐことができる。

治療における親の役割

怒ったり混乱したり怯えたりすることもあるが，親はほとんどいつも意識して OCD の子どもの支えになっている。しかし，知らず知らずに自分たちが OCD に協力していることに親が気づくことも同じくらい多い。子どもが OCD に逆らって前進するためには，親は OCD から自由になり子どもを全面的に支えるようにならなければいけない。そのためには，治療者がこのセッションの会話の中で OCD を"問題"にし続け，家族同士の非難やあら探しが出てくるのを許さないことが絶対に必要である。親は，OCD に関していくつかある役のうちの1つを演じることができる。

・OCD のヘルパー：子どもの物語から消される必要のある，治療の足を引っ張る役
・子どもの応援団
・共同治療者（必ず子どもの許可を得たうえで）

明らかに最初の役は返上したい。2番目を奨励し，3番目の役を慎重に作り上げたい。このような用語をあなたが使いたいとは限らないであろうが，こうした用語そのものよりも，治療者の指導によって，OCD に対する主導権を直接子どもが得たり，直接的かまたは間接的にその権利が親にも移るという概念を理解してもらうことが重要である。当然ながら，全員——子どもと親および治療者——が OCD に対してうまく協調し続けられるように親に行動変化を求め，実施してもらうのは容易ではない。たとえば，汚染恐怖に関して安心させるのを止める親は，子どもにとって儀式妨害課題を生み出している。したがって，OCD に関係する親の行動の変化はすべてまず不安階層表上の位置で選

別したうえで，可能なら子どもの同意を得て実施されなければならない。**対話10.1**は，親がOCDに関する別の役割をどのように果たすことができるかについて，治療者が紹介する例である。

対話10.1

ナディーン：今日はおいでいただきありがとうございます。この家族セッションは，治療についていろいろ質問して頂く機会ですし，お二人にOCDのことでカーラの手助けをするための道具をいくつかご提供する時間でもあります。

母親：娘のために私たちにできることを知りたいと思っています。

父親：ええ，できることは何でもします。

ナディーン：OCDをもつお子さんと一緒にお二人が演じられる役目はいくつかあります。親はそうとは知らずにOCDを助けていることが多いのです。お二人が娘のために何かしようとするとき，それが起こっています。ペーパータオルを余分に買うとか，余計な洗濯をするとか。

母親：私は，カーラに食事の皿を渡す前に手を洗わなければなりません。

ナディーン：それはよい例です。今日私たちがしたいことの1つは，お二人がカーラのOCDのためにしなければならないことを全部OCDマップに書き出すことです。私たちは，最終的にはお二人のOCDのヘルパー役をなくしたいのです。

父親：でもわれわれに何ができるんですか？

ナディーン：お二人ができる一番有益なことは，治療の始めはとくに，カーラの応援団になることです。カーラがどんなに一生懸命やっているかお二人が知っているということをカーラに伝えることによって，カーラがERP課題を選ぶ時にカーラを応援できます。別の応援の仕方は，スイミングなど，カーラの生活のなかで健康で普通の部分にたくさん注目することです。カーラがOCDと戦う手助けをする最高の方法の1つは，OCDが受ける注目を減らすことです。

母親：私はERPの宿題のことをカーラに聞くべきでしょうか？

ナディーン：セッションとセッションの間に1回簡単に聞いてもいいでし

ょう。でも全体としては、宿題のことはカーラに任せておくのがたいていは一番です。ERP課題のことでプレッシャーをかけ過ぎると不安な雰囲気が作り出されて、それで課題の難しさが増してしまうことがあります。

父親：われわれが演じられる役がもう1つあると仰いましたね？

ナディーン：ええ──共同治療者の役です。親が共同治療者の役を演じるのはたいてい治療がもう少し進んでからです。でもお二人はもう始めていらっしゃいますね、あなたが床に落とした"汚染された"クッキーをカーラが食べるのを手伝った時に。

母親：ええ、カーラは何度かそれを実行して、ほんとうに簡単になりました。今ではカーラは5分間の手洗いなしにおやつを食べられます。

ナディーン：共同治療者になる別の方法は、お二人が今OCDのためにやっていること、たとえば、食事の皿をカーラに渡す前に手を洗うこと、を止めてもいいとカーラが許可してくれたら、始まります。

父親：いずれにしてもそうし始めるべきでは？

ナディーン：それはOCDによるいろいろな命令に従うことをカーラもあなた方も止めたときに、カーラがどれほど不安を感じるかしだいです。私たちは、親が儀式の手伝いを止めるときを子どもに選ばせたいのです。そうすれば子どもは驚かないし、そのほうが不安がうまく処理されます。でも、カーラが動揺しないようなことで、お二人がするのを止められるとお感じになっている課題がいくつかあるのでしたら、やってみてもいいでしょう。まずカーラに聞くのがいいでしょう。ある行動をお二人が止めることへの準備がカーラにできていなければ、応援団の役を続けるのが一番です。

きわめて単純だが、どのようにOCDに加担しないかを親（またはきょうだい）と子どもが一緒に決める手助けをすることによって、治療プロセスに家族を組み入れる。子どもは、家族が儀式に加わるのを止めるターゲットを選ばなければならない。儀式や回避行動を阻止することで儀式や回避の負の強化作用が取り除かれるのだから、儀式妨害は専門的にいうと消去手法である。しかし、臨床の世界では消去とは、親からの正の強化を取り去ることを通じて

OCD関連行動をなくすことを指すのがより一般的である。治療者がどんな用語または定義を選ぼうと，親は，子どもにとって処理しやすいやり方で儀式から撤退しなければならない。たとえば，夕食前に"十分清潔"になるまで食事用グラスを繰り返し洗っている親は，子どもの許しを得た上でこの洗浄儀式を短縮するか止めることができる。これを実現するために，治療者は，これらのERP課題に参加することになっている家族に具体的な指導を行なう。**対話10.2**は，治療者がどのように適切な消去ターゲットを子どもと両親に選ばせることができるかの例である。

対話10.2

ナディーン：儀式妨害ターゲットをお二人に選んでもらいたいかどうかカーラに聞いてみましょう。カーラ，お母さんとお父さんが，ジャーミーがどんなふうにお二人に威張り散らすか少しお話してくれていたの。

カーラ：どういうこと？

ナディーン：あのね，ジャーミーは時どきお母さんやお父さんにも余分な洗い物をさせるのよ，食卓に配膳する前なんかにね。

母親：そう，それでうちでは一週間に何枚タオルを使うかあなた知ってるわよね。

ナディーン：ジャーミーがあなたを煩わせるやり方を全部OCDマップに書き出したのと同じように，カーラ，ご両親と私は，ジャーミーがご両親を煩わせるやり方のいくつかを地図に書き出したの。でも，ご両親がどうやってジャーミーを無視し始められるかを決めるのに，あなたの助けが要るのよ。

カーラ：いいわ，私は何をするの？

ナディーン：これがご両親が作られたリストよ。心配温度計を使って，もしご両親がこういうことをするのを止めたら，あなたの不安がどのくらい大きくなるかランクづけしましょう。

カーラ：えーと，二人が食卓に配膳する前に洗うのを止めたとしたら，それは3か4だろうな，だって二人が洗うかどうか気にしない時もあるから。

ナディーン：いいわ，それは移行帯にあるってことね。

母親：毎晩あなたのシーツを洗わなかったら，どう？

カーラ：それはきついだろうな——7だろうと思うわ。

ナディーン：カーラ，1つ1つランクづけする仕事をよくやってくれたわ。どれを最初にご両親に止めてほしい？

カーラ：えーと，あまりよく分からないな。食事の時の洗い物はどうかな。

ナディーン：いいわ，いかがですか，お母さん？

母親：いいですとも！　大丈夫，カーラ？

カーラ：うん，大丈夫よ。ジャーミーがお母さんに威張り散らすのもいやだもの。

　親は，OCDに手伝わされている儀式をやめれば，子どもにひどい苦痛を引き起こすことは承知のうえで，本当はやめたいと願っていることが多い。家族が"OCDにうんざり"している時には，ほんの少し改善したことが，よくなることへのプレッシャーにつながる場合がある。子どもが"改善する"ことへの要望が強い時には，治療者は不安階層表を用いていくつかの課題——いかにOCDが厄介であろうと——は当座は不可能だということを説明して，親の役割について辛抱強くなることを勧めなければならない。別の言い方をすると，治療者は，親が"応援団"か"共同治療者／コーチ"の役を引き受けられるように，どうやって親をOCDの"ヘルパー"役から降ろすのかを子どもに選ばせる。子どものペースで不安階層表を登っていくことの重要性を親が理解する手助けをする必要がある。

　親は，共同治療者／コーチの役割を演じ始める前に"応援団"の役を引き受けるのが普通である。これは，子どもがOCDへの威張り返しを実践する時に子どもをサポートし応援することであり，不適切なアドバイスを与えることからCBT構造への参加に代わることが前提である。応援団が今行なわれている試合を応援するのと全く同じように，今のエクスポージャー課題に取り組んでいる子どもを応援することを親に教える。これは，ずっとOCD全部を相手に戦えという全体的で無益な応援に対する防衛手段である。このようなターゲットを絞った応援には，治療セッション中に治療者と子どもが決めたような，子どもが実際にOCDに抵抗して成功したときのご褒美も含まれるべきであ

る。

　親がCBT構造に慣れ，DROに慣れ，応援団の役を引き受けたなら，聡明な親は子どもの同意を得て治療者の外部協力者となるであろう。とくに，子どもの求めで，親はERP課題中のコーチとなり，エクスポージャーターゲットのところに子どもを連れて行ったり，儀式妨害を助けたりするであろう。たとえば，子どもが汚染に関連するエクスポージャー課題をやっている間，水の元栓を止めておいてほしいと子どもが親に頼むかもしれない。親がコーチ役をすることは，親子関係にありがちな地雷を踏む危険性を孕む試みであるから，思いやりと互恵主義の条件が行き渡っている場合にのみ，この役は引き受けられるべきである。その場合でも，治療構造に関する主導権を治療者が持ち続けられるようなやり方で親がコーチする役作りをすることが大切である。このことは，主として治療セッション中のERPターゲットの選択に関して治療者と子どもに主導権を持たせ続けることで達成される。

一方的な消去手続き

　非常に稀に，親が多大な迷惑を被っているが子どもがOCDに全然抵抗したがらないか最低限しか抵抗しない場合には，子どもの合意なしに親が消去ターゲットを選ぶよう勧めるのが妥当である。しかし，このような一方的な消去手続きには，重大な短所があるので，こうした手法は最後の手段である。そのような短所として次のことが挙げられる。①子どもの苦痛を処理するための効果的な戦略を親がもっていない，②治療関係の崩壊，③親や教師の目の届かない症状をターゲットにする能力が親にない，および最も重要なのだが，④合意の上でない消去は，現在のOCD症状や将来起こりそうなOCD症状に対処するより巧みな戦略を子どもが習得する助けにならない。

　一方的な消去手続きは，治療がどう進むかについての子どもとの同意と矛盾することに留意されたい。そのため，親主導による消去戦略は，ERPプランとは別だと解釈することが重要である。ここでは，こうした戦略は家庭生活で実際的に必要なことについて意志決定をする親の特権の下にあるということをほのめかすことが有効な場合が多い。たとえば，子どもが手洗いを"終わって"いようがいまいが，そしてこのOCDターゲットが不安階層表のどこに

あろうが，他の人がトイレを使う必要があるからトイレから出ることを親は子どもに要求してよい。消去手続きが子どもの合意なしに必要から選ばれる場合には，親が自分自身の苦痛とその結果生じる子どもの苦痛の両方を処理する戦略を立てる手助けをすることが重要である。この状況では，両親と子どもの両方が診察室にいつも以上に在室する必要があるだろう。なぜなら，親との連絡にかかる時間は長くなり，親は宿題の内容についてサポートをより多く必要とするだろうからである。親のアドバイスや批判または否定的なコメントを減らすことに注意しなければならない。これらは，合意の上でのERPターゲットでOCDに抵抗しようという子どもの意欲を喪失させるからである。治療者は確実に，消去手続きを始める前にその本質と理論的根拠を子どもに理解できるようにすべきである。

家族療法

稀な状況で，親ときょうだいのOCDからの解放が可能になる前に，広範な家族関係の仕事が必要とされる。しかし，家族機能不全や夫婦間の不和が子どものOCDの効果的な治療の妨げになっているのであれば（そしてそうなっている場合にのみ），正式な家族療法または夫婦カウンセリングを子どもの治療の一環として勧めるべきである。

セレモニーとお知らせを計画する

罰は，OCDに抵抗しようとするときに子どもの出鼻を挫く確実な方法である。正の強化はそれとは逆の作用をもつ——セレモニーとお知らせは，子どもがOCDを自分の物語から消すのに役立つ。セレモニーは，OCDが占める領域を減らすことに子どもが成功したことを承認する特別な機会である。セレモニーは，ピザを食べに出かけるなど単純なことでもいいし，家族や友達が集まって，そのなかで子どもの治療の進み具合を賞賛するなど，もっと込み入っていてもいい。お知らせとは，何も知らない人に子どもの変化を知らせる手紙を送ったり電話をかけたりすることである。セレモニーとお知らせは，他の人が子どもを病気の側面でしか見ない場合や子どもの進歩を見る目がない場合には

とくに重要である。この親セッションの間に，治療者は子どもにとって意味のあるセレモニーとお知らせのアイデアを集めるべきである。

発達上の配慮

親を巻き込む程度は，子どもの発達段階に依存する部分がある。ごく年少の子どもは親からの援助を多く必要とする。分離−個体化と格闘している子どもは，よかれと思ってなされた親からの援助を受け入れにくいかもしれない。どの場合も，治療者は，親を治療へ巻き込むことを計画する時に，社会的・認知的成熟度の問題および発達の側面を検討すべきである。

評　　価

治療者は数分を使って，NIMH包括的強迫尺度とCGI尺度による評価結果をグラフ化すべきである。

宿　　題

- このセッションの終わりに向けて，子どもは翌週用にERP課題を1つ以上選択する。子どもにまだ新しい課題への準備ができていなければ，子どもは先週の課題を1つ以上引き続き実践してよい。この時点までに，子どもは課題を1つ以上選択するのが普通であり，治療者は積極的なERP課題と消極的なエクスポージャー後の儀式妨害の課題を取り混ぜることが必要である。
- 親が子どもの儀式に巻き込まれている程度によるが，親への宿題の内容はそれまでの話し合いから分かるかもしれない。これはたいてい消去課題であり，その中で親は子どもの同意を得た上で儀式に加わるのを止めることである。これが大き過ぎるジャンプになるような場合には，他のERPの宿題を治療者が電話をする時まで，最小限にしておくとよい。
- 上述のとおり，親は子どもを励ます共同治療者の役を引き受けてもよいが，

場合によっては治療者の承認を得た上で親は独自に自分の行動を変更してもよい。
- セッション 12 の間に，親は ERP 課題を選択する新たな機会がある。この間に，親に対して，親自身が OCD を強化するような新しい行動をしていないか，あるいはそうした行動を見逃していないか聞くようにするとよい。子どもと協力することによって，治療が進むに連れてそのようなやり方を宿題の内容に組み込めることが多いので，適切ならその後の全セッションで消去課題を他の ERP 課題に加えてよい。
- 治療者は，ERP 課題をやっている子どもを励まし，ERP プログラムを修正する必要を評価するために，週半ばの電話を予定しておくべきである。
- セレモニーと適切なお知らせを親子と一緒になって決める。最初のセレモニーの目標を定める。

第 11 章

セッション 8 〜 11：不安階層表を登っていく

　カーラは，不安階層表の下方の多くの ERP 課題をうまく乗り越えたので，移行帯／ワークゾーンが不安階層を登って行くにつれ，カーラの不安階層表は毎週短くなってきている。カーラは，自分の友達にはジャーミーのことを知って欲しくないが，自分がどれだけ進歩したか祖母に話し，お祝いに映画に行った。しかし，カーラは，学校でずっと抱えている問題が気がかりである。担任の先生からクラスメートの前で発表をするように言われており，それが 2 週間後に迫っている。カーラはこのことでとても落ち着かなくなって来た——クラスメートの前に立ってレポートするなんてできない，とカーラは確信している。これが OCD かどうか，カーラはナディーンに尋ねる。ナディーンはカーラに，その不安は OCD に似てはいるが，カーラの症状は社会不安と呼ばれているものに関係していると説明する。カーラは社会不安を"ジッター"と呼ぶことに決め，カーラとナディーンはレベル 1 までずっと下がってきていないエクスポージャーターゲットのいくつかを引き続き取り組むことにする。このようにしてカーラは，ジッターと取り組むエネルギーを少し得る。

セッション 8 〜 11 の目標

1）褒美，セレモニー，お知らせの準備をする
2）併存症と治療の必要性を明らかにする
3）引き続き治療者援助型 ERP を行なう

宿題のおさらい

いつもどおり，治療者は宿題をよく調べることが大切である。子どもが宿題の内容の修正を必要とすることは珍しくない。子どもが宿題に特別困難を感じているのであれば，治療者はセッション中に ERP 課題をする機会を増やすべきである。ERP 課題はイメージ課題でも現実課題でもよいし，エクスポージャー課題を促進する"実地学習"でもよい。

褒美，セレモニー，お知らせの準備をする

子どもは OCD から"賄賂"は受け取れないが，具体的な褒美とセレモニーは，治療の奏功に重要な役割を果たすことがある。OCD 症状からの解放は多くの OCD の子どもにとってしばしば十分な褒美であるが，セレモニーは，子どもが縄張りを奪還してそれはもう OCD のものでないのだという事実を強化する。称讃の言葉や小さな褒美のほかに，われわれは，時どき目標達成証明書を出し，これを親しい友達や家族と共有する（"発表する"）ことを子どもに勧める。もちろん，子どもが小さな課題を1つずつ行なうより大きな目標や段階に取り組み続けることを促すために途中で褒美や称讃を与えるし励ましもする。このような褒美やセレモニーは，併存症をもつ子どもにはとくに重要である。こうした子どもは，自分の問題に簡単に呑み込まれた感じを持ち，自分が成し遂げたまさに現実の進歩に気づかないこともあるからである。

治療者と親と子どもが一緒になって，治療の新しい段階の区切りとなるセレモニーに必要な達成内容（つまり征服した縄張りの広さ）を決めるべきである。**対話 11.1** は，治療者がどのように親子がセレモニーの計画を練るのを手助けできるかの例である。

対話 11.1

ナディーン：カーラ，あなたはとてもよくやってきたから，そろそろパーティーをしましょうよ！

カーラ：すてき！　ママと私は，友達のカティとアイスクリームを食べに行こうかって話していたの。
母親：パパと私はカーラのことをとても誇らしく思っているのよ，それに，カーラがOCDを追い出すの手助けして下さっている先生にも感謝しています。カーラは，自分が成し遂げてきた成功を認めてもらって当然ですよ。
ナディーン：カーラは立派にやりました。道のりはまだありますけどね。でも，これまでにやった立派な仕事全部に対してカーラはお祝いを受けて当然です。カーラ，誰を呼びたい？
カーラ：カティよ。彼女と私はいい友達だったの。でも，OCDのために，私はカティの家に行くのを止めちゃった。もうトイレのことで心配する必要はないんだから，また彼女と遊びたいの。
ナディーン：すごいわ，あなたがそうしたければ，カティにOCDのことをどう話すか考えることができるわよ。

併存症と治療の必要性を明らかにする

　第1章と第2章で述べたように，OCDにはたいてい他の疾患が併存しており，そうした疾患の各々が，OCDと相互作用し得ることもあればそうでないこともある。治療計画策定という仕事は，ジェンガ（棒引き抜きゲーム）をするのに少し似ている。たとえば，社会不安が原因で他人がいるとトイレを使えないのだがトイレで汚染恐怖のためのERP課題をしなければならない子どもは，OCDのERP課題に進む前にまず，トイレを使うことに馴化しなければならない。

　子どもに影響を及ぼす具体的な問題に治療を合わせられるよう，併存症治療の目標はOCDと融合させないで切り離すべきである。このことは，うつ病の場合とくに重要である。なぜなら，子どもの気分障害が原因でCBT自体に支障が出るからである。この場合，通常はセロトニン再取り込み阻害薬による治療を開始するのが賢明である。気分障害が安定したら，CBTによるOCD治療をうつ病の認知療法とともに施行できる。同様に破壊的行動障害

（ADHDなど）は常に先に治療する必要があり，OCDをCBTで扱えるのはそれからである。なぜなら，反抗的な行動が子どものCBTへの協調能力を妨害するからである。この場合には，中枢神経刺激薬によるADHD治療と親のトレーニングの開始が，CBTによるOCD治療開始の前提条件である。しかし，随伴性マネジメント戦略（褒美と罰）がOCD儀式に起因する破壊的行動に不適切に用いられないよう，この親のトレーニングはOCD治療に関して慎重に調整される必要がある。たとえば，右にしか曲がれない9歳の男児——この子どもの強迫観念は，自分が左に曲がると父親が死ぬというものである——は，共感的に治療されるべきであって，スーパーマーケット中を引きずり回されるべきではない。逆にいえば，収集癖のような直接妨げとなるような強迫症状がない限り，OCDの子どもに対しても部屋の整理整頓や他の家事手伝いを強化するための報酬（シール帳など）を使ってよい。

　併存症治療を詳細に取り扱うことは本書の範囲を超えているが，OCDにも合併する併存症にも適用できるリラクセーション・トレーニングやハビットリバーサルなどの具体的な介入を第18章（"特別なヒント"）でとりあげる。**付録Ⅲ**も併存症に関する文献に言及している。合併する併存症を慎重に同定した後で治療者は，こうした疾患に対する介入を含めるために，必要に応じて各種情報源からとった要素を混ぜたり調整したりして治療を行なうべきである。OCDのために必要な治療モジュール以外のものを付加すると，もちろん，治療は通常12〜20回のセッションよりも長くなる可能性がある。

治療者援助型ERPを引き続き行なう

　診療室で，子どもは，家で実践することになるERP課題を練習し，家でするにはまだ難しすぎるERP課題を試みたりもする。治療者と一緒にイメージでも現実でも子どもがうまくできてしまうと，その後の宿題としてより努力を要するエクスポージャー課題を選びやすくなる。何らかの進歩をしたことに褒美をもらえると，努力を要する課題を受け入れやすくなることも子どもには分かるだろう。治療者は毎日，道具箱の道具を使ってERP課題を実践することの必要性を強調すべきである。

発達上の考慮

選ばれるセレモニーとお知らせは，子どもの社会的人間関係の性質に依存する部分があり，したがって，子どもの発達段階に依存している。褒美として何が意味があるか，あるいは特別かを決めるさい，子どもを主体にすることが大切である。

併存症も発達段階により異なる。たとえば，分離不安は幼児に多いが，パニック障害は思春期に多い。同様に，選択性緘黙は幼児に多く，対人恐怖は思春期に多い。これらの例はどちらの場合も，根本的な発病機序は共通している可能性があり，子どもの年齢が症状の表われ方に影響している。

親の参加

子どもと家族構造のニーズのレベルに合わせて親を治療に巻き込むようにするべきである。

評　価

各セッションの間に，治療者は数分を使ってNIMH包括的強迫尺度とCGI尺度による評価結果をグラフ化すべきである。Y-BOCSの評価結果も，治療8週目頃に（一般にセッション10で）行なうべきである。

宿　題

- 毎週実践するERP課題を1つ以上取り決める。課題を時どきするよりも毎日実践するほうが効果的であることを強調する。
- 適切なら，相互同意の下での消去戦略に親を巻き込む。
- 不安への対処が難しい時には"道具箱"を使うことと，万が一，1時間ぐらいかかったとしても不安が消えてしまうまで課題を続けるよう，子ども

に念を押す。
- 一貫したコンプライアンスを助長するために，宿題シートに内容と助言を記録する。

治療者は，ERP 課題をやっている子どもを励まし，ERP プログラムを修正する必要性を評価するために，週の半ばの電話を予定しておくべきである。

第12章

セッション12：家族セッションⅡ

　カーラの両親がもう一度家族セッションを受けに来た。前回会ってから，事前にカーラの同意を得て，毎日シーツを洗うなど，二人はジャーミーが要求してきたことのいくつかをするのを止めようとしてきた。シーツが洗濯されるかどうかカーラが尋ねたとき，母親は穏やかに今日は洗濯できないと思うと答え，でもカーラがどうしてもそうしてほしいと言うならそれはそれでいいのよ，と付け加えた。カーラが抗議した時，母親は優しくナディーンとの取り決めのことをカーラに思い出させ，15分くらい経つとカーラは元気になり，"ジャーミー"シーツを使った。母親は，カーラがもうシーツのことを尋ねなくなったと言う。父親は，カーラが何かに強迫的になっている時，当たり障りなくしかし協力的なやり方で反応すれば，強迫行為をするのを避けるのが上手にできるようになっていることに気がついた。両親は，カーラと一緒に追加のERP課題を決める準備ができたと感じている。カーラは賛成し，親子はカーラの安心探しに取り組むことにする。カーラは，カーラがばい菌について尋ねても答えなくてよいが，そのとき両親もジャーミーに威張り返しているのだということを穏やかにカーラに思い出させてほしいと両親に話す。

セッション12の目標

1) OCDがどのように他の重要人物を巻き込むのかマップを再作成する
2) 消去課題を実行する

3）引き続き ERP を行なう

宿題のおさらい

　このセッションは最初から最後まで両親と子どもを在室させて行なう。短く連絡を行ない先週の宿題を調べた後，子どもと両親と治療者は一緒に，OCDへの威張り返しにおける子どもの進歩のまとめを行なうことから始める。われわれは，親が子どもの生活の中で現在 OCD がない領域について積極的に話すことをとくに奨励する。しかし，親の称讚には注意も必要である。称讚がいきすぎていたり大袈裟であると，不安階層表の上方に子どもが近づくにつれて進歩が少し遅くなっているかもしれないのでとくに，子どもはプレッシャーを感じたり怯えたりすることがある。成績不安は新しい ERP 課題への抵抗につながることがあるので，親が正確に具体的に短く称讚することを奨励すべきである。

　逆に，子どもの OCD に対する努力をうまく褒められない親もいる。そのような親は，家族が OCD から深刻な迷惑を被っている場合は特に，OCD が主導権をもつ陣地に対してイライラするだろう。このような場合には，親が，ERP の途中にすべきことはたくさんあることは認め，現実的に達成されたことについて奨励すべきである。多くの親は，迅速な治癒を第一に思い描いて治療に来る。ほとんどの子どもは経時的に中等度から顕著に改善するが，完全に治る子どもはかなり少ないということを説明するのがしばしば有効である。したがって，辛抱強さと思いやりと治療への参加が持続的な改善を保証する最善策である。**対話 12.1** は，治療者がどのように具体的な称讚の概念を親に説明できるかの例である。

対話 12.1
ナディーン：お二人が二人ともカーラの応援団になれる方法の１つは，カーラが主導権を取り戻した OCD の領域を見つけ，簡潔に褒めることです。称讚が具体的でかなり簡潔であることが大切です。そうすればカーラはお二人を喜ばすことで心配になったりしませんから。

母親：具体的に，とはどういうことですか？

ナディーン：具体的に褒める時には，長所や気持ち，あるいはあなたが喜んでいる課題を達成する時に使われた戦略を挙げるんです。たとえば，もう余分な手洗いをしないでいいから登校前にカーラに時間の余裕ができた時の具体的な称讃はこうなるでしょう。"カーラ，あなたがジャーミーに威張り返しているから学校に行く前に漫画を見る時間ができて，気分いいに決まってるわね"。

父親：ジャーミーに威張り返さない時はどうです？

ナディーン：カーラの症状を全部一度になくすことは，不可能ではないにしてもとても難しいんです。ですから，まだ難しい症状に注目するより，カーラが勝っている部分に注目するほうがカーラにとっては励ましになります。カーラがサッカーをやっている時のカーラの応援ととても似ています。試合中，カーラのチームがいいプレーをしたり得点したりすると歓声を上げますよね，でも相手のチームが得点したらどうしますか？

父親：何もしませんね，ただ心の中で呻く以外は。

ナディーン：ジャーミーにも同じことです——ジャーミーが勝つと気分が悪いけれど，ジャーミーが"得点"することに注目しなければしないほどいいんです。

OCDマップの再作成

OCDが家族をどんなふうに巻き込むのか理解するために，われわれは，親と子にOCDがまだどのように彼らの生活に影響を及ぼしているか一緒に考えてもらう。つまり，現在のOCDの縄張りのマップを書き直してもらうのである。治療のこの時点では，子どもが縄張りを取り戻したためにOCDが自分たちに影響をもう及ぼそうとしない領域が親には恐らくわかるであろう。自分の息子や娘の反応を恐れて別の反応をすることを親が想像できない他の領域があるかもしれない。移行帯／ワークゾーンを慎重に再確認し，消去ターゲットが存在しないか調べることによって，治療者は，家族のOCDからの解放を含むERPターゲットを設定できる。そうするには，どの課題が対処でき

ない不安を生みそうでどれが対処しやすそうかについて親子の意見が一致する必要がある。前者は延期しなければならない。後者は，ERPと親の消去戦略のターゲットである。

消去課題を実行し，引き続きERPを行なう

　不安階層表を作り直したので，これで移行帯／ワークゾーンからERP（または消去）ターゲットを合意によって取り決められる。たとえば，OCDが食事の前に親に皿の洗い直しを要求していて，親が子どもの許しを得て洗い直しを止めることに決めると，子どもは自分の不安を処理するのに認知的テクニックを使う必要がある。親は，ERP中のそうした戦略の使用にあたって子どもの力になり，エクスポージャー課題中の共同治療者の役を務める。この新しいやり方で親がOCDに対応したら何が起こりそうだと思うか，子どもに尋ねる。課題からの"逃げ出し（回避）"につながりかねない反応を点検する。そうした具体的な行動への対処戦略を実践する。このセッション中になされた同意事項と子どもの"道具箱"の使用の勧めを子どもに思い出させる簡単な助言が，最高潮の不安に対処し不安に馴れるまでERP課題を実行するのに必要なすべてであろう。

　子どもが積極的に賛成している場合，OCDに巻き込まれていない親は，選択されたエクスポージャー課題中に子どもの共同治療者の役割を果たすことができる。親が共同治療者の役についてとくに心得ている場合には，治療者はこの際，翌週中のERP課題の変更や場合によっては選択の主導権を自分から親に非常に気持ちよく渡せるだろう。これが実現するには，親はOCD治療についてよく読みこなしていなければならないし，親子関係は通常の親子の葛藤程度しかない状態でなければならない。

発達上の配慮

　一部の年長の子どもと思春期の子どもは，発達上正常な自立欲求を満たせるやり方で自分のERP課題をする全責任を引き受けたいと考えるであろう。

CBTによるOCD治療が順調である限り，こうした欲求は尊重されるべきである。しかし，自立欲求がCBTの奏功を妨げている時には，治療中に治療者が直接，親と児童あるいは思春期の子どもの間の葛藤を処理すべきである。

評　　価

各セッションの間に，治療者は数分を使ってNIMH包括的強迫尺度とCGI尺度による評価結果をグラフ化すべきである。

宿　　題

- 子どもは，親と一緒に消去課題を選ぶほかに，今週実践する新しいERP課題も選択してよい。親の課題がとくに努力を要するものである場合には，子どもは先週からのエクスポージャー課題を引き続き実践し，および／または親がOCDに威張り返す時に生まれる不安の対処に注力してもよい。

治療者は，ERP課題をやっている子どもを励まし，ERPプログラムを修正する必要性を評価するために，週の半ばの電話を予定するべきである。

第13章

セッション13〜18：ERPを終える

　カーラは興奮して診療室に入ってきた。学校でトイレの手洗い台の内側に触ったが手を洗わないでいられたからである。カーラは物を数える儀式にももう悩まされず，自分の不安階層表を見ると，取り組むべき項目は4つだけである。カーラは，両親に余分な洗い物をやめる許可を出した。安心探しもぐっと減って，不適切に安心させることが起こるのは無視できる程度である。母親は，今月買わずに済んだ石鹸やペーパータオル分のお金で特別なご褒美をカーラに買わせる。

セッション13〜18の目標

1) 全体的な子どもの進歩を総括する
2) 停滞期に対処する
3) 難度の高いERP課題を選ぶ
4) 親のERP課題を選ぶ

宿題と全体的な進歩を総括する

　前回までのセッションと同様に，先週の宿題を調べ，褒美とフィードバックのチャンスを作る。親が選んだ消去課題への子どもの反応について話し合う。不安階層表の頂上に向かってERP課題を選んでやり遂げることに困難を感じ

ている子どもについては，継続的な努力が必要であることと，治療のこの時点でペースが落ちるのは珍しくないことを説明する。これまでの進歩について子どもを必ず褒める。今後の進歩にも楽観的だという感じを伝える。

停滞期に対処する

治療のこの時点までに，子どもはかなりの進歩を遂げているはずであり，停滞期に達してさえいるかもしれない。治療中に何回かあるかもしれないが，停滞期というものは，今までの進歩を総括し，さらに難度の高いERP課題に取り組む前に"一息つく"必要性を示していることが多い。停滞期は，卒業式をすることにより，そして新しい"面"つまり治療の焦点を同定することにより（つまり，子どもが，不安階層表のもっと上にある難度の高いERPターゲットに入る資格を得たということを明白に認めることによって）対処されるべきである。

セッション1で使った地図製作のメタファーを再度用いて，OCDの丸が今はかなり小さく，子どもの丸はかなり大きくなっていることを示すことによって移行帯／ワークゾーンを定義し直すことが役立つ場合がある。子どもに，新しい移行帯はどんなふうに見えるか考えるように，そして攻撃すべきOCDの新しい側面を選ぶように言う。選択されたターゲットが最初は到達不可能だと思われていた領域にある（つまり，子どもの心配温度計で最初は10と評価されていた領域が今は6～8である）ことに気づいていただきたい。

難度の高いERP課題を選ぶ

この時点で治療者は，翌週にするとくに努力を要するエクスポージャー課題を子どもが考えるのを励ますべきである。やりおおせる自信のあるエクスポージャー課題を子どもが選ぶことは重要であるが，子どもがこれまでにも難しい課題をやり遂げたことを思い出させる。子どもの冒険好きに訴えることで（たとえば，ジェットコースターのたとえによって），ERPを促進できる場合もある。子どもが非常に難しいERP課題に乗り出そうとしている時には，しばし

ば共同治療者の助けが要る。ERPの手助けをしてくれる親や友達を参加させることや，治療者との電話連絡の頻度を増やすことは非常に有益である。時には診療室から離れて治療セッションを計画する必要があるかもしれない。**対話13.1**は，治療者がどのように子どもが停滞期を乗り切り難度の高いERP課題に取り組むのを手助けできるかの例である。

対話13.1

母親：カーラは本当に進歩しました。でもここ数週間は挑戦するのを止めてしまったみたいです。

ナディーン：そのとおりですね，カーラはOCDに対する主導権を手に入れるために沢山のことをやってきて，実際に停滞期に達したようです。

父親：カーラはもう進歩しないということですか？

ナディーン：いいえ，停滞期は治療では珍しくないんです。でも，カーラがこの停滞期を乗り越えるのを助けるために特別なことをするといいでしょう。1つの特別な介入方法は，カーラのこれまでの進歩のお祝いをして，功績を認められたとカーラが感じるようにすることです。子どもが，次のもっと高度でもっと難しいレベルに向かうのを励ますために卒業式をする必要があるように，カーラは，自分もOCDに威張り返すやさしいレベルを卒業してもっと難しいレベルにいくのだということを知る必要があります。これは，カーラが勇気をかき集めて次のレベルに本格的に取りかかるのに始めるのを助けるでしょう。

母親：でもカーラが次のレベルにいきたがらなかったら？

ナディーン：それはあり得ます。でも，カーラが向き合わなければならない不安が大きすぎると思われる場合だけです。治療の一部に，次のレベルをより処理しやすい部分に分解しようとすることと，カーラが移行帯を定義し直すのを手助けすることが入っています。これが不可能なら，私がカーラと協力して，今週，お二人の手助けか友達の助けが必要かもしれないもっと難しい課題を選びます。

ナディーン：カーラ，あなたはジャーミーの縄張りの沢山の部分に取り組んできたわね。それで，そろそろあなたがこれまでやってきたこと全部をお

祝いする時だと思うの。

カーラ：でも学校にいる間ジャーミーはまだ私を困らせるのよ。私はそれを止めることはできないと思う。

ナディーン：ええ，まだ征服すべき縄張りがあるってことは私にもわかっています。でも，あなたは OCD に威張り返す最初のレベルを卒業したの。これからあなたは次のレベルに入るの。それは今までより難しいかもしれないけど，あなたは同じようにジャーミーに威張り返すことができるわ。

カーラ：どうやって？ 難しすぎるよ！

ナディーン：家でドアノブに触って，心配温度計が上がった時を思い出して。

カーラ：うん，でもすぐに下がった。そのことはもう私を煩わしたりしないわ。

ナディーン：そうよね。あなたの心配温度計は，学校のトイレのドアに取り組む時も同じことをするでしょう——一時上がるけど，また下がるでしょう。どのくらいまで上がると思う？

カーラ：8 まで上がると思うわ。

ナディーン：いいわ，それが下がるとわかっていたら，レベル 8 に耐えられると思う？

カーラ：わからない，たぶん先生か誰かが一緒にいてくれたらね。

ナディーン：学校のトイレのドアに触るために誰に一緒に行ってほしい？

カーラ：うーん，友達のスーザンなら来てくれるかな。スーザンはジャーミーのこと知っていて，いつも私を助けようとしてくれるの。

ナディーン：わかった，あなたとスーザンが放課後一緒にトイレのドアのところまで言って，二人でドアに触って，その後手を洗わないというのは？

カーラ：それは大変だろうなあ，でもスーザンがそこにいてくれればできると思う。

ナディーン：覚えておいてね，退屈になるまでドアに触っているのよ。いい？

カーラ：いいわよ，今週やってみる。

併存症

　OCDが軽快すると，しばしば併存症が舞台の中央に出てくる。親は，子どもに新しい問題ができたように見えると苛立ちを感じることが多い。そのような問題は実は以前から存在していたが，OCDによって隠蔽されていたか入れ替わっていたのだということを親に説明することが重要である。最終的にさらに治療および／または紹介が必要となれば，他の問題に気をとられてOCDへの集中度が低下しないよう，治療者は親とそのことを話し合うべきである。しかし，OCD治療自体が脱線しないように，OCDの治療を妨げている併存症には即時介入が必要である。前者のよくある例として，友達を作るのが難しい内気な子どもがある。親はこのことを問題とみなして，友達作りを奨励するための子どもへの介入を治療者に依頼してくるかもしれない。OCDにはあまり関係ないが明らかに親に苦痛を与える親の夫婦関係の問題を治療者が見つけた時に，関連する問題が出てくる。どちらの例でも，治療者は，OCDが消えたら，新たに同定された苦痛の源が治療の焦点になるかどうかを調べてもよい。答えがYesなら，治療における新たな重要点の構造について（たとえば，対人恐怖治療プロトコールを使った治療セッションを追加するとか，夫婦カウンセリングのために両親を紹介することによって）相互に同意すべきである。

親の参加（親のERP課題を選ぶ）

　たいてい親の消去ターゲットは子どものペースで選択され続けるべきである。あまり多くはないが，子どもが親にOCD儀式への参加を止める許可を与えたがらなかったりできない時には，子どもが抗議しても，親にERPターゲットを選択してもらう。この戦略には，治療者が，①対処しやすいERPターゲットを選択し（とくに，親があまりにも急な改善を望む場合），②子どもの苦痛に対処する戦略を親に与えることが必要である。場合によっては，家族が儀式に広範に巻き込まれている場合には，家族は治療の中でもっと中心的な役を演じる必要があろう。**対話13.2**は，消去ターゲットを選択してその結果生ま

れる不安に対処する方法を学ぶ親子と治療者がどのように協力できるかの例である。

対話 13.2

ナディーン：カーラは，寝る前にドアと窓の鍵を全部お母さんがどう確認したかカーラに話すことにこだわっている，と私に話してくれました。

母親：ええ，毎晩，私たちは同じ儀式を済まさないといけないんです。ドアや窓が1つでも抜けていたら，最初からやり直しです。

カーラ：お母さんはもうそんなことしなくていいって，私，決めたわ。

ナディーン：カーラと私は，このことがどのくらいカーラの不安を大きくするか，そしてとにかく何度も尋ねることを我慢するのにカーラは苦労するかもしれないと話し合いました。

母親：私たちはいったい何をするのですか？

ナディーン：カーラの不安に関してカーラを助ける戦略が必要になります。カーラがリラックス体操を使うとか，楽しい活動をするためのきっかけなどです。カーラ，あなたが不安になり始めて過剰な質問をしたら，ご両親になんと言ってほしい？

カーラ：わからない——答えなくてもいいけど，そうすると多分ますますどうしていいか分からなくなるだろうな。

ナディーン：ご両親がジャーミーが部屋にいるってことを思い出せてくれて，リラックスし始めるきっかけとして深呼吸するっていうのはどう？

カーラ：それは大丈夫かもね。

ナディーン：もう一つの戦略は，あなたの頭の中からジャーミーを追い出すのを手伝ってくれる何か他のことをすることでしょう。寝る前にする楽しいことを思いつく人はいませんか。

父親：時どき，一緒に寝る前に読み聞かせをしたね。一緒に読むのにいい本がいつもあった。

カーラ：ああ，それならいいわ。一話完結の本なら一緒に読める。

ナディーン：いいでしょう。じゃあ，鍵のことをご両親があなたに話していないのでジャーミーがよけいな心配をあなたにさせたら，ご両親が深呼吸

するように合図を出して,本を取りに行く。それでいい？
カーラと両親：ええ,それはやってみる価値があります。

評　価

治療者は数分を使ってNIMH包括的強迫尺度とCGI尺度による評価結果をグラフ化すべきである。Y-BOCSの評価結果も,治療中12週と16週（たいていはセッション14とセッション18）に行なうべきである。

宿　題

- 宿題は,このセッション中に話し合った修正不安階層表からとったERP課題を1つ以上実践することである。
- 治療の途中で一般的に親は戦略を身につけてしまい,宿題として具体的に同定されていなかったターゲットにもそれを応用できることを親と子どもに思い出させる。（単一事例デザインの枠組み内で,これがもし頻繁であれば,全ベースラインに渡る般化と呼ばれる）。概ねこれはいいことであるが,治療中にまず練習していないERPターゲットに取り組むと,子どもが強い相手と試合をさせられる結果になり,OCDが強化されてしまう結果に終わる可能性がある。治療の途中の急速な進歩とは逆に,子どもが不安階層表のトップにくるとそれらが最も難しいERPのターゲットであり,不安も強いことから,進行がゆっくりになることが多い。これらの難度の高い課題に今近づいている子どもに,これまでの数週間成功が比較的容易だった後で,1週間にひとつだけのターゲットを選んで,そのターゲットに完全に馴化することも価値のある目標であって,決して失敗ではないと安心させることが大切である。
- そのエクスポージャー課題がとくに難しい場合には,子どもは共同治療者としての家族や友達の手助けを求めることを選んでよい。

治療者は,ERP課題をやっている子どもを励まし,ERPプランを修正する

必要性を評価するために，週の半ばの電話を予定すべきである。

第 14 章

セッション 19：再発予防

　カーラは OCD が消えてしまったように感じている。ジャーミーをやっつけた！　しかし，カーラには，OCD はいつでもカーラを驚かそうとしているということが分かっている。ナディーンがカーラに，ジャーミーはどんなふうに"カムバック"を果たそうとするか考えるように言う。カーラは，多分トイレの心配を使ってだろうと言う。今週のセッション中と翌週にかけて，カーラは，いろいろな公衆トイレをいくつか使って追加 ERP 課題をする。カーラの不安はこのエクスポージャー課題をしている間そんなに大きくはならないが，将来ジャーミーが失った縄張りを取り返そうとしてきたら，この練習が役に立つであろうことを知る。

セッション 19 の目的

1) 再発予防の概念を説明する
2) イメージエクスポージャーの機会を与える
3) 治療終了に関わる質問や懸念に答える

宿題のおさらい

　いつもどおり，褒美とフィードバックの機会を与えるために前週の宿題をおさらいする。最後の ERP 課題に困難を感じている子どもについては，継続的

な努力が必要であることを説明する。これまでの進歩について子どもを必ず褒める。治療が終わりに近づくにつれて残遺症状が残っているとしても，今後の進歩にも楽観的だという感じを伝える。

再発予防について説明する

OCD症状がずいぶん減ったからには，再発予防の概念を導入する必要がある。子どもは再発の可能性を考えたがらないだろう。しかし，再発を扱うことはそれ自体，子どものOCDとの戦いにおいて必要なエクスポージャー課題である。われわれは，短い予測可能な症状の再発を指すのに"ぶり返し"あるいは"ラプス"という用語をしばしば使う。これらを，子どもが抵抗しようと最善の努力をしているにもかかわらずOCDが実質的・持続的に戻ってくる"再発"とは区別している。このようにして，"ぶり返し"はCBT治療を通じて得たものをすべて失うことではないということを子どもが理解するのを助ける。"ぶり返し"は失敗ではなくOCDには起こることである。幸いにも，"ぶり返し"は時間が限られており，適切な介入があれば容易に軽快する（つまり，子どもが治療で習った戦略を使うことによって"ぶり返し"が"再発"になるのを防ぐことが通常は可能である）。

イメージエクスポージャーを促進する

薬物使用との比較でCBTを用いて見られた改善の持続性は，CBTテクニックの習得に起因すると考えられている。そのため，このセッションの目標は，OCDの要求の逆を子どもが無意識にするようにこうした習得を強化することである。再発予防においては，子どもが道具箱を使うことによってうまく仕返しのできる，予期できる"ぶり返し"を子どもに想像させる。OCDが縄張りを取り返そうとするのに一番使いそうな症状を子どもに説明させる。イメージエクスポージャーを促進するために，その"ぶり返し"が本当に起こっているかのように子どもが思い浮かべながら，具体的で詳細に語るようにさせる。エクスポージャーの間，子どもは心配温度計を使って自分の不安を1，2分間隔

で評価する。不安がピークに達したら，道具箱，とくに建設的セルフトークを使うことを思い出させる。子どもの恐怖レベルがゼロに戻ったら，エクスポージャーは終了である。

この課題を終えたら，Y-BOCS 症状チェックリスト上に列挙した大きな症状分類全部に目を通す。どのように各 OCD 亜型が現われそうかを子どもと話し合い，OCD が定着しないよう道具箱を応用する練習をするためにイメージエクスポージャー課題を開始する。**対話 19.1** は，再発予防を理解するにあたっての卒業課題の例である。

対話 19.1

ナディーン：カーラ，今から 2, 3 年後に OCD がカムバックしようとするとしましょう。学校の廊下を歩いていて突然，ドアノブを触ってから口を触ったら AIDS になって家族全員に移すからみんなひどい死に方をするっていう，あの身がすくむ恐怖を感じるの。そうなったらあなたはどうする？

カーラ：えーと，"あら，OCD"って最初に言うわ。だってそんな考え，いかにも OCD が言いそうことだもの。それから OCD に私には遊んでる暇はないのよって言って，ドアノブを摑んで口に触って図書室へ行くわ，できるだけ自分を落ち着かせるためにここで習ったツールを使ってね。

ナディーン：わお，あなたは優等生よ！

子どもが OCD のための薬を飲んでいる場合には，OCD 症状をなくしたり減らしたりする責任を負ってきたのはその子どもだということと，薬は助けに過ぎない（たとえば，泳ぎを習う時の腕用浮き袋のように）ということを強調する。さもないと，子どもは，成功を薬のせいにしてしまい，薬物療法中止時に再発の可能性が増す。治療者は，子どもが薬を止める時には再発のリスクを減らすためブースター CBT セッションが必要であるということを親子に念押しすべきである。

治療の後，何が起こるか？

　ぶり返しが引き起こす恐怖は，OCD 症状そのもののみならず，治療の利得を失うこと（完全な再発）への心配にも関係している。時に OCD は再発する病気であることは認められているが，子どもは今，戦略一式と仲間であり，OCD と戦った経験がたくさんあるのだから再発の可能性は低いことを治療者は強調すべきである。

　思春期の子どもはとくに，OCD が慢性となる可能性について質問してくることが多い。再発予防の一環として，治療者と子どもは OCD がいかに発達に影響するかを話し合うべきである。こうした会話で持ち上がりそうな問題をすべて予想することは不可能であるが，人間らしい生き方に関する話題がこれらの治療終了セッションの間に出てくることが多い。たとえば，子どもは，OCD が将来の幸福に及ぼす影響（たとえば，"OCD は私の子どもに遺伝するのかな？"）や，OCD が寛解するにつれ解放された新しいスペースをどう満たせばいいのか（たとえば，"どうやって女の子とデートするのかな？"）について悩むかもしれない。こうした問題を治療の早期に処理することはしばしば回避行動になる。が，今これらを扱わないと，OCD 治療からの正常な移行ができなくなる恐れがある。

　子どもの性質と家族の精神疾患既往によるが，治療者は，発達に基づく他の精神疾患リスク（たとえば，子どものうつ病や対人恐怖）を簡潔に説明してよい。

　最後に，われわれは決して治療を"終わる"ことはなく，患者が OCD や他の精神科的な問題に取り組むために戻ってくる必要がある場合に備えてドアをいつでも開けておく。

親の参加

　OCD の"ぶり返し"に抵抗することについて親が子どもに称讃を与えることを奨励すべきであるが，親に強調すべき点は，今は再発予防についてであ

り，子どもの生活の正の要素に注目することである。治療者は，こうした"ぶり返し"が起こったとき，子どもがそれらをすぐに処理するのを手伝えるように親が再発と"ぶり返し"の可能性を確実に理解するようにすべきである。再発の可能性については，注意は怠りないけれども事実に基づいた態度を持ち続け，そしてそうした"攻撃"に驚かないよう親を励すべきである。

　治療者はまた，万が一，OCDが"カムバック"しようとした場合の，将来のブースターCBTセッションの必要性についても親に伝えるべきである。重症OCDの子どもの親には，しつこい症状があるという現実と将来症状が悪化する可能性について率直に伝えることが役に立つ。しかし，OCDの"フレーバー"がどんなものであっても，いつでも使えるOCDと戦うための戦略と道具を学んだという事実によって，親を勇気づけるべきである。

　セッション中に，治療者は，来る卒業式の計画についても親と話し合うべきである。

評　　価

　各セッションの間に，治療者は数分を使ってNIMH包括的強迫尺度とCGI尺度による評価結果をグラフ化すべきである。

宿　　題

- 今週の宿題は，イメージまたは現実の再発予防エクスポージャー課題である。
- 症状が不顕性であっても，子どもは不安階層表上の別のエクスポージャー課題を選んでもよい。
- すべてのエクスポージャー課題と同様に，心配温度計を使って，不安に馴れるまで不安の評価をする。

第 15 章

セッション 20：卒業

　カーラは，今日が"卒業の日"なのでわくわくしている。ナディーンはカーラに卒業証書を出し，カーラが自分の業績をどう祝うかを話し合う。カーラと両親はジャーミーに威張り返した物語で一杯になっている。昨日，美術の時間に，カーラは自分の手に絵の具を付けてしまい，洗い落とすことができなかったのだが，とにかく昼食を取りにいった。"ジャーミーは私を全然煩わせなかったわ——ジャーミーは私の領地から永遠に出て行ったのよ。"今ではカーラは，以前ならOCDが邪魔していたことなど，いろいろなことができる。週末にカーラは友達の家に行って一晩泊まったが，ジャーミーはどこにも，トイレの手洗い台にも見つからなかった。

セッション 20 の目標

1) 子どもの成し遂げたことを祝う
2) 子どもに卒業証書を渡す
3) 友達および／または家族に自分の成功を知らせるよう子どもを励ます

子どもの成し遂げたことを祝う

　このセッションは，治療プロセス全体で子どもが成し遂げたことに照準を合わせる。つまり，これは"自慢"セッションであり，セッション中に子どもが

OCDから取り戻した具体的な縄張りを子どもが認識するようにする。過程を思い起こすことは，子どもの新しい物語や地図，OCDのない地図を固めるのに役立つ。OCDが縄張りを取り返そうとする可能性はそのまま認めるが，子どもがOCDに"威張り返す"ために身につけた能力を強調する。子どもの新たな物語は，卒業証書でいっそう固められる。

子どもに卒業証書を渡す

よくがんばったというお祝いの言葉を治療者がペンで書いた卒業証書を子どもに渡す。『オズの魔法使い』に出てくるブリキ男の心臓やライオンの勇気，カカシの脳みそのように，卒業証書は，子どもがOCDに対峙した時に今頼ることのできる技能を目に見える形で思い出させるものである。子どもはもうOCDから隠れる必要はなく，OCDは子どもの支配下にあることを他人に誇りをもって知らせることができる。

お知らせを奨励する

家族と友達に知らせることで，OCDに対する進歩を確固としたものにできる。OCDに対する子どもの勝利は，子どもの能力に対する証言であり，以前の機能不全や失敗とくっきりと対照をなす。多くの子どもはまだOCDのことを他人に話したがらず，治療プロセスを秘密にしておきたがることが多い。誰彼なく話す必要はないが，治療者は，子どもに少なくとも仲間1人あるいは大事に思っているな大人に自分の成し遂げたことを話すことを奨励すべきである。

親の参加

このセッション中に，治療者は，親がもっているかもしれないなかなか消えない懸念があればそれに答え，フォローアップの問題を話し合うことが重要である。親には6週後に予定されているCBTブースターセッションと，万一

OCDが"カムバック"しようとした場合，将来ブースターセッションを受けられるということを念押しすべきである。多くの子どもでは，残遺OCD症状に対処するために1カ月または2カ月に1回のセッションが必要であろう。

評　　価

セッション20の間に，治療者はY-BOCSとNIMH包括的強迫尺度およびCGI尺度による評価を行なうべきである。多くの子どもと親にとって，経時的なOCD症状の減少経過の総括は，"OCDへの威張り返し"でこれまで歩んできた道程の視覚的な良い確認になる。

宿　　題

- 子どもの宿題は，セッション中に選んだ家族と友達に，OCDに対して自分が勝ったことを知らせることである。これは言葉ででも，卒業証書を見せることででも可能である。
- 最後の宿題課題は，子どもの証書を額装したり飾ることかもしれない。
- 6週後のブースターセッションの予約をする。

第 16 章

セッション 21：ブースターセッション

　カーラは，"ジャーミーはどこにも現われない"と報告する。主にカーラは，自分が友達としている新しいわくわくすることを全部話したい。慎重な質問をすると，カーラは，ジャーミーがレストランで食事するのを怖がらせようとした時にCBT戦略を使ったと報告する。それとは別に，カーラは，犬がカーラを狂犬病にするという一連の考えをジャーミーがカーラの頭の中に植え付けようとした後，なでる犬を探した。それ以外にはカーラにOCD症状は全くない。これらのエピソードを話した後，カーラは"先生はいいコーチよ，私はジャーミーをやっつけたのよ，ね？"と言う。これに答えてナディーンは"そうよ，カーラ，そのとおり！"。

セッション 21 の目標

1）子どもの成し遂げたことを祝う
2）道具箱の復習をする
3）再発予防を強化する
4）治療終了に関するお知らせを計画する

チェックイン

　このセッションの焦点は，子どもが成功を治療者や薬ではなく子ども自身に

確実に帰することにとくに注意しながら，子どもの達成感を固めることである。治療者は，子どもが新規または残遺 OCD 症状があれば（願わくば）それをうまく処理するのに CBT 戦略をどう使っているかに照準を合わせて，残遺または新規の OCD 症状について過去 6 週間を総括することでセッションを始める。

道具箱の復習をする

　現在の OCD の状態を確認したら，治療者は，子どもの道具箱の各道具の復習をする。治療者と子どもは，この治療段階中と，必要であれば治療終了から今日のブースターセッションまでの間に OCD を負かすのに子どもが各ツールをどう使ったかの例を思い出すべきである。最後に，再発予防と般化トレーニングを強化するために，治療者は，セッション 19 の間に習った最も適切なイメージエクスポージャー課題を繰り返すべきである。

親の参加

　いつもどおり，子どもの進歩についてのフィードバックの提供をすすめる。これは最後の予定セッションなので，親がもっているかもしれないなかなか消えない懸念や質問があれば治療者がそれに答えることが大切である。もし子どもが OCD に困難を感じていたり，さらにブースターセッションが必要であればいつでもあなたのところに帰って来られるということを伝えるべきである。また，子どもが薬物療法を受けている場合には，薬物療法中止が計画されたらその期間，週に数回ブースターセッションを親に予定するよう言うべきである。子どもが 6〜12 カ月間安定した寛解状態になった後，2〜3 カ月ごとに薬を 25％減らし，その後薬物療法量減量のたびにブースターセッションを 2 回行なうのが，われわれのやり方である。

評　価

適切であれば，ブースターセッションの間に，治療者は Y-BOCS と NIMH 包括的強迫尺度および CGI 尺度による最終評価を行なってよい。

宿　題

- 今日の宿題は，子どもが家族と友達に治療が終わったことを知らせることである。
- どの程度しっかりと子どもが OCD を消し去ったかと発達段階および今後訪れるであろう人生の出来事によるが，フォローアップ受診は毎月から 3 カ月ごとに予定してよい。大体，初年度は 3 カ月間隔の受診が妥当であり，その後は"確認"のためにだけわれわれは毎年子どもを診る。

第Ⅲ部
トラブルシューティング

最もすぐれた学習方法は，できるだけ早く外に出て行って間違えることだ。

——ジム・グスタフソン，医学博士

　ほとんどの子どもはこのマニュアルの第Ⅱ部で述べたような治療から恩恵を受けるが，効果は皆同じではないし，反応があったとしてもきわめてわずかな気の毒な子どももいる。たとえば，ERPにただちに鋭敏に反応しないOCD症状をもつ子どももいれば，身体／自律神経系症状あるいは多動のためにERPに耐えられない子どももいる。この節では，OCDの難しさが最大の時でも治療者であるあなたが正しい方向に進めるように落とし穴を見極め乗り越えることを重点的に取り扱う。第17章では，治療奏功を妨げるよくある落とし穴について述べる。第18章では，症状発現のバリエーションにうまく対処するために標準的な治療に加えることができる治療コンポーネントを採り上げる。家族と学校はしばしばOCDに巻き込まれてしまうので，治療者が家族や学校関係者をOCDから解放する手助けをすることは大切である。第19章と第20章では，家庭および学校における問題の対処法について考察する。これら最後の3章に紹介するアプローチを使って治療者はCBT実施時に最もよく見受けられる落とし穴を同定し処理でき，その結果，治療を再び前進させられる。

第17章
落とし穴

　CBTによる子どものOCD治療に関する1995年の文献レビューのなかで，本著者の1人（J.S.マーチ）はこう書いた。"豊富な臨床データが，認知行動療法は単独でも薬物療法との併用でも児童・思春期OCDの有効な治療法であることを示唆している……患者が速やかに困難な行動変化を起こすのを手伝うにはかなりの技能が要る（March, 1995）"。この言葉には依然として真実の響きがある── CBTは依然として子どものOCDの有効な精神療法的介入の唯一のものである（March & Mulle, 1996）──が，すべての子どもに恩恵があるとは限らず，すべての子どもに一様に恩恵があるわけでもない。したがって，技法の改善の余地はかなりある。

　これに関しては，有能な認知行動療法家と認知行動療法の専門家を分けるものの大半は，いわゆる治療の"落とし穴"を理解してうまく処理する能力である。**表17.1**に，よく見受けられる，CBTが効果不十分となり得る理由をいくつか挙げたが，本章ではそれらについて考察する。もっと詳細な考察に関心をお持ちの読者は，FoaおよびEmmelkamp（1983）の著書『Failures in Behavioral Therapy（行動療法における失敗）』をよく読むのも得る

表17.1　治療失敗の理由

未熟なCBT
思いやりの欠如
発達的要因
CBT施行の際の症状的な落とし穴
薬物療法の必要性：CBTと薬物療法の区別
併存症

ところが大きいであろう。

治療者に関する要因

下手な CBT

　CBTで効果が認められない理由の最たるものは下手なCBTであろう。治療抵抗性の症例として当所に紹介されてくる多くの患者は，実際にはCBTを受けていないのである！　たとえば，患者がリラクセーションやバイオフィードバック訓練を受けたことがあるということは珍しくない。リラクセーションは，OCD治療研究でアクティブプラセボとしてしばしば使われるので（Marks, 1987），こうした患者が回復しなかったのは驚くべきことではない。概して，不安階層表に基づく治療者援助型ERPセッション12〜20回がCBTクールとして平均的に必要であり，それなくしてはほとんどの患者に改善はあり得ない。

　治療者が不安階層表に基づくERPを使っても，治療者のしていることが子どもにOCD儀式を止めなさいと命じることに終始するなら，ほとんどの児童・思春期の子どもは回復しない。ほとんどの子どもはそれができるのならとっくにやっている。こうした状況で欠けているのは，CBTに対する構造化され発達段階に細心の注意を払ったアプローチである。たとえば，移行帯を使って予測可能・コントロール可能なやり方でERPを子どもに選ばせることは，ERPターゲットをどう選択するかという中心問題の解決に大きな役割を果たす。賢明な治療者なら，OCDに関する文献を多読し，われわれのアプローチに固有の典型的臨床例に細心の注意を払いながら自分の独自な臨床スタイルにCBTを適応させるであろう。

思いやりの欠如

　メンタルヘルスの専門家としてのわれわれは，問題を正しく問題として捉えることが決して上手ではなかった。OCDそのものを問題にするのではなく，抵抗や否認，サボタージュのような用語を作りだしてそれを問題にして治療がうまくいかない理由を子どもや親のせいにしていた。親もしばしば同じ落とし

穴にはまり，子どもの進歩が遅いのはやる気のなさのためだと決めてかかる。すると当然，OCDの子どもはERPは元もと難しいのに他人は思いやりがないと感じることが多い。これが，OCDを問題にすることが本書で述べた治療アプローチの礎石となる理由である。

　治療が行き詰まると，治療者（と親）は子どもの努力が十分でないと決めてかかり，子どもに厳しくしたくなることが珍しくない。これは，OCDとは無関係の破壊的行動に対しては正しいアプローチである。たとえば，OCDは子どもが特定の家の手伝いをする能力を妨げる可能性があるが，OCDトリガーと関係のない手伝いを免れる言い訳としてOCDのせいにする子どももいる。何がOCDに関係しているか（あるいはしていないか）を考慮するために家庭生活の他の側面を調整すれば，このような子どもがOCDに取り組む動機を高められるであろう。しかし，OCD治療が行き詰まる時，たいていその理由は，子どもがある特定のERPターゲットまたはターゲット群で行き詰まっているからである。この場合，子どもが不安階層表の高すぎるところを狙ってしまったのかもしれないとか，「1週間休む時なのだ」とでも助言するだけで治療は再び進み始めるだろう。この意味で，コーチとしての治療者の役割は，ぶれずにOCDのマイナス面が治療プロセスを再び前に進ませるのを待つことである。したがって，われわれは抵抗やサボタージュのような言葉を決して使わず，代わりにわれわれが何か，合併症などを見落としているのではないかと自分に問うようにしている。OCDが重症すぎて，治せないとか，患者の努力が不足しているなどと結論づけないようにしている。

治療者が二の足を踏む場合

　一部の治療者に道徳的あるいは個人的な難問を突きつけるOCD症状を示す子どもがいる。2例についてその意味を説明する。

　まず，10代の男子が他の男性の体のしぐさを見たとき，同性愛を誘っているのではないかと思うと訴えた。この男子は同性愛傾向も経験も全くないのに，父親も含む他の男性と同室することに耐えられず，同性愛に関するいかなる文章も読めなかった。経験を積んだ治療者ならば，この強迫観念とそれに伴う回避行動に挑む読み物と状況に，苦痛感が低いものから高いものへと，徐々にこ

の男子をエクスポージャーする手助けをするだろう。しかし，治療者が同性愛を"罪深い"と考えており，個人的にあまりいい気持ちがしないので治療に必要な同性愛的な内容へのエクスポージャーが治療者にとっても耐え難いとしたらどうだろうか？　もっと悪いことに，患者がこういう考えを共有して患者と治療者が両人ともこの問題で葛藤している状態であるとしたらどうだろう？

　第2の例では，患者がばい菌，とくに便座のばい菌の汚染を病的に怖れている。ERPで彼女は公衆トイレの便座に触り，手を洗わないでいなければならない。しかし，治療者が自ら潔癖性であるためにこうしたERP課題の模範を示すことができず課題を作れないとしたらどうだろうか？　治療者は自分自身がいけない方向に患者を導くことはできないのは明白である。このことから，治療者が患者と協力するのにリスクを負うことや不確実性を許容する能力が重要になるのである。

　認知療法からアプローチするなら，たとえば潔癖症の人の明らかに誤った考えのような非機能的な信念を修正しようとするだろう。これは明らかにうまいやり方ではない。ERPは信念を変える方法ではなく，信念を扱うことはOCDの症状に馴化が起こるまでは控えるべきである。したがって，治療者がOCDの一部の症状について不快感をもつ場合には，治療者自身が自分の不快感に直面することがERPを進めるために不可欠である。なぜなら，"正常を越える"ことがOCDからの回復の鍵だからである。いったん患者が必要なERP課題をやり遂げてしまえば，"何が適切あるいは正常か"を決める患者と家族しだいである。必要なERP課題の模範を治療者が示すことができない時には，より経験を積んだ認知行動療法家のしっかりした指導が，治療者自身の限界の克服に役立つであろう。その他の場合についても，強迫観念の内容があまりにもやっかいで処理困難であれば，特定のOCD患者については他の治療者に委ねるほうがいいだろう。

発達的要因

　われわれの経験では，この治療プロトコールで用いられる認知行動療法的な戦略は5歳から18歳までの子どもに確実に有効である。しかし，各治療セッ

ションで発達上の配慮事項を考察した際に指摘したとおり，子ども1人1人の認知機能や社会的成熟度および注意持続能力のレベルに合わせてCBTのやり方を調整すべきである。治療者は，発達上の配慮を念頭に置いて，定められたセッションの目標からの制約の中で治療を組み立てる柔軟性をもつべきである。認知的介入はとくに，患者の発達段階に合わせた調整を必要とする。たとえば，思春期の子どもは，年少の子どもほどOCDにニックネームをつけるのを面白がらないのが普通である。数は少ないが子どもによっては抽象的な思考が苦手な子どもがいる。彼らにはOCDを本人にも責任がある困った癖として外在化してやるほうがよい。家族を巻き込まないOCD症状の患者に比べて，家族を巻き込んだOCD症状をもつ患者には治療計画作成時と施行時に家族の関わりがより多く必要だろう。しかしながら，発達上の配慮は治療中ずっと念頭に置いておくべきであるが，治療セッションの全体的な形式と目標はすべての子どもで同じである。

CBT施行時の症状的な落とし穴

表17.2に，CBT施行の妨げになり得る症状的な落とし穴のうち，よく見受けられるものを挙げる。

心の中の儀式

エクスポージャー期間が十分であったにもかかわらず子どもが馴化しない時には，ERP課題中の不安を低減するために子どもが心の中の儀式を使って，前の強迫行為と置き換えているのかもしれない。よく見受けられる心の中の儀式には次のようなものがある。①"儀式をやったら何か悪いことが起こる"ということによってOCDに餌を与える。②次にできる時に儀式（たとえば手洗い）をすれば十分だと心の中で言う，③全く新しい儀式（たとえばお祈り）を発明する，④以前あった安心探しの事例を思い出すことによって親の代わりに自分を安心させる，⑤あるいは単に"今回は構わない"と言う。こうした儀式は，見つけてしまえば不安階層表に入れてなくすことができる。しかし，心の中の儀式の使用は，選んだERP課題が実際には難しすぎること，および不

安階層表を少し戻るのが適切であろうことを示している可能性があることを認識しておかれたい。

安心探し

子どもは親や友達から安心させてもらうのが非常にうまく，そうすることは多くの場合有用な社交術である。しかし，子どもが能動的回避行動として安心探しをしているのであれば，消去手法が必要である。安心探しは顕性・不顕性および言語的・非言語的のどちらでもあり得る。顕性の安心探しの例としては，直接質問する，顔の表情で共感的な安心を求めるなどがある。不安から逃避したり儀式を遅らせるために不適切にすり寄ってきたりまとわりついたりすることは，不顕性であるがやはり明白な非言語的安心探しの例である。不顕性かつ言語的な安心探しはきわめて巧妙なことがある。たとえば，子どもはこれから起こる結果が避けられたことを自分自身に保証するために ERP 課題とは無関係な未来の出来事について尋ねるかもしれない。このような能動的回避行動を見つけたら，馴化が起こるようにこれらを妨害しなければならない。

"逃げだす"

心配温度計の"温度"がエクスポージャー課題中にレベル 2 以下まで下がるのを子どもが待てなかった場合，現実エクスポージャーをいくつかやった後も依然として不安が残る可能性がある。不快感情は通常 20 分か 30 分以内に薄らぐが，不安がベースラインに達するのに 1 時間以上かかることは珍しくない。心配温度計を使ってエクスポージャー課題中ずっとある間隔で不安を評価して馴化曲線を作ることが，子どもが途中で（つまり不安が馴化する前に）投げ出さず確実にエクスポージャー課題をやり通す一方法である。しかし，

表 17.2. CBT でよく見受けられる症状的な落とし穴

心の中の儀式
安心探し
"逃げ出す"
性急な儀式
儀式の先送り
失敗恐怖
完治神話
薬物治療への過剰な期待
家族内の制約（この問題に関する考察については第 19 章を参照）

ERPの途中での能動的回避が頻繁に起こる問題である時に普通とる解決策は，成功を保証するために不安階層表を戻ることである。最初抵抗しようとした後で屈服して儀式をすることはOCD側に強力な増長作用をもたらすので，能動的回避が稀に起こる問題であってもそれは大問題である。このような状況では，ERPを"Y"つまり分かれ道と考えてと子どもに助言すると良い。子どもは，いったんこの"Y"のERP側に進んだら最後まで頑張り通さなければならない。しかし，ERPを始めるのが大変すぎるようなら，もう一方の道をとること，つまり積極的なエクスポージャーを完全に避けることあるいは消極的なエクスポージャーでできるだけ儀式に抵抗することは不面目ではない。やって失敗するより"今回は"OCDのほうが強いと認めるほうがたいていはよい。

"性急な儀式"

多くの子どもは，外に遊びにいったりテレビを見たりできるように宿題や用事をなるべく早く済まそうとする。OCDでも同じである——子どもは，できるだけ早くできるだけ差し障りがないように儀式を済ます"性急な儀式"戦略をしばしば使う。このやり方は当然馴化の機会があってもそれを阻んでしまう。幸いにも，ERP課題は概して，急いで行なわれる儀式より長くはかからないし，短くて済むこともある。何事も早く済ませて遊びに行きたい子どもにとって，さっさと終わる行動療法の宿題をしてERPを進めようと伝えることは，非常に有効なときもある。急いで行なわれる儀式は移行帯のなかにあることが多いので，次のERPの優れたターゲットになる可能性があることになる。最後に，ある特定の回数にこだわる儀式をもつ子どもに対して時間を制限するERP課題があった場合，こだわりの回数を制限時間内に押し込めるような"性急な儀式"をやっていないか確認することも大事である。

儀式の先送り

連続したERP施行全体で馴化したように見えても，実は子どもが儀式を先送りしてやっていると，同定したOCDトリガーが不安階層表から消えない場合がある。たとえば，他人がいなくなるまで子どもがお祈りや手洗いや確認

を遅らせることがある。今，目の前に明白なトリガーがないのに子どもが儀式をやっているのを親が偶然に発見する以外で，儀式の先送りを知る方法は，直接質問したときだけである。子どもが儀式を先送りさせているのであれば，儀式妨害が第一選択治療法である。子どもが手助けを必要としているのなら，子どもが儀式の先送りをうまく止める手助けをするサポート構造を作る必要がある。たとえば，皆が寝てしまった後で夜遅くに手洗いをしている子どもは，その特別な ERP 課題に馴化するまでの 1 週間か 2 週間，きょうだいか親と一緒の部屋で眠ることが必要かもしれない。

失敗恐怖

治療者や親や教師が子どもの改善を待ちわびるようなとき，子どもは失敗恐怖や彼らを失望させる恐怖から ERP に抵抗することがある。失敗する恐怖は過剰な自己批判につながり，他人を失望させてしまうのではないかという恐怖や，また実際に本当に失望させてしまったりすると，子どもは失敗を繰り返すことを極端に嫌がるようになる。さらに，プレッシャーを受け改善しないことはけっして許されないことだ，常にヒットを打ちつづけなければならないという感覚を起こすようになる。失敗恐怖は，対人恐怖をもつ子どもおよび／または自尊感情を支える以外に理由もなく頻繁に子どもが褒められているときに，とくに多く見受けられる。子どもの気分をよくしたいという親であれば当然の傾向が裏目に出る。家庭の中で何を強めたいのかはっきりしていないような強化は最小限にとどめるようにさせることで，子どもが親を失望させるという心配を抱かせないで ERP を行なうことができる。治療者が「OCD を打ち負かすことが世界中のどんな褒め言葉よりも自尊感情を高めるのだ」と言うだけで，親はたいていこのアプローチを理解する。OCD で他人を困らせるのをやめてほしいという家族の長年のたまりにたまった欲求のほうが最も問題である。誰もが OCD を終わらせてどうにかしたいと考えている場合，ささやかな改善があったばかりに，儀式をやめてくれという家族からの欲求が激増するのではないかと子どもが心配することがある。実際そうなることもよくある。このことは，以前は優秀な生徒だったのに OCD のために学業不振になった場合や，OCD のために親が休職したり夫婦喧嘩をしている時によく見受けられる。こ

の場合，他の内科疾患をもつ子どもの親に接する場合と同様に，親に辛抱強くなるよう助言することによって治療構造をコントロールできる。親に対して，今，ERPが可能なのは移行帯／ワークゾーンだけなのだと不安階層表を用いて示すことで，子どもがERP課題に取り組む意欲を高める鍵となる。第20章で述べるが，子どもの治療に対する反応によっては，一学年を棒に振ることがある。学校関係者が病気の子どもに対して適切に支援をするよう求めることも大事である。

完治神話

　当たり前であるが誰もがOCDには消えてほしいと思っており，フロイト以来の精神療法の文化では，よい治療であれば，治る可能性があるというだけではなく，治るのが当然だと思われている。幸いにしてほとんどの患者はCBT単独，あるいは薬物療法との併用でかなり改善するが，残念ながら，われわれの患者で完全寛解に至るのは20〜30％だけである。それ以外の5〜10％は良い治療を施行しても依然として重症である。ほとんどの患者に，治療がうまく終わっても取り組むべきOCD症状がいくつか残る。こういう理由で，OCDは出たり消えたりする傾向をもつ一生の病気であるということを治療の初めに子どもと親に指摘しておくことが大切である。こうすると，関係者全員が治療転帰を受け入れやすくなる——つまり，改善度は"きわめて顕著"から"顕著"であるが，残遺症状もあり得るということである。このことについてわれわれは子どもに，治療の目標は無症候性OCD——つまり，OCDがまだ少しうろついていることは子ども以外の誰にもわからず，子どもはOCDを寄せ付けないで快適だと感じている状態——であると話す。

薬物治療への過剰な期待

　薬は強力な手助けである。薬に関する神話は残念ながら，薬が魔法のようにOCDを追い払ってしまうまでOCD患者とその親を無為にしてしまうことがある。この態度が非生産的である理由は3つある。まず，薬物治療の恩恵は治療8〜12週の間に，患者が不安階層表の頂点に到達しようとしているその時に偶然最大効果に至るので，重症患者でとくに薬物療法とCBTの併用

が奏功するようにみえる。さらに，実証的な文献は，セロトニン再取り込み阻害薬による治療は通常 OCD 症状を 30 〜 40％低減させるということをわれわれに教えてくれるが，これは治療開始前と比べてどのくらい順調かと患者に尋ねたときに，中等度から顕著な改善が報告されるという意味である。しかし，臨床的研究対象となった薬物療法のみの患者のうち，無症状状態に到達するのは 20％未満である。このことは，薬は有用であるが，万能薬ではないということを示唆している（March, Leonard & Swedo, 1995; March, Frances ら，1997）。

　第二に，患者が CBT 併用治療を受けていない場合，投薬を中止すると患者の大多数は再発する。CBT は治療結果に持続性を与える（Leonard, Lenane ら , 1991）。

　第三に，Marks らが行なった研究で，エクスポージャーをしないように指示すると薬物療法の恩恵が完全に弱くなってしまうことを証明している。この研究では，クロミプラミンと ERP の併用治療患者は非常に改善した。別の患者群には，OCD をトリガーするものを避け，回避が不可能な場合には好きなように儀式をするようにという指示がなされた。このようなアンチエクスポージャーの指示によってこの患者群では薬物療法の効果がなくなってしまった。ERP は薬物療法が効果を発揮するのに必要である。OCD に対する場当たり的・自然発生的な抵抗に頼るのではなく，CBT を行った方がよい理由を説明する時，この研究を引用するととても役に立つ（Marks ら , 1988）。

　症状と患者の好みがさまざまに影響して，結局薬物療法を開始することになるが，その場合でも薬物療法は"腕用浮き輪"のようなものだと説明している。水泳を覚えるとき，浮き輪は確かに役に立つのだが，もっとも大切なものは自分が泳ごうとする努力である。このやり方を用い，本書で説明した治療プロセス変数を強調すると，CBT を拒む子どもはほとんどいないし，ERP という大変な仕事をしないで薬物療法に頼る傾向は最小限に抑えられる。

薬物療法の必要性：CBT と薬物療法の区別

　すでに述べたとおり，ほとんどの子どもは人間関係あるいは学校環境にお

ける問題行動が原因でメンタルヘルスの専門家のもとを訪れる。臨床家の課題は，そうした問題行動の土台となっている正常な発達への制約に照らしてそれらの問題行動を理解することである。多くの行動はある意味で問題であるが，全部が全部，徴候的行動でさえ薬物療法による管理の標的として適切であるわけではないし，さらに言えばCBTの標的としても同様である。たとえば，ADHDの子どもではじっと列に並んでいることは随伴性マネジメントのターゲットであるが，刺激探索行動の低減と，覚醒状態の向上は薬物療法によって管理されるほうがより適切である。可能な場合は必ず，心理社会的介入と対比させて薬物療法介入の標的症状を明確に定義することが重要である。OCDの場合，薬物療法は強迫観念と随伴感情を減らすと同時にOCDに抵抗しやすくするという考えを伝えるために，われわれはたいてい電球の調光スイッチのたとえを使う。逆に，OCDに抵抗するかどうかは，常に子どもの決断に委ねられている。これが，子どもが治療を選びとっていけるという基本理念の本プログラムが多くの子どもたちに役立つゆえんである。

　多くの専門家（March, Francesら, 1997）と同様に，われわれは通常，可能ならCBT単独で始めることを勧めている。しかし，重症のOCDや，CBTを妨げる恐れのあるパニック障害やうつ病などの併存症をもつ患者は，薬物療法から始め，薬によって少し症状が緩和されたらCBTを追加したいと考えることが多い。患者が週1回のCBTのみから始めて，患者が非常に努力してOCDに抵抗しようとしているにも関わらず6～10週以内に満足のいく進歩がないのであれば，たいてい薬物療法の追加が得策である。多くの患者では，最初から両療法を用いるのがよいであろう。なぜなら，両療法を併用すると，とくに抵抗が難しいOCD症状への効果が大きい可能性があるからである。多剤併用療法を試して"失敗"した多くの患者をわれわれは見ているが，うまく処方された標準的薬物療法＋CBT＋必要に応じた専門家の介入に戻ると，多剤投与よりも確実に難治性の患者を治る患者にできるという経験をわれわれはしている。

併存症

　本書の冒頭の数章で述べたとおり，併存症は，OCDの診断と治療の両方を複雑化する。一部の症例では，チック障害や思考障害などの併存症があると，安定剤の追加などの，OCDに対して増強的にかつ併存症に関しては付加的な追加治療をしなければならない。別の症例では，ADHDのための中枢神経刺激薬などの治療は，別の症候群をターゲットにしている（March, Wells, & Conners, 1995; March, Wells, & Conners, 1996）。治療計画策定における併存症の影響に関する包括的な考察の中でClarkinおよびKendallは，治療はそのターゲットに合わせられなければならないという，明白であるのにしばしば疎かにされる点を指摘している（ClarkinおよびKendall, 1992）。われわれは通常，各介入の治療転帰を慎重にモニターしながらOCDおよび／または併存症に適切な治療を"節約の原理"に従って併用することを勧めている（March, Leonardら, 1995; March, Francesら, 1997）。たとえば，破壊的行動障害（DRBs）は，概念的には報酬の顕現性の問題として一部説明できる。したがってDRBsの治療では，患者が怒りのマネジメントを行なう認知訓練を用いながら報酬と罰を操作する（March, Wells, & Conners, 1996）。うつ病は，関係性の喪失の問題であると概念的に説明できる。うつ病のCBTでは治療者は，精神内界のものであれ対人的なものであれ仕事やスピリチュアルなものであれ，よりよい関係につながるように患者が思考と行動を変えるのを手助けする仕事をする。ここで見てきた子どものOCDに対するCBTプログラムのように，不安障害の場合のCBTは，不適切な不安への馴化や消去を促進することを目的としている。これらの治療法はどれもそれぞれしっかりとした研究文献による証拠に支えられており，具体的な問題にCBTを用いるにあたって医療関係者の手引きとできるマニュアルもある。

　表17.3に，一般的な併用療法をいくつか列挙し，CBTに関する適切な文献を挙げる（完全な引用は参考文献の部に収載する）。CBTが挙がっている場合，OCDのための介入をこれら他の疾患の介入と適切に組み合わせることが前提である。

表17.3 併存症が合併する場合に推奨される OCD の治療法

併存症	第一選択治療法	CBT 参考文献
強迫スペクトラム障害	SRI + CBT	Peterson, Campise, & Azrin (1994)
トゥレット症候群	CBT + SRI + 神経安定薬	Peterson ら (1994)
パニック障害または対人恐怖	CBT + SRI または CBT 単独	Barlow & Craske 1989)
うつ病	CBT + SRI	Lewinsohn, Clarke, & Rohde (1994)
Ⅰ型またはⅡ型双極性障害（気分安定薬のみで寛解）	CBT + 気分調整薬 ± SRI	Lewinsohn, Clarke, & Rohde (1994)
統合失調症	SRI + 神経遮断薬	McEvoy ら (1996)
注意欠陥・多動性障害	CBT + SRI + 中枢神経刺激薬	Barkley (1995)
破壊的行動	SRI + CBT + 家族療法	Barkley (1995)

注：SRI = セロトニン再取り込み阻害薬；CBT = 認知行動療法。

多職種によるチーム治療

　子どもの OCD の治療奏功には，精神療法家や行動療法家，精神科医および家族療法家などの多様な専門家たちが協力して役割を果たすことが必要である。これら全分野に一様に精通している臨床家はほとんどいない（たとえば，精神科医は行動療法にあまり長けていないし，心理士は薬物療法にあまり長けていない）。さらに，大規模な学際的グループや地域精神保健センターなどの多くの場では，小児精神科医が診断および薬物療法コンサルタントとして機能し，OCD 治療の他の側面は他の専門家が担当するのが普通である。とくにこのような場では，OCD の子どものために多職種による治療計画を開始するには，さまざまな治療者らが協調しながら治療プログラムのさまざまな側面を実施する必要がある。チームの各人はそれぞれに異なる理論背景を持ちながらも，各人の役割はこのマニュアルで述べたような一般的な神経行動学的枠の中に組み込まれなければならない。こうしたアプローチをすれば，それまで難治性と

された多くの子どもを治していくことができるだろう。標準的な治療に容易に反応しない子どもや，複雑な内科的あるいは精神科的疾患をもつ子どもを相談や最終的治療のためにOCD専門クリニックに紹介することを考慮すべきである。

家族および学校の制約

本書全体を通してお気づきのとおり，OCDの子どものケアにおいては家族と学校の問題が繰り返し出てくる。OCDは家族を巻き込みおよび／または学業の妨げとなり，家庭および／または学校の問題がOCD治療の制約となることもある。家族と学校関係者をOCDから解放することは治療奏功のひとつの鍵であるので，家庭と学校環境におけるOCDについては第19章および第20章でそれぞれ詳しく述べる。

まとめ

多くのいわゆる"扱いにくい"OCDの子どもは，熟練した臨床家による治療の恩恵を受けたことがなかったのである。理想をいえば，OCDの子どもは全員，児童・思春期の子どもに最適化されたCBTを受けるべきである。CBTへの反応が鈍ければ，セロトニン再取り込み阻害薬を追加すべきである。重症度の高いOCDの子どもや合併する併存症をもつ子どもには，薬物療法の助けがなければCBTは不可能であろうから，薬物療法から始めるのが適切であろう。この状況にいる子どもと家族の中には，薬物療法自体を避けたがったり，副作用を避けたいのでCBTのみを希望する場合があるかもしれない。現在の治療法では完治はないが，正確な診断と熟達したCBTを行なえば，ほとんどの子どもが再び正常な発達段階を歩み出すのを手助けできる

第 18 章

特別なヒント：補助的な治療介入

　Lee Baer（1991）が『Getting Control（「強迫性障害からの脱出（越野好文・他訳，2000）」』で指摘しているように，多くの OCD 患者は標準的な治療介入の範囲内にきちんと収まらない症状を示す。おそらく，筋肉の緊張が強く，落ち着きのなさが原因で ERP は困難である。パニック発作レベルの不安は，呼吸困難も含め，ERP の妨げとなり得る。患者の OCD には，簡単に ERP に到達できない主として精神的な現象と儀式が含まれているだろう。なかには，エクスポージャーで馴化する強迫観念も不安もない，OCD というよりはチックのような OCD もある。その患者は，抜毛癖や皮膚をむしるなどの強迫スペクトラム障害のひとつに罹っている可能性がある。

　本章では，容易に ERP に反応しない各種症状をもつ患者に役立ついくつかの特別なテクニックの要点を述べる。具体的な介入としては，不安マネジメント訓練，思考停止，飽和，集中訓練，ハビットリバーサル，およびいくつかの具体的な強迫性緩慢への介入がある。第Ⅱ部で述べたほとんどの OCD 患者に必要な介入方法とは異なり，ここで述べる介入方法はそれらの標的がその障害をもつ一部の子どもにしか生じないので，補助的かつ任意選択的である。これらを用いないと治療の進歩は満足のいくものにはならないかもしれないが，大部分の症例では不要である。

　しかし，まず警告を一言したい。前章で述べたとおり，症状の多重性は OCD 以外の精神疾患と関連している可能性がある。各症状群には，本章で採り上げることはできないが，患者の治療奏功に重要である可能性がある認知

行動療法がある（ClarkinおよびKendall, 1992）。たとえば，抑うつ性OCD患者は，うつ病の認知行動療法の恩恵を受けるであろう。対人恐怖や全般性不安障害やパニック障害など，他の併存不安障害をもつOCD患者は，症状がOCD治療を妨げているのなら，あるいは単に患者を煩わせているのであっても，それらの他症状の治療を一部施行することから恩恵を受けるであろう。ERPをしている間にパニック症状のような不安を示す子どもにはその症状に応じた介入を行なうとよい。たとえば，眩暈を訴える子どもには椅子を回したり，窒息不安を訴える子どもにはストローで空気を吸う練習などによって馴化を促すようにする。こうした併存症状を標的とするのにわれわれが用いる治療プロトコールを得るための指針を**付録Ⅲ**に収載した。

不安マネジメント訓練

　不安マネジメント訓練（AMT）には，子どもがERP課題中に使える，身体／自律神経症状を管理するための具体的戦略（呼吸訓練，リラクセーション訓練）と不安低減のためのイメージリハーサル戦略がある。AMTは，ERP中にあまり緊張し不安になるので必ず"逃げ出し"，そのために馴化が妨げられている子どもに有用である。ほとんどの子どもはリラクセーションも呼吸訓練も必要としないが，必要とする子どもはこうした戦略が使えれば，ERP中に能動的回避策を取る可能性はずっと低くなる。われわれはたいてい3つの戦略——呼吸訓練，リラクセーション訓練，およびイメージリハーサル——を全部紹介し，適切なら子ども一人ひとりのニーズに合わせるために簡略版認知訓練と併用する。AMTには，たいていセッション2か3の後に追加セッションが必要となろう。

呼吸訓練

　緊張すると，多くの子どもは横隔膜を緊張させる傾向がある。そうすると胸部上部に吸気が閉じこめられるので"息をする"ことができないと感じる。そのため，呼吸が制限されているという感覚が，さらに不安を誘発させる身体内部感覚の合図となる。この作用は明らかに，パニック／不安障害の症状と重複

しており（Barlow, 1992），OCDの子どもではしばしばパニック障害そのものではないにしてもパニック発作レベルの不安が伴う。

　この作用について説明するために，治療者は，自分の胃がどんなふうに，息を吸うと外側に出て息を吐くと内側に引っ込むかを見せて腹式呼吸をやって見せる。次に治療者は，子どもが不安な時の呼吸に起こるのと逆のことをやって見せる。次に，子どもも違いを体験できるように，子どもに練習するように──一方の手を臍のちょうど上の胃の上に置き，もう一方の手を胸の上に置いて──言う。こうすると子どもはどの筋肉が順番に呼吸に関係するのかを感じることができる。次に治療者は子どもに，自分自身に"リラックス"と言いながら鼻でゆっくりと息を吸ってからゆっくり吐くように指示する。子どもはこれを数回実践する。治療者は，数を数えて，適切な速さで子どものために"リラックス"と言って手助けしてよい。子どもが横隔膜を使うのが難しい時に有効なやり方として，子どもに息を吸って"ハ，ハ，ハ"と言わせる（"ハ"は横隔膜を使わないと言えない）。子どもが横隔膜の位置を知ったら，横隔膜の上をゆっくり押しながら，まず息を吐いてと子どもに言う。次に，子どもは（上記のように）鼻からゆっくり息を吸って，横隔膜をまた拡げさせる。子どもには，この呼吸法は練習が必要で，馴れるまでは簡単ではないとはっきり伝えることが大事である。子どもがお尻の方向に"一種の波のように"息を吐くよう助言するといいかもしれない。年少の子どもは息を吐く練習にシャボン玉を作るのを喜ぶことがある。このように呼吸することを初めて学ぶ時，子どもは仰向けにさせて練習するとよい。この姿勢で腹部に柔らかい物体を置いて，息を吸うと物体が持ち上がり，息を吐くと下がるのを観察してもいい。特に不安な時は，口からゆっくりと息を吐ききってしまうまでに3つ数えるくらいの長い呼気法を子どもに教えるとよい。治療者は，バスケットボール選手がシュートを打つ前にファウルラインのところでどうやってこの種の呼吸をするかのたとえを使ってもよい。子どもが腹式呼吸ができるようになったら，いよいよ深部筋弛緩法である。

リラクセーション訓練

　リラクセーション訓練は成人OCDの行動療法では有効性のないコンポー

ネントであることが証明されているが（Marks, 1987），緊張しすぎてERPが非常に困難な子どもに有効なことがある。その通常形式は深部筋弛緩法であり，最終的には子どもがERPのストレス下にあってもリラックスするように，系統的に大きな筋肉群を緊張させ，つぎに弛緩させることからなる。

　リラクセーションは，子どもが積極的にやる気をみせてから教えるべきであり，各ステップを指示どおり子どもにやらせてみてから最後に全ステップをひとまとめにする。われわれはまず子どもに，仰向けか座るかどちらか楽な姿勢を取るように指示する。次に治療者は，頸部筋肉から順に，各筋肉群を緊張させた後弛緩させるという方法を紹介する。子どもに，（子どもの年齢とニーズに応じて）5か10まで数えながら肩をすくめて頸部筋肉を緊張させ，次に1まで逆に数えながら筋肉を弛緩させるよう指示する。次に，子どもに首回しをさせ，初めは首を前に倒して顎を胸につけてから左右のどちらかに回し，背中側に倒し，そして左右反対側に回してからゆっくりと前に倒させる。これを1, 2回繰り返す。首の次は腕で，やはり同じ数だけ数えながら掌を上にして前に突き出して緊張させ，次に逆に数えながら弛緩させる。この筋肉群の緊張と弛緩を，手，胃，脚，最後に足の順に続ける。その後，これらのステップを足から頭まで繰り返してもよい。この運動の最初と最後に子どもに腹式呼吸をさせること。

イメージ想起

　AMTの最後の要素は，子どもが楽しくリラックスして平和だと感じる場所を想起することを通じてリラックスするのを手助けすることである。好きな場所を想像するよう子どもに言った後，治療者は子どもに，何を想像したか詳細に——匂い，味，光景，触感など——説明するように言う。子どもが視覚化しづらい場合には，治療者がその経験の案内役となってイメージ想起シナリオを用意すると，子どもが想像力を使いやすくなる。内容は海岸や森などの落ち着いたリラックスできる場所に限らないし，目に見える想像でなくてもよい。感覚嗜好が視覚よりも聴覚優位である子どもには音楽も同じくらい有効である。ユーモラスな考えあるいは愉快な考えも適切である。重要な点は，その想像がリラクセーションを招く陽性感情を生むことである。セッション中にイメージ

想起をする時，たいていわれわれは子どもに深部筋弛緩法の終わりにイメージ想起を勧め，呼吸訓練も採り入れる。ただし，イメージエクスポージャー課題中にはイメージ想起は使ってはならない。筋弛緩法と呼吸訓練についてはそれを使わないとエクスポージャーができない場合は使ってもよい。

簡略版

不安緩和法はおおむね不安を低減することが多いが，AMTの目標は，ERP中の不安や他の不快感情を減らす"道具"を提供することである。したがってERP課題中には簡略版AMTを使うほうが実際的であることが多い。この簡略版では，3，4回腹式呼吸をした後，5〜10数える間両拳および／または足の両方を緊張させてから弛緩させ，その後3，4回呼吸をし，必要に応じてこのプロセスを繰り返すように子どもに指示する。不安を両拳で鷲掴みにしその手を振って緊張をすっかり払い落としている自分を子どもが想像するのが役立つこともある。身体的な不安症状が減ったら，子どもは，認知訓練中に紹介されたセルフトークも使うべきである。

深呼吸と深部筋弛緩法の流れを最初から最後まで子どもと一緒に一度行ない，心配温度計を使ってリラクセーション前後に子どもの不安レベルを評価して，難しいところがあればそれを直す。こうすると，子どもの身体へのリラクセーション効果を高められる。第2の実践は，課題中ずっと心配温度計を用いて，イメージまたは現実エクスポージャー課題をしている状況で起こり得る。子どもに毎日リラクセーション法を実践してもらい，毎回実践前後に不安レベルを評価して宿題シートに記録するように言う。エクスポージャー課題中にこれらの新しいリラクセーションツールを使うことを子どもに勧める。

AMTを使うにあたっては，不安をなくすことが目標ではなく，ERP中に不安の馴化が起こるよう不安を処理しやすくすることだということを覚えておくことが大事である。

思考停止

思考停止は，強迫観念および心の中の儀式を中断，時には停止させるのに使

えるテクニックである（Emmelkamp, Bouman, & Scholing, 1989）。実践が簡単なこのテクニックは，強力な拮抗する刺激を使うことでOCDから注意を逸らすことである。思考停止には基本構成要素が2つある。①大声で"ストップ！"と自分に言いながら，②同時に左手首に輪ゴムをぱちんと弾くことである。この若干変わったやり方の目的は，一瞬"脳をびっくりさせ"て強迫観念を中断し，子どもが"道具箱"戦略に戻れるようにすることである。たとえば，"ストップ"の後すぐに，子どもは，脳がまた自分をからかっているのだということと，自分が感じている心配はどうでもよいものだし無視しても安全だと独り言を言ってもいいだろう。つぎに，子どもは，長い算数の問題，あるいはレシピを思い出すことや漫画を読むことなど，強迫観念と拮抗する何かを頭に思い浮かべる。強迫観念が中断されたら，子どもは自分の標準的な認知的戦略を実行すべきである。なぜなら，思考停止によって得られる一瞬の気分転換は，OCDの完全な一時休止とはならないからである。強迫観念が戻ってきたら，その強迫観念が終わるまでこのプロセスを繰り返す。

　思考停止を実践している時，子どもはその思考を追い払おうとし過ぎて苛立つことがある。治療者は，（まるで象を追い出そうとしているかのように）子どもに思考の追い出しを勧めすぎない。それまでOCDに占拠されていた時間と空間が，他の考えに自然と置き換わるように，OCD思考が譲るに任せるよう勧めるべきである。役に立つたとえとして，子どもが自分の思考を何か他の物に向けると最終的に"関心を払わないで"いられる"バックグラウンドノイズ"にOCDをしておけるというものがある。よい代替思考とはそれ自体が子どもの注意を簡単に引き付けるようなものであって，強迫観念をとめるために子どもが努力して考えるものであってはならない。瞑想の呪文や祈りの言葉によく似た繰り返しの代替思考が使えることもある。一部の子どもは歌やラップが効果的な代替思考であることを発見している。ユーモラスな感情や暖かい感情が湧くような歌や思考は，強迫観念のみならずそれに随伴する感情も代替するのでとくに強力である。子どもが自分の嗜好と興味をこの思考停止ツール用に適合させれば一番よい。

　思考停止を教える時には，強迫観念を考えるように子どもに言ってから，手を叩きながら"ストップ！"と叫ぶことで模範を示すといい場合がある。その

自然な結果としては，驚きがOCDと入れ替わることである。このようにして子どもは実際に，驚きによるOCD思考の中断を体験する。これをやった後，ただちに子どもが好きなスポーツチームやTVプログラムなどの具体的な話題について話をする。もちろん，驚きのレベルは適度でなければならないし，例を示す前にこのやり方について説明すべきである。

飽　和

　強迫観念はそれ自体馴化に鋭敏に反応するはずの嫌悪刺激であるのだが，実際にはアプローチしにくいとされている（Neziroglu & Neuman, 1990）。飽和は，エクスポージャーに基づく強迫観念馴化の技法である。飽和では，強迫観念は子どもに対して，相当に長い時間提示される。たとえば，子どもに15～20分間強迫観念を思い出す（あるいは考える）ように指示してもよい。このようにすると子どもは強迫観念に飽和する（つまり飽きる）。第8章で述べたとおり，1分間エンドレス再生レコーダー（留守番電話応答機に使用されているようなもの）を使ってできることもある。患者に強迫観念が浮かんだら逐語的にそれを書き留めるように言う。強迫観念を書き留めた後，強迫観念に伴う感情にできるだけ声の調子を合わせてあなたの前でレコーダーに録音するように患者に言う。たとえば，死の恐怖をもつ子どもは，恐れている結末をそれが実際に起こったかのように詳しく説明するであろう。1日に1回，30～45分間のセッションを設けて，その間に患者は録音を繰り返し聞き，できるだけ苦痛が生まれるようにする。強迫観念のみという患者は稀であるから，たとえ強迫観念のみをもつ患者においては，ほとんどの強迫観念の後に心の中の儀式が続く。したがって，強迫的な不安が馴化するまで心の中の儀式をさせないことが重要である。子どもによっては，このためには，治療者が飽和のやり方（これは録音できる）を通じて患者を積極的に導いてやり，治療者援助型の儀式妨害が儀式の回避を許さないようにする必要がある。ここでもやはり，不安階層表に従って刺激を提示し，その刺激を耐えられるものにするために，飽和を用いて移行帯からターゲットを選ぶ。その意思決定には子どもを巻き込むことが大切である。

集中訓練

それをすることで一切の切迫感が失われるまで実行されるのが強迫行為であるということを除けば，集中訓練は飽和に似ている。集中訓練は，"きちんと"型強迫行為をもつ子どもにとくに役立つ。たとえば，対称に――右を2回叩いたら左を2回――叩かなければならない子どもがいるとしよう。反応性抑制（その行動をする衝動のほとんど感覚的な消失）が起こるまで，この強迫行為を所定の時間，たとえば4分間，多分1分の短い休みを挟んでさせるのである。これには通常は30～45分かかるが，10分しかかからないこともあれば1時間半かかることもある。子どもが日常生活で自然に強迫行為をしなくなるまで毎日実践を続ける。同じ指針が集中訓練と飽和に当てはまり，実践する症状を子どもが選ぶ。子どもが実践の時間と場所を選べることでとまどいが減るので，当惑する強迫行為であってもこのやり方で対処できる。逆に，凝視儀式や安心探しなど，環境的なトリガーやサポートにそれぞれ依存する強迫行為は，集中訓練への反応性は低そうである。

ハビットリバーサル

手洗い儀式に先行する汚染恐怖のような陰性感情，たとえば不安や罪責感，嫌悪はERPにうまく反応する。しかし，すべてのOCD症状に陰性感情が関わっているとは限らない。一部のOCD患者，とくにチック障害との境界線上にある症状をもつ患者は，駆り立てられる感情として"不全感"を示す（つまり，行為が"十分に"または"きちんと"完了されなければならないという気持ち）。これには常同的な繰り返し儀式を伴うことが多い（Rasmussen & Eisen, 1992）。衝動に突き動かされたチック様の繰り返し儀式をする患者もいる。少数の患者は，自傷したいとか何か壊したいなどといった自分に向かうとても耐え難い攻撃的な強迫観念をもつ。それに対するエクスポージャーは明らかに不適切であろう。

OCDが複雑性チックのような繰り返し儀式に似ている患者については，抜

第18章 特別なヒント：補助的な治療介入

毛癖やトゥレット症候群に関して報告されている（Baer, 1992; Vitulano, King, Scahill, & Cohen, 1992）ような，ハビットリバーサルが単独あるいは儀式妨害との併用で有用な場合がある。ハビットリバーサルでは，患者と家族に思考停止，視覚化，リラクセーション，拮抗反応，および再発予防戦略を教える。ハビットリバーサルは専門クリニックでの不安治療プログラムで広く使用されているが，そうした手法は抜毛癖以外の障害に関しては経験的な注目をほとんど受けていない。抜毛癖のある児童や思春期の子どもは，強迫行為である抜毛を減らすためにこのテクニックを使うことが多い。しかしこのテクニックは，本質的に恐怖からというよりは衝動主体の多くのOCD症状に適用できる（Peterson, Campise, & Azrin, 1994）。ここではこのテクニックを教えるのに抜毛癖の例を用いる。

ハビットリバーサルは，思考停止とよく似た始まり方をし，子どもは恐れている儀式や行動をするのに使う方の手首を輪ゴムで軽くぱちんとやりながら自分自身に"ストップ！"という。次に，子どもに，毛を抜きたい衝動が消えていく間たっぷり2分間拳を握り締めるように指示する。専門的に言うと，拳を握り締めることは，"拮抗反応"と呼ばれ，元もとは儀式に用いられる筋肉と反対側の筋肉を賦活することが目的であった（Petersonら, 1994）。たとえば，毛を抜くのには屈筋／締めつけといった自発運動が関与する。その拮抗反応は，肘と手首を伸ばして指を広げることである。実際には，ほとんどの場合，手の上に座るとか絵を描く，ピアノを弾くなど，拳の締めつけや指開きほどはっきりしていない何らかの別の自発運動で十分である。このような別の拮抗反応のほうが，子どもが行なう可能性が高い。拮抗反応の重要点は，毛を抜く（あるいは洗う，あるいは消す）時に使うのと同じ筋肉は別の適切な運動で使用されなければならないということである。拮抗反応を行なう時には，衝動の減衰に十分な時間があるように，子どもが一度に2〜5分以上"拮抗"することが大切である。この戦略は速効性はなく，慣れが必要である。ある意味でこれは子どもがやっていることそのもの――望ましくない癖をもっと望ましい癖と取り替える――であるから，このテクニックの名称は"ハビットリプレースメント（癖交換）"のほうがいいかもしれない。次第に癖が入れ替わるように，毎日かつ望ましくない癖が出てきたら必ず拮抗反応を実践するよう子ど

もに指示する。もちろん，拮抗反応は子どもがやっていて気持ちのいいことでなければならない。

　拮抗反応を導入する時には，治療者は3つのことを考慮すべきである。①満足感，環境，および自覚である。まず，衝動に反応して強迫行為が起こり，緊張緩和か現実的な喜びのどちらの形で満足感を生むのかに応じて治療は変わる，②トリガーを理解し治療で対処できるように，癖の"マップ作成"を行わなければならない，③子どもがどの程度トリガーとその結果である"癖"の両方を自覚しているかを理解することが大切である。典型的な恐怖のあるOCD症状（ばい菌恐怖など）では，子どもはたいてい強迫観念に対する強迫行為を意識してやっている。しかし，コツコツ叩くとか触るといった強迫行為のある子どもは，その強迫行為が多かれ少なかれ無意識的であるので，自覚しないで行為をしている可能性がある。同様に，抜毛癖のある子どもは毛を抜き終わるまで毛抜きに完全に没頭している可能性がある。多くの子どもはこれらの両極端の中間におり，無意識的かつ抵抗なく強迫行為をするがその行動を少しは意識している。

　衝動に反応して起こる癖は，トリガーの段階で，あるいは本書で述べたいくつかの儀式妨害テクニックのうちの1つによって阻止されなければならない。緊張緩和が問題である場合，不快感情という主要問題を扱うために他の手段を見つけなければならない。たとえば，患者がストレスを感じていたり怒ったりしている時に癖が起こるのであれば，ストレス緩和のための介入や，怒りへの対処能力を向上させる介入が適切である。同様に，癖が満足や喜びの要素になっている場合は，拮抗反応も満足を与えれば有益である。たとえば，拳を噛む男児は，指を噛む衝動と闘うために，おまけのついたキャラメルを使うとよいだろう。抜毛癖と毛根を食べる儀式のある女児は，拳を握り締めたり絵を描いたりしながらグミをしゃぶると良いだろう。子どもと親は拮抗反応が新たな強迫行為になることをしばしば心配する。しかし，拮抗反応は完全に自主的なものなのでその可能性は低い。ただ，子どもの機能を実質的に妨害しない拮抗する癖を選ぶ必要がある。

　第二の重要な配慮は，癖がどこで起こるのかを地図にすることである。このようにして子どもは，癖をトリガーしそうな場所と状況に"赤旗を立てる"こ

とができる。マップ作成は癖を監視することであり、それは子どもにとっては苛立たしいことかもしれない。なぜなら子どもはしばしば"今この癖をなくしたい！"と思っているからである。しかし、子どもと治療者がともに行動計画を策定できるように癖のすべてを知らなければならないので、ハビットリバーサルのこの部分を完成させるよう子どもを励まさなければならない。マップ作成は、どこでどんな状況で癖が起こるのか（そしてどこで起こらないのか）とそれに随伴する思考と感情および身体感覚を詳細に理解するである。たとえば、自覚して髪の毛をむしり取る思春期の女児が、自分が自室で勉強している時にはしばしば毛を抜くがテレビを見ている時には抜かないこと、そして勉強のことで心配やストレスを感じていると毛抜きがひどくなることを発見する。この女児は抜毛癖が容姿に及ぼす結果が嫌なので、勉強よりテレビを見るのに時間を多く費やし、その結果、学校の勉強をするために座っている時にはストレス度が上がる。この場合、毛を抜くことが明らかな緊張緩和機能を果たしている。さらに質問すると、コンピュータを使っている時には毛抜きは起こらない——両手を他のことに使っている——が、読書をしている時には、ストレスがなくても無意識に毛を抜いている。この2番目の状態での毛抜きの状況は非常に異なっているので、介入は緊張緩和の問題の処理ではなくトリガーの予測に依存するだろう。

　事実上すべての子どもにとって、ハビットリバーサルにはトリガーについて意識を高める要素が若干ある。多くの子どもにとっては、癖そのものに関する自覚を高めることが重要である。したがって、第三の配慮は、癖が意識的に起こるのか無意識的に起こるのか（つまり、癖の前と癖の最中の子どもの自覚度）を調べることである。自覚を高めるためにわれわれはセルフモニタリング戦略を使い、癖を追跡するために日記を使うように子どもに言う。たとえば、どこで毛抜きが起こって何本抜いたか記録するように子どもに言う。記録戦略は治療介入として初回のマップ作成に役立つし、治療転帰のモニタリングにも役立つ。創意工夫は、とくに無意識の癖の治療の鍵である。たとえば、ある抜毛癖の女児は、自覚を高める方法として指にバンドエイドを巻いた。別の女性は、自分が髪のほうに手をやることへの自覚を高めるためにベルトと手首に輪ゴムを結びつけたり手に香水をつけたりした。不安の増大は癖が起こる頻度を

たいてい増やすので，こうした工夫は決して懲罰的であったり当惑するものであったりしてはならない。

　癖に関係する満足感と環境および自覚が理解されたら，子どもと治療者は一緒に，その癖を逆転させたり取り替えたりする計画を練ることができる。この計画には，自発する拮抗反応だけでなく，全般性ストレス・不安緩和戦略，自覚向上テクニック，および癖が起こる"赤旗を立てた"各領域に対する具体的計画が含まれる。癖が起こっている時と場所に応じて，複数のさまざまな計画をもっている必要があるかもしれない。就寝前の夜間の毛抜きは，自習室での抜毛とは違った対応になる可能性がある。子どもに"戦闘"とか"ゲーム"プランのように計画を書き留めさせるのがしばしば役立つ。ハビットリバーサルを教えるプロセス中はずっと，望ましくない癖を変えたり止めたりするのに子どもがプレッシャーを感じないことがきわめて重要である。ハビットリバーサルには辛抱強さと実践が多く要る。効果が得られるまで気の長い時間がかかるので，希望を捨てないよう親も子どもも励ましを受ける必要がある。古い癖は何カ月も何年もかけて形成されたのだから，同じように新しいより適応的な反応が習性になるには長い時間が必要である。

　再発予防もハビットリバーサルの重要要素である。爪嚙み，自傷やつねり，毛抜きなどの自傷癖が短時間で群発すると，それまで数週間かけて予防したのと同じくらいの大打撃を数分で与え得る。こうした癖はしばしば，親や友達を含め親しい人との喧嘩や，心待ちにしている行事（たとえば学校のダンスパーティ）や嫌な行事（たとえば大学進学適性試験）を予期することなど，外部ストレス因子に呼応して突発する。特別なトリガー1つが決まって何カ月もの苦労をぶちこわす時，そのトリガーは集中介入の標的になる。こうした介入が必要となる最も一般的な状況として，親子の葛藤と抜毛癖がある。この場合，抜毛癖を完全になくすためには行動家族療法が必要な場合がある。

強迫性緩慢への介入

　強迫性緩慢（OS）は，目標に向けた行動開始と固執行動の抑制が患者に困難な，比較的珍しいOCD亜型である。結果的にこうした患者は通常，手洗

いや髭剃りや食事などの日常の仕事の実行が極端に遅い。OS患者は，平均的なOCD患者よりも神経学的障害度が高い（Hymas, Lees, Bolton, Epps, & Head, 1991）。時間のかかる繰り返し儀式は，恐怖不安や不完全感あるいは病的疑惑と関連しているとは限らない（Tallis & de Silva, 1992）。一部の成人OS患者はパーキンソン病様の動作緩慢（『オズの魔法使い』に出てくるブリキ男のような非常に緩慢な動作）を示すが，ほとんどのOSの子どもは，ぶっ続けに何時間も繰り返し儀式をやっている。したがって，こういう子どもを"緩慢"にするのは，仕事終了の遅延であって，自然運動そのものではない。こうした子どもは，そうしたい衝動や恐怖を感じる心配事，あるいはその行動が"途中で"終わると不快感をぼんやりと感じることに呼応して何度もシャワーを浴びたり，髪を梳いたり，引き出しを開けたり，数えたり，触ったり，物を整頓したりする。終わらそうとして儀式を急いでやるのではなく，無意識に儀式行動を繰り返し，時には儀式で余計な時間を費やしているのを心配しているように見えないこともある。

　成人と同様，OSの児童・思春期の子どもはERPではあまり改善しない（Foa & Emmelkamp, 1983）。結果として，多くの認知行動療法家は，治療者援助型モデリング，シェイピング，限度設定，および時間加速法をこのような患者に用いる（Ratnasuriya, Marks, Forshaw, & Hymas, 1991）。残念ながら，治療者の支援を止めると，すぐに再発するのが常態である（Wolff & Rapoport, 1988）。Clarkはシェイピング法を使って強迫性緩慢の13歳の男児の治療に成功した（Clark, 1982）が，成人と子どものいずれにおいても，このOCD亜形の治療ができるようになったときが，認知行動療法による革新が成熟したときだと，ほとんどの臨床家と研究者の意見が一致している（March, Johnston, & Greist, 1990）。

モデリングとシェイピング

　モデリングは，より適切なあるいは適応的な行動を例示することと定義され，治療者援助型ERP中によく使用される。モデリングは，オバート（治療者が実際に子どもの前でデモンストレーションをやってみせる）とカバート（治療者がモデルをしている様子を子どもに想像させる）のどちらもある。OS患者

では，治療者は単に普通の行動をやって見せ，それから患者に同じことをするように言う。たとえば，髪を何時間も梳いている患者には，5分でやるように言う。ここでもやはり，子どもが同意した場合にのみ ERP のモデリングはうまく行く。一部の OS の子どもには，物を数えるなど中間の心の中の儀式もあり，これを ERP 手順に含めなければならない。

　モデリングと密接に関連しているが，シェイピングは，正の強化を行なうことで目標の行動に連続的に近づけていくことである。たとえば，AIDS 恐怖の子どもに，治療者が行為をするところを見せる（オバートまたはカバートモデリング），たとえば HIV 陽性の人にどんどん近づいていき，最後に握手する（シェイピング／エクスポージャー），それを模倣することについて正の強化（目に見える褒美でなくても，称賛によって）を受けるかもしれない。子どもの場合，モデリングは予期される不安を減らすのに役立つとともに認知戦略立案の機会を与える（Thyer, 1991）。

SMR (slow mindful repetition：意識を傾注して行なうゆっくりとした反復)

　緩慢儀式は一般に無意識に行なわれる。患者は自分の強迫行為に良く注意していると報告するが，今，ここでこう動かしたいという意思の部分と，強迫儀式に伴う視覚的あるいは動きを感じる身体感覚的な合図にはほとんど注意を向けていない。むしろ，注意は将来に対する心配，それに伴う焦りの気持ち，何とか解決したいという希望に向けられている。つまり，緩慢の結果生じる認知や情動にばかり注意が向けられているのである。たとえば，子どもが何時間もプラグを差し込んだり取り外したりしている間，自分はプラグの操作という行為に注意していたと報告するかもしれない。しかし，この行動の機能分析を行なうと，子どもは実際には家が火事で焼け落ちることや他の認知や感情や身体症状の不安指標，あるいは学校などの何か OCD とは全く無関係のものについての思考に注意していたことがわかる。恐怖不安のない OS 患者では，同様のプロセスが起こる。たとえば，ある子どもは無意識に何時間も髪を梳いているが，毎回 87 まで数えて，それから "十分な感じ" になって次に移れるまで最初からやり直しているのかもしれない。

　Foa と Wilson は，儀式妨害の手段として，強迫行為を意識してゆっくりす

るプロセスについて説明しているが，この手法を OS と結びつけてはいなかったし，この手法の認知的あるいは注意力訓練的側面を重視してもいなかった（Foa & Wilson, 1991）。独自にわれわれは，OS 関連の繰り返し儀式のための認知行動テクニックを開発した。われわれはそれを SMR（注意を傾注して行なうゆっくりとした反復）と呼んでいる。SMR は，選んだ儀式の繰り返し 1 回分をきわめてゆっくりと行いながら，動かしたいという意図と感覚運動的キューに意識を集中して注意するよう患者を訓練することを意味する。こうした患者は，自分の儀式に注意していると言うが，実際には患者は破滅的な思考に集中しているか無意識に数えながら白昼夢を見てさえいるということを思い起こされたい。SMR はこのプロセスを次のようにして中断させる。

1) 何が実際に起こっているのかに自分が注意を払っているのではなく OCD が生んだ思考に耽っていることを認識するよう患者に教える。
2) 思考と感情および行動を，必ずしもそれに反応しないでよく観察するよう患者に教える。この形式の注意力訓練では，患者に，認知面，感情面，および運動面で起こっていることに一瞬一瞬注意するよう指示する（Foa, Rothbaum, & Kozak, 1989）。このようにして，OCD 思考に耽ったままでいるのではなく現実に存在することに注意することを患者に教える。子どもは単に，何か──感情，感覚あるいは思考──が注意の領域内に生じたことに気づき，それが何であれ存在しているものが必ず退いていくことを認識する。SMR のこの側面は，第 6 章の認知訓練について述べた節で考察した分離の育成のための介入と同一である。
3) 次に，運動動作と感覚運動フィードバックによく注意するための瞑想テクニックを患者に教える。このテクニックは，われわれがヴィパッサナー歩行瞑想法（Goleman, 1976; Miller, Fletcher, & Kabat-Zinn, 1995）から翻案したものである。歩行瞑想法では，瞑想者は，動きの意図と，動きが実際に起こっているというフィードバックを出す感覚運動キューによく注意しながらごくゆっくり歩く。できるだけきめ細かく注意するために，歩行という行為をきわめてゆっくりと行なう。たとえば，数メートル歩くのに 20 分かかることも珍しくないし，同じテクニックの別の応用で

は，お茶をすするのに2，3分かかることも珍しくない。OSの治療では，特別な儀式を1回きわめてゆっくりと行ないながら，その儀式に伴う運動意図と感覚運動キューによく注意するよう患者に教える。1回分の儀式が終わったら患者にその儀式をさせないことによって儀式妨害を手順に組み込む。

この形式の治療の鍵は，儀式妨害の重視ではなく，儀式妨害に先行する自覚練習にある。そのためこのやり方は，発達的に見て，避けられない不快感情と苛立ちに耐える認知能力と忍耐力をもつ年長の児童・思春期の子どもに向いている。

まとめ

このマニュアルの第Ⅱ部で述べた介入は，ほとんどのOCD患者に十分であるが，少数だが恩恵が得られない患者や一部しか反応しない患者もいる。そのような患者の多くはチック様OCD症状や，強迫性緩慢，あるいは顕著な身体的不安症状があり，こうした患者には，補助的な薬物療法や精神療法的な介入が必要であろう。創意に富む治療者は，思考停止，不安マネジメント訓練，ハビットリバーサル，および強迫性緩慢にはモデリング／シェイピングやSMRなどのテクニックを採り入れて，行き詰まっている多くの患者を前進させることができる。こうした介入法についてもっと知りたい読者は，**付録Ⅲ**の文献リストにある関連書を参照されたい。

第 19 章

家族と協力する

　家族の機能不全は OCD の原因ではないが，家族は OCD の子どもに影響を与えるし影響を受ける（Lenane, 1989）。代表的な懸念事項として，儀式を巡る主導権争い，性的または攻撃的強迫観念への対処の難しさ，および OCD 症状の扱い方についての意見の相違がある。思春期の子どもは，儀式を分離への戦いにおける有効な武器と見なし，個体化を犠牲にしてでも儀式を止めたがらないことがある。統合失調症においてそうであるように，強い"表出感情"は重要な家族仲介変数であり，怒りの感情とあら探しをする態度が OCD を悪化させる（Hibbs, Hamburger, Kruesi, & Lenane, 1993）。さらに，OCD は通常，この疾患を理解しているかどうかに関わらずメンタルヘルスの専門家との交流を含め，家族の社会的・地域的交流を不安定にする（Hand, 1988）。

　親と協力したい治療者もいれば，待合室に待たせておきたい治療者もいる。われわれの意見では，子ども（と親の）物語から OCD を消していくのを手伝うにあたって親は子どもと治療者と同じチームにいる。その結果，家族を治療に巻き込む必要性の機能分析に基づいて段階的に親を巻き込むことは，治療プロセスに必須の部分である。この章では，この点については研究がまだ少ない（March, 1995; Van Noppen, Steketee, McCorkle, & Pato, 1997）ことを認めつつ，家族と協力するわれわれの方法を紹介する。

OCD は家族も巻き込む

　OCD はしばしば家族問題を引き起こし，家族は OCD に巧く対処するとは限らないが，OCD 発症の責任は家族にはない。むしろ家族は，患児と同じくらい，自分たちが OCD に反応しなければならないと思うのが普通である。なぜなら，OCD は，OCD が患児に影響力を振りかざすのと同じようなやり方で家族に影響を及ぼすことができるからである。子どもの不快感は OCD に直接反応して生じる。親の不快感は子どもの症状への反応である。親が OCD に従うように反応すると，親は知らず知らず OCD の味方になる。逆に，ERP をやっている子どもを親が支援すれば，OCD が負けて子どもが勝つ。たとえば，乾燥機から取り出したばかりの服でないと極度に不安になる女児がいるとしよう。母親は，毎朝子どもの服を洗って乾かすことで（つまり，儀式に巻き込まれることによって）子どもの不安を和らげようとするだろう。もっとよい選択肢は，母親が余分な洗濯を拒み，そうしなければならないのなら女児に自分で洗濯させることであろう。OCD の子どもは自分で儀式をしなければならなくなると，OCD がうっとうしいので OCD を追い出したい気持ちが自然に起こる。OCD への共同戦線をどう計画実行するかが本章の主題である。

　OCD は同情から（たとえば，子どもが明らかに苦しんでいるのを和らげたいと親は当然願う）あるいは強要から（たとえば，OCD は儀式に親が従うことを要求するような苦痛を子どもに与える場合がある）あるいは単に無知から（OCD には説明書がついてこないし，子どもと同様に親は OCD にどう対処するのが一番いいのかを知らないかもしれない），家族を陥れて巻き込むのが普通である。儀式に親が巻き込まれるリスクも，親も OCD や他の不安障害やうつ病にかかっている時にはとくに，子どもの OCD 症状に対して親が感じる不快度によって異なるようである。こうした状況では，子どもの儀式に深く巻き込まれている親や，自分自身に OCD や不安症状がある親には特別なサポートと理解と励ましが治療の始めに必要である（March, 1995; Piacentini, Gitow, Jaffer, & Graae, 1994）。OCD の他に破壊的行動を示すこともある子どもに対してはすべての家族が協力的な態度で始めるとは限らない。OCD にど

う対処するのが一番いいかについて両親が争っている時には，まず親の苦痛を低減する方法を見つけることに注力するのが最善である（Steketee, 1994）。これが不可能で家族や夫婦間の争いがOCD治療の妨げとなっている場合には，夫婦カウンセリングや家族療法が適切であろう。

OCDに家族が巻き込まれている程度を評価する

　家庭の状況におけるOCDの評価は，重複する次元が複数あってその各々に治療に役立ったり妨げたりする可能性があるので厄介である。最も基礎的なレベルでは，疾患の特性と治療プログラムの特性に関する心理教育がどの家族にも必須である。治療者は，OCDがどの程度家族を巻き込んでいるのか，子どもの発達段階が家族関係にどう影響しているのか，親の治療援助能力，そして非機能的な家族間相互作用の存在についても考慮すべきである。

家族がOCDに巻き込まれている程度

　OCDが子ども以外の他人を捕らえている程度でその人たちを治療に巻き込む程度が決まる。OCDが子どもだけを巻き込んでいて他の家族は協力的な時には，家族の巻き込みは最小限で問題ない。OCDが家族の1人以上に大きな影響を与えている時には，その人たちを治療に巻き込むのは必須である。したがって，他の人を巻き込んでいる時のトリガー，回避行動，強迫観念および儀式を系統的に評価することが，不安階層表構築の必須部分である。

発達段階

　年少の子ども，とくに就学前や小学校低学年の子どもは，日常生活のさまざまな活動に関して親に依存している部分が大きい。思春期の子どもは親に依存せずに自分の治療を方向づける用意もできているし，またそうしたいと考えるだろう。ただし，OCDは青年と親や教師との間の主導権争いと堅く結びついているかもしれない。思春期前期の子どもはとくに，一体感を感じている仲間と異なることを嫌う。そのため，このような子どもはOCD症状のためだけでなく，自分の親で治療に関わってもらうことでも困惑を感じることがある。

したがって、当然子どもの発達段階が、親を治療に巻き込める度合い（巻き込む必要性ではなく）に大きく影響する。日常の活動とOCDに関して親からの指図を比較的必要としないで子どもが独立して機能しているならば、個別治療に重点を置いておける。この逆が真であるとき——たとえば、低年齢であるために認知的限界や重度の機能障害があるとき——には、家族を巻き込む必要性は増す。

親の援助能力

どの家族にも、OCDに関する罰をなくし不要なアドバイスを最大限減らし他の肯定的な行動を区別して強化することを奨励すべきである。こうした最も基本的な介入の他に、どの程度親が建設的に治療に加わることができ、かつそうしたいかが、親子に持ち上がる重要な問題である。治療の始めに治療者は、この点に関して親子両方の期待度を調べ、その期待度と親の援助能力および親の援助を子どもが利用する能力を引き合わせてみるべきである。それが必須でない場合でも、十分なサポートを与えて励まし時には子どもがOCDに抵抗する時の素人共同治療者となることによって親は大いに役立つことがある。

負の家族間相互作用を同定する

理想的には、家族はOCDの子どもに対して思いやりのある協力的なやり方で振る舞うべきである。現実には、少なからぬ家族が、OCDを悪化させCBTの進捗を脅かすしつこい負の相互作用パターンを示す。そうした負の相互作用は典型的に4つの形態を取る。①OCDそのものに対する負の相互作用、②日常生活活動に関する負の家族間相互作用、③きょうだいの問題、および④夫婦不和である。どのタイプの相互作用も、家族の精神疾患によって悪化する。これが事実である場合には、家族の病気は細心の注意を払って同定され、必要なら（たいていは罹患している親やきょうだいを適切な施設に紹介することによって）治療されなければならない。OCDに関連する負の家族間相互作用は、OCDマップを作る時に容易に同定される。他の活動に関する負の家族間相互作用はそれより少し同定しにくいが、しばしば、子どもの行動の中でどれがOCDでどれがそうではないかに親子が混乱したときに現われる。

きょうだい間の揉めごとは，患児が大人の注目のほとんどを集めているときには，とくにきょうだい間の競争意識が原因で，あるいはOCDがきょうだいを巻き込んでいたり儀式によって深刻な迷惑をかけていることが原因で起こることが多い。最後に，OCDに関する両親の意見が合わないことは大きな妨げとなる。片方が"良い警官"（安心・癒しを重視する）で，もう片方が"悪い警官"（罰を重視する）とき，結果として生まれる軋轢は，治療者のCBTプログラム施行能力を非常にしばしば制約するので，治療の中でその解決に取り組まなければならない。

治療に家族を巻き込む程度

　幸いにも，OCDの児童や思春期の子どもの大多数は，本人だけのCBTで大いに改善する。治療に家族を巻き込むことは，それが必要でないときには，憤りや治療への抵抗につながることが多い。逆に，臨床的な状況が家族を治療に巻き込むことを必要とするときに，本人だけのCBTを終了してもっと集中的な家族療法的戦略を用いないと，CBTによるOCD治療がもたらし得る恩恵を著しく制約してしまう可能性がある。そのため，臨床的な必要性に従って段階的に家族を巻き込むには，OCDと併存症，および家族機能の慎重かつ思慮深い評価のほか，親を治療に巻き込むことについて親と慎重に意思疎通を行なうことが必要である。たいていわれわれは，補助的に親に関わってもらって個別CBTを開始し，必要に応じて段階的に親を巻き込んでいく。それほど多くはないが，個別治療が家族の精神病理という落とし穴によって崩れそうなことを初回評価が明らかに示している時には，われわれは最初から親を大きく巻き込む。表19.1は子どもの発達段階や消去戦略の必要性，家族の援助能力，および破壊的な家族間相互作用の存在に基づいた，治療に親を巻き込む適切な程度を示しているが，この表からわかるように，治療における家族療法は次の形態の1つを取る。

- **基本的に個別CBT**：われわれの患者の90%以上は，主に子どもに照準を合わせ，親やきょうだい，他の大人は子どものOCDと戦いにおいて重

表 19.1. 治療に家族を巻き込む必要性を評価する際に検討すべき次元

次元	治療に家族を巻き込む程度			
	基本的に個別CBT	家族CBTと個別CBTの混合	主に家族のいる環境におけるCBT	個別CBTと同時行動家族療法
子どもの発達段階	年長	全年齢	年少	たいていは年長
消去戦略の必要性	少ない	多い	広範	さまざま
家族の援助能力	あり	あり	あり	最初は限定的
破壊的な家族間相互作用	不在の場合	軽度の場合	中等度の場合	重度の場合

要ではあるが補助的な仲間の役割をするモデルで治療され奏功している。このモデルはこのマニュアルの第Ⅱ部に詳述したものであるが，この場合，親は，消去戦略の教育と実施に振り向けられたセッションを含む特定のセッションと，他の全セッションの最初と終わりの数分間は全面的に参加する。それ以外に，OCDと子どもの戦いには，OCDへの抵抗戦略を子どもが学び実践するのを助けることがそもそも必要である。これが，家族サポートと知識形成および儀式への協力低減のために講じる最も一般的な戦略である。

・**家族CBTと個別CBTの混合**：この場合，儀式に巻き込まれている家族を自由にすること，CBTによるOCD治療を妨げている可能性のある家族間の葛藤を減らすこと，あるいは共同治療者としての治療参加の程度を親が系統的に上げていく手助けをすることを扱うために，家族セッションを数回追加する必要がある。たとえば，カリフォルニア大学（ロサンジェルス）のJohn Piacentini（Piacentiniら，1994）とルイヴィル大学のAnne Marie Albano（Albano, Knox, & Barlow, 1995）は，消去戦略が治療で重要な役割を果たす時には，同時家族療法がとくに有効であるということを証明している。親を奨励して気持ちの良い家族間相互作用に注目してこれを増やし負の家族間相互作用を減らすために，われわれは通常，他行動分化強化（DRO）と，両立しない行動の強化（RIB）を基礎にしている。DROは，消去（問題行動を系統的に無視すること）に依存すると

同時により適応的な行動を強化する。RIB は，不適応的な行動を同じ機能領域のもっと適応的な行動と入れ換えることである。たとえば，汚染に関する観念に関する安心探しを親は無視する（消去）一方で，学業にもっと注目し（DRO），適切な掃除を含むより頻度の高い用事を重視する（RIB）。DRO も RIB も間接的に儀式妨害を助長する。

- **家族療法としての CBT**：OCD が家族をひどく巻き込んでいるときや，患者が就学前年齢で子どもの生活のほとんどの側面に親が関与するのが例外でなく常態であるときには，治療に途切れなく親が関与する状況で CBT を行なうのが一番である。この状況では，CBT プログラムは個別療法の場合と同じである。唯一の違いは，親（または両親）が各セッションに同席することである。
- **行動家族療法**：最後に，一部の家庭は個別 CBT が不可能なほど OCD に徹底的に巻き込まれていたり，破壊的行動障害などの随伴併存症にひどく苦しんでいたり，かなりの家族機能不全を示したりする（Wells, 1995）。事実このとおりであることが判明したら，正式な親の訓練を含む行動家族療法＋子どものための個別 CBT が必要である。この方式の最も集中的な形では，子どもの個別治療者が親に付き添って，別の治療者が施行する家族セッションにいく。こうすることで，1 人の治療者が CBT による OCD 治療と行動契約を同時に試みる時に発生し得るような，子どもや家族のどちらかに自分の従いたい治療者が肩入れするという問題を避けることができる。よく行なわれているように，家族療法——別の家族療法家が施行する——によって同時に家族療法を続けながら個別 CBT を開始できるようになるまで個別 CBT は延期する。

子どもの主導に従う

家族が巻き込まれている程度とは関係なく，子ども自身のペースで OCD と戦うことが治療の優先事項であり，これを侵していいのは，危険が生じた時や子どもや家族の機能不全があまりひどいので即時に対処しなければならない時（たとえば，自傷している，家中に大便をしている，あるいは登校を拒んで

いる子ども）だけである。一般的にはやはり，親や教師あるいはきょうだいが関わる ERP 課題の手引きとして移行帯／ワークゾーンを用いることが大切である。そうするには，かなりの忍耐力が必要である。なぜなら，親を巻き込む儀式は OCD の縄張り深くにあることが珍しくないので，治療の始めには移行帯には見あたらないからである。まれに，治療が行き詰まって家族が OCD にひどく煩わされているときには，子どもが抗議しても親に儀式妨害や消去のターゲットを選ばせて良い。第 10 章で述べたとおり，このような一方的な消去手法には，重大な不利な点があり，最後の手段として用いるべきである。その短所としては次のようなことがある。①子どもの苦痛に対処する有効な戦略を親がもてない，②治療関係の崩壊，③ 親や教師の視野外にある症状に親が標的を定めることができない，およびさらに重要なことに，④ 合意に依らない消去は，現在および将来起こり得る OCD 症状に対処するより巧みな戦略を子どもが習得する助けにならない。幸い，ほとんどの場合必要なのは，親子両方が OCD にもっと効果的に対処する方法を学ぶ間，不要なアドバイスを止め，不適切なエクスポージャー課題にこだわるのを止めるよう親に指示することだけである。

OCD に罹っていることの意味

　強迫観念の内容はほとんどの場合無視するのが一番であるが，精神疾患――この場合は OCD ――に罹っていることに付随する意味は，家族全員にとって重要である。子どもと家族はたいてい，まるで生活全体がこの病気にまみれてしまったかのように，無力感をもち OCD に圧倒されていると感じる。家族の友人や親戚との関係だけでなく，OCD が医療・学校組織との関係を負の方向へねじ曲げることもしばしばである。したがって，治療を進展させ効果的なものにするためには，子どもと家族に対する OCD の影響の解決に取り組むことが大切である。多くの親子は，子どもを産み育てることに関して，OCD がどういう意味をもつのか疑問に思っている。こうした子どもの OCD に関する話題を扱っている，ウィスコンシン大学の Hugh Johnston 医学博士による秀逸な小冊子が強迫性障害協会から入手可能である（**付録Ⅲ**の"親への

ヒント"を参照)。

随伴性マネジメントの役割

「飴と鞭」方式で（つまり随伴性マネジメント方式で）OCDを治療することは不可能である。OCDに罹っている子どもほどOCDを憎んでいる人はいない。したがって，子どもは自分がそうできるのなら自分でOCDを止めているだろうから，賄賂は無効である。簡単にいうと，罰はOCDを悪化させるし，病気であることで誰かを罰することはいずれにしてもおかしい。一方，児童や思春期の子どもはいつも行儀良く振る舞うとは限らないし，OCDと，報酬や罰が適切であろうOCDとは無関係の行動を区別することはいつも簡単とは限らない。

理想をいえば，OCDとそれ以外のことすべてを区別する単純な，相互合意によるきまりがありさえすればよいのである。たとえば，親は，子どもに特定の問題行動がOCDに関係しているのかどうか尋ねるのに子どもがOCDにつけたニックネームを使うことができる。答えがイエスなら，共感が適切な反応である。そうでなければ，その状況に適切な結果が何であれ起こるべきである。治療者は治療の初期にこうした取り決めを行なう手助けをしたいことがしばしばあろう。状況によっては，ERPを，子どもが褒美をもらえる用事として扱うことが有効な場合もある。われわれは通常，子どもが真摯にCBT課題を終えることを標的にした，発達的に適切な記念品や褒美のシステムを作ることを親に勧める。こうした褒美は賄賂というより，他の用事の場合と同様に，不快で努力を要し時間のかかる活動を子どもがしているという事実を親が称讃していることの証である。

場合によっては，併存する破壊的行動障害のある子どもやOCDが問題であると認めない子どもには，CBTの仕事をするのに随伴性マネジメントプログラムが必要かもしれない。たとえば，ADHD児ほどではないが活動的な子どもは，毎日ERPのための時間を作るのが困難であろう。随伴性マネジメントは，ADHD児がCBTの宿題に集中し続けるのに役立ち得る。こうした状況では，治療者は親子が協力するための最低限の努力を規定する"契約"を取

り決めるのを手助けすべきである。

　OCDから派生する利得が問題であるとき――たとえばOCDにまだ煩わされている間にいやな義務から子どもが逃避するのをOCDが許し，それでその義務を本人以外の家族が引き受けることになる場合――には，随伴性マネジメントは家族として果たす責任あるいは少なくとも家族内でより公平に分割した仕事へのコンプライアンスを助長するだろう。この場合，自分の強迫行為を止めることに決定的な価値が見えていない子ども，たとえば，強迫行為が子どもを緩慢にさせるので毎日一時限目を欠席する（いずれにしても一時限目が嫌いなのだが）子どもや，ばい菌恐怖があるために自分の後始末をすることが全く期待されない思春期の子どもには，随伴性マネジメントが非常に有効な場合がある。この場合，朝学校に遅刻する子どもからは，室内で過ごすことが期待される病気の子どもと全く同様に，午後の自由遊びの時間をある程度剥奪するのもよいだろう。回避的な思春期の子どもには，週末に車に乗るためにOCDをトリガーしない家事をする義務を与えてもよいだろう。当然ながら，随伴性マネジメントプログラムは子どもと家族の特別な状況に合わせて個別に設定されなければならない。

　このマニュアルで述べたプロトコールは，CBTによるOCD治療に照準を合わせており，破壊的行動には合わせていない。しかし，読者は，随伴性マネジメントおよび怒りの対処法とパニックコントロール訓練などの有用な介入に関する参考文献を**付録Ⅲ**に見出すであろう。

<h2 style="text-align:center">まとめ</h2>

　以上，われわれは，始めから家族を治療に参加させ，家族を巻き込む程度を子どもとその家族の特別なニーズに合わせて段階的に調整する。初回セッション中に，家族は一緒に，OCDを神経行動学的な枠組みに入れることの意味を発見する。セッション7から12の間に，もっと突っ込んだ親の評価と介入を奨励する。これらのセッションの間に，われわれは，OCDがどんなふうにどういうやり方で家族に影響を及ぼしているかを調べ，家族がOCDに抵抗するのを助ける戦略について話し合う。親には，各セッションの初めと終わりに

質問と懸念事項を共有することも奨励する。必要なら，いつでも追加で親セッションを入れてよい。最後に，OCD や他の問題によって個別治療が実際的でない家族のために，このマニュアルで説明した CBT プロトコールをスケールアップし，家族をもっと巻き込むようにできる。

第20章

学校と協力する

共著：Adams, G.

　学校関係者は，日に数時間生徒を観察し交流する機会があるので，就学年齢の子どものOCD症状を同定する独自の立場にいる（Adams ら, 1994）。学校関係者は事実OCD同定における防御の最前線である。したがって，子どものOCDの治療においては，クラス担任，学校担当精神科医，カウンセラー，ソーシャルワーカー，看護師，および学校管理者が，学校環境におけるOCD症状の同定，適切な紹介の手助け，および適切な場合には援助を学ぶことが重要である。本章では，①学校環境における子どものOCDの徴候と症状について考察し，②OCDの診断と治療における学校関係者の役割に関する助言を行ない，③学校環境におけるOCDへの対処に関する助言を行なう。われわれは，CBTと薬物療法によるOCD治療について簡単に概説するが，本章の重点は，学校環境におけるOCDの対処である。

　学校関係者がOCDについてもっと知ることができるよう，関係者のために本章のコピーをとるとよいだろう。そうすれば関係者は，治療プロセスでもっとうまく患児と治療者および家族の仲間になれる。

学校環境におけるOCDを理解する

　OCDをもつ多くの児童や思春期の子どもはこの病気について隠したがるので，OCDの徴候は通りすがりに観察しただけでは明白ではないかもしれない。

以下の節で述べる OCD の症状に学校関係者が意識し気を配ることが重要である。気をつけていなければ，こうした症状が進展して病気が本格的でもっと深刻な現われ方をし，子どもを登校不能にしてしまいかねない。この最後の段階になると，学校関係者は病気の進行を止める手助けをする機会を失っているであろう。

強迫観念

強迫観念とは，個人の思考の中に侵入する再発的かつ持続的な思考や衝動またはイメージである。強迫観念は，とてつもない不安や，嫌悪や罪責感などの不快な感情を生み出すことができる。強迫観念は，強迫行為や強迫観念に反応して個人が行なう心の中の儀式とは区別されるべきである。以下に，OCD の児童・思春期の子どもが呈する最も一般的な強迫観念の一部について述べる。

汚染恐怖

汚染恐怖は，ばい菌，汚れ，インク，塗料，排泄物，身体の分泌物，血液，化学物質，および他の物質に関する心配を取り巻いている。AIDS（後天性免疫不全症候群）に関わる強迫観念の増加も最近よく見受けられる。汚染のことで頭がいっぱいになって，児童や思春期の子どもは，汚染物と思われるものを避けたり過剰な洗浄を行なったりすることがある。

危害，病気，または死に関する恐怖

OCD の児童や思春期の子どもは，危害や病気あるいは死に関する恐怖を感じることがある。こうした恐怖はしばしば自分自身の安全や大事な他人の安全に関する心配となって現われる。自分が被害にあうのではなく，加害するのではないかと心配する OCD の子どももいる。また，毒物，ばい菌，および鋭利な物体による死の考えに苦しむ子どももいる。

数字に関する強迫観念

数字に関する強迫観念は，男児にとくに多い。特定の数字だけが"安全な"

数字で，他の数字は"悪い"と考える。特別な数字に関する強迫観念から，子どもは特定回数行為を繰り返したり（たとえば，木に25回触る，頭を壁に10回ぶつける），特別な数まで繰り返し数えることになる。

実直性

宗教との結びつきの強い一部の児童・思春期の子どもは，自分が何か悪いことをするという強迫的な恐怖を感じる。このOCD症状は"実直性"と呼ばれ，これが原因で自分はいつも罪を犯している，だからいつもお祈りをしなければならないとか想像上の罪のために自分を罰する方法を見つけなければならないと自分に言い聞かせている。特定の思考や記憶あるいは行為を避ける凝った手順を創り出す子どももいる。ちょっとカンニングをしたかもしれないという強迫観念は学校環境でとくに多い。

行動に現われる強迫観念

強迫観念はきわめて侵入的なことがあり，正常な思考プロセスを妨害することがある。強迫観念を感じている生徒は"身動きできない状態"に陥り，つまり特定の点に固執して前進する必要性や能力を失う。ある思考に固執するために，今やっている課題から気が逸れ，そのために学業を終えるのが遅れたり，学業の生産性が低下したり成績が悪くなったりする。成績の急変が起こることもある。落第や登校拒否の症例を評価しようとする時には必ず，OCDの可能性を考えるべきである。強迫観念への固執は，注意力の問題，白昼夢，怠慢，または動機づけ不良であるように見えるし，また実際にしばしばそう誤解されていることに留意することが重要である。

強迫行為

強迫行為とは，その人が強迫観念に反応してあるいは厳密に用いられなければならない規則に則って行なうよう駆り立てられた気持ちを感じる繰り返し行為または心の中の行為である。苦痛を和らげたり，恐れている出来事や状況を

防ぐためにこうした行為や儀式を行なう。OCD の児童・思春期の子どもに報告される比較的多い強迫行為の一部について以下に述べる。

洗浄／掃除儀式

この病気に罹っているある時点で，OCD の児童・思春期の子どもの約 80％が洗浄あるいは掃除儀式をする。そのうち最も多いのが手洗いである。このような子どもは，一度に数分から数時間，徹底的に，しかも自分で決めたやり方で洗わねばならないと感じるようである。洗浄や掃除についてはそれほど徹底的ではないが，毎日，気が遠くなるほどの回数その行為を行なう子どももいる。

洗浄と掃除に関する強迫行為は，学校環境では，洗浄や掃除に明らかにあるいは直接関連しないちょっとした行動として現われることがある。たとえば，トイレに行くふりをして教室から頻繁に抜け出す生徒は，実際には，掃除儀式を行なう私的な場所を探している可能性がある。過剰な洗浄の別の徴候は，乾燥して赤くひび割れた出血していることもある手をしていることである。"汚染物質"を除去するために子どもが強力な洗剤（たとえばアルコールや除菌グッズ）を使って洗っていることが知られている。

汚染恐怖はしばしば過剰な洗浄につながるが，反対の作用を生むこともある。靴のひもを結ばない，服の着方がだらしない，あるいは髪が汚いことがある。これらの場合，個人の物や身体の一部の汚染恐怖からそれらに触るのを拒むのである。過剰な手洗いと他の身づくろいの領域でのだらしなさの組み合わせが報告されている。

確認儀式

確認儀式は，OCD の子どもが行なう別のタイプの強迫行為である。確認儀式は，自己または他人に対する加害の恐怖に促進されていることが多く，ドア，窓，電灯スイッチ，コンセント，流し台，電気器具，その他の物を絶えず確認することが挙げられる。加害恐怖ではなく病的疑惑に苦しむ子どももいる。疑念に関する強迫観念（たとえば，ドアが実際に施錠されているか，あるいは宿題を本当に提出したかどうか疑う）はとくに強いことがある。

確認に関する強迫観念は，就学年齢の子どもにとっては重大な問題を生み出すことがある。登校準備の段階で，遅刻する時間になっても，必要な教科書が入っているかどうか見るために教科書を何度も確認するかもしれない。学校に着いたら，もう一度何かを確認するために家に電話したり帰ったりしなければならないと感じるかもしれない。学校関係者は，宿題の提出が遅いとか全然提出しないという時点になる前に宿題の答えの確認・再確認をしたり，あるいはロッカーに鍵がかかっているかどうか見るためにロッカーを確認するような儀式にも注意すべきである。確認儀式は，宿題を終えるのを妨げることもある――強迫行為的な確認のために，生徒は夜遅く宿題に取りかかり，終えるのに2，3時間かかってしまうはずである。

繰り返し儀式

行為が"十分に"あるいは"きちんと"終えられなければならないと感じる一部のOCD患者は，繰り返し儀式をする。繰り返し儀式が不安に衝き動かされている場合もある。繰り返しの強迫行為をする人は，特別なやり方で前進後退したり，椅子に座ったり椅子から立ち上がったりを数回繰り返したり，自分で決めたやり方で"これでよしと感じる"まで戸口を出たり入ったりすることがある。繰り返し儀式は，ある行為が特定回数繰り返されなければならない数を数える儀式と結びついていることが多い。

繰り返し儀式は，教室では，繰り返し質問する，教科書の文章や節を何度も読む，あるいは鉛筆を何回か続けて削るなど，多様な形態を取り得る。繰り返し儀式をする生徒は，紙にすり切れて穴が開くまで文字にバツ印を付けたりなぞったり書き直したり，言葉を消してはまた消すなどを延々とすることもある。繰り返し儀式は生徒がメモを取ったり，マークシート方式の試験を終えたり，鍵を掛ける能力にさえ深刻な影響を及ぼす恐れがある。

対称性儀式および正確性儀式

対称性欲求を巡る強迫観念があると，生徒は，教室にある物（本棚の本，ある頁の項目，机の上の鉛筆など）を強迫的に整頓するようになるだろう。対称性に関係する儀式から子どもは自分の身体の両側で同じ長さのことをやったり，

言葉の各音節に同じアクセントをつけたりすることもある。

他の強迫行為的行動

OCD患者は，強迫行為的な回避につながる強迫観念をもつことが多い。このような場合，恐怖や不快をトリガーし得る物体，物質，あるいは状況を避けるのに必要なことなら何でもする。たとえば，汚染恐怖が原因で，絵の具，糊，粘度，テープ，インクなど，教室では普通に見られる物体を子どもが避けることがある。自分の手を服や手袋で不適切なほど覆ったり，シャツの裾を使ってドアを開けたり水栓をひねったりすることさえある。加害に関係する強迫観念をもっている生徒は，教室にあるはさみや尖ったものを避けることがある。関連した流れで，その戸口を通ることが繰り返し儀式をトリガーするかもしれないので特定の廊下の使用を避けることもある。

OCDの子どもは，強迫行為的な安心探しをすることもある。たとえば，学校で子どもが，水飲み場にばい菌がいないことやノートに間違いがないことを教職員に尋ね続ける場合がある。カンニングの恐怖に関係する強迫観念があると子どもは典型的に，強迫的に安心探しをしたり，他の子どもを見ないようにしたり，わざと間違った答えをするようにさえなる。残念ながら，その生徒にとって新たな恐怖や不快となるさまざまな状況が教室では次から次へと生じるので，こうした安心を得ようとする試みから得られる安心は長続きしないことが多い。

併存症

学校関係者は，他の疾患がしばしOCDと同時に起こる（つまり併存する）こと（Adamsら, 1994）を意識しておくことが重要である。たとえば，OCD以外の不安障害（対人恐怖など）は，OCDの子どもにとくに多い。適応障害やうつ病，反抗挑戦性障害，ADHD，およびトゥレット症候群もOCDと同時に見受けられる。非言語性学習障害（LDs）もOCDの子どもに多く，LD症状（文字を書けない，算術能力が低い，作文ができない，処理速度が遅いなど）がOCDと混同される可能性がある。複数疾患があると，

OCDの治療も学業も困難になる。その対策は治療の標的を明確にすることである。

OCD介入における学校関係者の役割

同　定

学校環境でOCDを同定するためには，現在では理解している人が多いLDやADHDと同様に，学校関係者がOCDについての知識を増やさねばならない。最新のOCD情報を常に入手し，OCDについての講義やセミナーに参加することによって知識は得られる。校区にもOCDの専門知識をもつメンタルヘルスの専門家を招き，学校関係者の勉強会の日や，他の教職員の専門能力開発期間中に現場研修を行なうことが求められる。クラス担任は，毎日生徒と過ごす時間があるので，OCDを同定するうえで，とくに重要な情報源である。クラス担任はまた，OCD様の行動を示す生徒の行動に関して生徒達から言葉による報告を受ける立場にいる。教師は，記録をつけることによって教室での社会的および学習的な問題を効果的に立証できる。

慎重な評価は，就学年齢のOCDをもつ子どもの同定に必須のもう一つの側面である。クラス担任がOCD症状を呈している可能性のある生徒を見つけた時，次にとるステップは，学校担当のスクールカウンセラーか生徒支援チームへの紹介である。そうすれば適切なチームの担当者が問題の生徒について追加情報を得ることができる。評価の中で，親，クラス担任，関係児童・生徒から情報を求めることもある。

紹　介

評価プロセスで出てきた情報から子どもがOCDである可能性が示唆されたら，親と会い，チーム評価の結果を共有し，外部評価を勧めることが学校関係者の義務である。学校関係者は，子どものOCDの治療ができる機関の名前を複数知っているべきである。

治　療

　子どもが OCD であると専門家が診断したら，担当の臨床家が複数の異なる治療法の1つを実施する。認知行動療法は，単独施行あるいは薬物療法と併用されるが，OCD の児童や思春期の子どもの治療の基礎である。治療プログラムが決まったら，生徒支援チームは精神衛生機関の適切なスタッフと会い，学校ベースでの介入について決めるべきである。たとえば，安心探しやトイレに行きたいという頻繁な要求を減らすための介入が必要な場合がある。関係者間の情報交換の計画を立てることも大切となる。どんな治療介入を選んだとしても，家庭－学校－地域のパートナーシップは，OCD の児童・生徒に最大の恩恵を与える介入を策定し実施するのに必須である。

　OCD が神経行動学的疾患であることと，中枢神経系の情報処理異常の現われであって"反抗的行動"ではないことを学校関係者が理解することが大切である。学校関係者は，OCD の子どもを，糖尿病や喘息の子どもと同様にみるよう奨励されるべきである。こうした病気も治療によって病気のプロセスが止まり回復に転じるまで子どもの成績不良の原因となることが多い。OCD の治療は，糖尿病や喘息の治療と同じように，薬物療法（セロトニン再取り込み阻害薬）と心理社会的介入に基づいており，これらはどちらも脳に直接作用することによって奏功する。最後に，どんな慢性病の子どもにも治癒できない部分への対応が必要であり，このことは喘息や糖尿病の子どもに劣らず OCD の子どもにも事実なのである。

学校環境における OCD 症状の取り扱いに関する助言

　学校関係者は，OCD 治療の介入のみならず学校環境における日常的な OCD 症状管理にも不可欠な役割を果たし得る。以下の戦略は，OCD の児童や生徒の学校環境への適応を学校職員が促進する一助となる。

- 生徒に主導権のない状況や行動（遅刻，欠席，授業に出ないなど）のことで生徒を罰しないこと。一方で，どの子どもにもあるように，OCD の子どもには，明確な限度を設け，行動の結果を決めることによって減らせる

行動上の問題もあることを覚えておくこと。
- OCDの生徒の情緒的欲求に敏感になること。OCDの児童・生徒は，自尊感情が低く，仲間関係のいざこざになって社会的に孤立してしまうに至る場合がある。このような生徒も参加するクラス活動を考えるようにすること。OCDの児童・生徒へのからかいは断じて許さないこと。子どもが戦っている時に頼れる人として学校職員を1人指名し，OCDの子どもの親身になれる教師を1人以上その子どもの担当とすることを考えること。
- OCDの生徒の親と家族を理解しサポートするように努めること。OCDの子どもの家族，とくに親は，子どもの病気と取り組む時にひどい情緒的な苦痛と苛立ちを感じることが多い。そのため，思いやりと配慮のある態度で親にアプローチすることが大切である。子どものOCDのことで親を責めるのは不当かつ不適切である。意思疎通を良くすることも必須である。
- 薬物療法および／または心理社会的介入の結果と思われる子どもの行動変化（正負どちらの場合も）によく注意して記録すること。

学校関係者は，OCDの生徒の学業成績を促進するために学習環境を以下のように具体的に変えることもできる。

- 書くことに関する強迫行為のためにノートを取ったり文字を書いたりするのが困難なOCDの生徒については，テープ録音授業，その生徒のために授業の概要を説明する，その生徒のために他の生徒のノートのコピーを許可する，その生徒にはコンピュータやテープで課題や試験あるいは宿題をするのを許可する，などの対応を考える。
- 音読に関する強迫行為のあるOCDの生徒については，クラス担任は，教科書の内容をテープ録音したり，他の誰かにその生徒に向かって読ませたり，その生徒の音読課題は短めにしたりできる。
- 試験を受けるのが困難なOCDの生徒については，教師は次のようなことができる。①試験中の休憩を許可する，②時間を余分に与える，あるいは別の場所で試験を受けさせる，③その生徒にはマークシートの丸を塗

りつぶすのではなく試験問題に直接記入させる，④その生徒には口頭試験を受けさせる。必ず，OCD の生徒には期限を過ぎても課題や宿題を提出できるようにすること。その生徒の学習量を減らすことも考える。たとえば，シートの全項目を終えさせる代わりに偶数項または奇数項のみあるいは教師が印を付けた項目のみをさせることも考える。

- OCD の子どもの中には，学校や学業を避けるために OCD を口実として使おうとする子どももいるが，ほとんどの子どもはできる限り課題をやろうとする。子どもが授業や社会的活動を避けるための口実として OCD を使っているように見える時には，教師は自分が OCD に関しておよび学業面で子どもから何を期待すべきかわかるように，子どもの認知行動療法家と一緒に ERP 課題を調整することが重要である。

OCD の児童・生徒への教育支援

　OCD の児童・生徒の教育的ニーズは非常に幅広い。症状が軽度から中等度であり，学校環境における学業的あるいは社会的機能を妨げる恐れのない生徒もいれば，学習環境面でのちょっとした対応が必要な生徒もいるだろう（上述を参照）。重症 OCD の児童・生徒には特別な教育支援が必要であろう。

　OCD の生徒は，その子どもが"障害のある子ども"（OCD については，障害分類は"その他の健康障害"となるだろう）であると確定すれば，障害教育法（Individuals with Disability Education Act：IDEA）による特別支援を受ける資格があるし，あるいは校区によっては，子どもに学習障害がある場合およびそのために特別な教育支援と関連支援を必要とする子どもであれば，"重大な情動障害"である LD も適用される可能性もある。また，1973 年のリハビリテーション法第 504 節により，子どもは，"ハンディキャップのある子ども"であることが確定すれば，支援を受ける資格がある。第 504 節の規定によれば，ハンディキャップのある個人とは，"1 つ以上の主要な生活動作を実質的に制約したり，そのような障害の記録をもっていたり，あるいはそのような障害をもっていると見なされる身体的あるいは精神的障害をもつ"人である。主要な生活動作には，自分の身の回りの世話，手仕事をする，歩行，見

る，聞く，話す，呼吸，学習，および仕事が含まれる。IDEA および第504節に親が同意するかどうかは，親と学校の好みを含む諸要因の複雑な絡み合いと，子どもの OCD 症状の性質とそれに随伴する他の問題によるであろう。OCD に精通している学校担当のスクールカウンセラーとの協力は，OCD の児童・生徒の教育的・社会的ニーズに適切な個別教育計画（IEP）を策定する最善策を整えるのにすこぶる貴重である。

OCD と共存することのある LD を評価するために神経教育学的評価も必要であろう。非言語性 LD はしばしば OCD と共存し，書字障害，算数障害，および表現文字言語力低下の原因となり得る。これらの問題の各々が OCD の直接の反映であったり非言語 LD の間接的な結果であったりあるいは両方が組み合わさった結果である可能性があるので，学業成績が期待値に達していない OCD の子どもについては神経教育学的検査が必須である。

まとめ

要約すると，OCD は児童・生徒が罹る頻度の高い精神疾患の1つである。この病気は他の精神疾患と併存していることが珍しくなく，成人 OCD の前兆となり得る。治療は OCD に特有——薬物療法と認知行動療法——であり，この病気に詳しい多職種の治療チームによって行なわれるべきである。学校関係者は，OCD を同定しこの病気と他の小児期に発症する不安障害をもつ児童生徒の学業面および行動面への介入を行なう特殊な立場にいる。

付録 I
配布資料および図

配布資料 1：あなたの CBT プログラム
配布資料 2：マップの絵
配布資料 3：心配温度計
配布資料 4：不安階層表（症状リスト）
配布資料 5：宿題シート

配布資料1：あなたのCBTプログラム

治療中に起こること

週数	目標
1週	OCDについて心理教育／認知訓練
2週	OCDマップの作成／認知訓練
3～18週	エクスポージャーと儀式妨害
18～19週	再発予防および卒業
24週	ブースターセッション
1, 7, 12週	親のセッション

各セッションですること

セッションの目標	時間
子どもと親，来所手続き	5分
宿題の復習	5分
その週の課題教習	20分
治療者支援練習	10分
宿題についての話し合いと同意	10分
セッションと宿題のおさらい（親）	10分

習うツール

ツール	目的
OCDの外在化	OCDが問題であることをみんなにわからせる
仲間を作る	みんなをあなたの仲間にする
OCDマップの作成	OCDへの"威張り返し"を始める場所を理解する
認知訓練	OCDについての思考について学習する
心配温度計	抵抗しやすいものからし難いものまでOCDに格付けをする
エクスポージャー	あなたが怖いと思っているものに自分をさらす
儀式妨害	儀式をしない方法を学ぶ
家族を助ける	OCDからあなたが家族を自由にする手助けをする

OCD in Children and Adolescents. Copyright 1998 by John S. March and Karen Mulle より転載。本書の購入者には，もっぱら個人的に使用するためにこの配布資料をコピー印刷することを許可する。

配布資料2：マップの絵

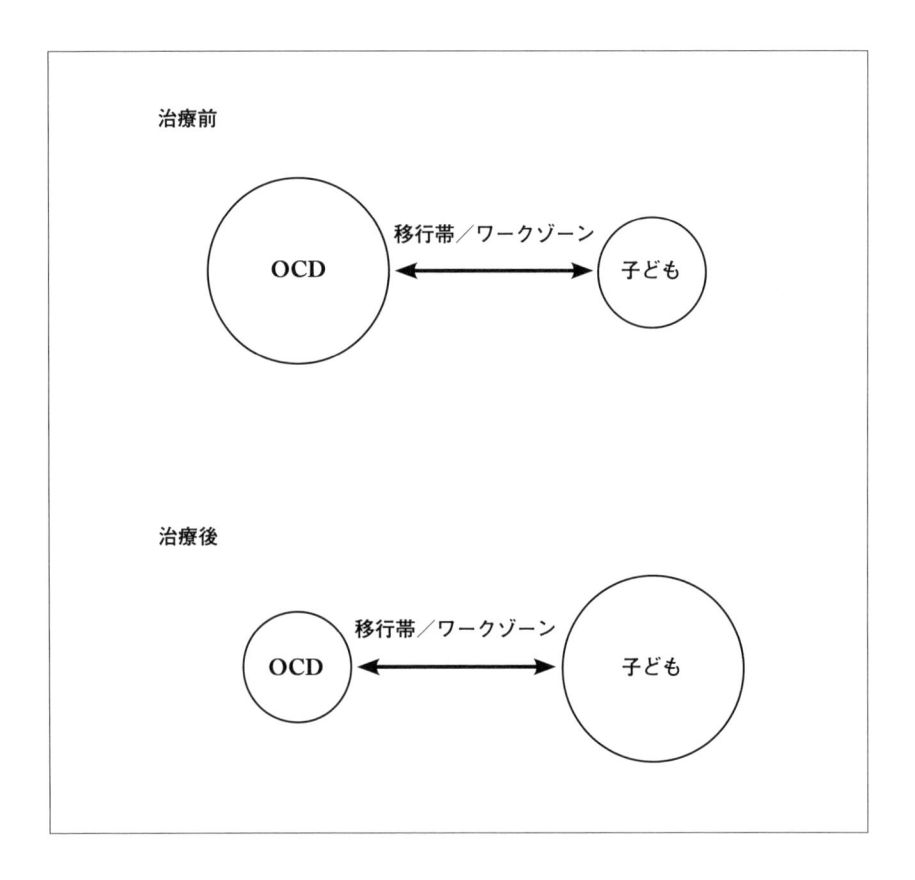

治療前

（OCD）　←移行帯／ワークゾーン→　（子ども）

治療後

（OCD）　←移行帯／ワークゾーン→　（子ども）

OCD in Children and Adolescents. Copyright 1998 by John S. March and Karen Mulle より転載。本書の購入者には，もっぱら個人的に使用するためにこの配布資料をコピー印刷することを許可する。

配布資料3：心配温度計

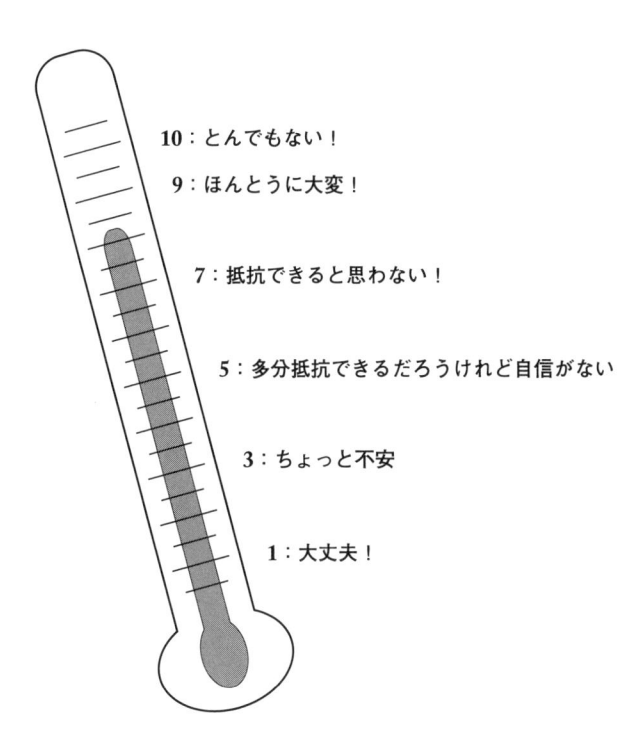

10：とんでもない！
9：ほんとうに大変！
7：抵抗できると思わない！
5：多分抵抗できるだろうけれど自信がない
3：ちょっと不安
1：大丈夫！

OCD in Children and Adolescents. Copyright 1998 by John S. March and Karen Mulle より転載。本書の購入者には，もっぱら個人的に使用するためにこの配布資料をコピー印刷することを許可する。

配布資料4：不安階層表（症状リスト）

トリガー／状況	強迫観念	強迫行為	心配温度 （1〜10）

OCD in Children and Adolescents. Copyright 1998 by John S. March and Karen Mulle より転載。本書の購入者には，もっぱら個人的に使用するためにこの配布資料をコピー印刷することを許可する。

配布資料5：宿題シート

ERP 課題

_____
_____
_____
_____
_____

"威張り返し"のヒント

_____
_____
_____
_____
_____

ターゲット／日付／時間	開始温度	1分	2分	5分	10分	15分	20分	25分	30分

OCD in Children and Adolescents. Copyright 1998 by John S. March and Karen Mulle より転載。本書の購入者には，もっぱら個人的に使用するためにこの配布資料をコピー印刷することを許可する。

付録 II
評価質問紙

NIMH 包括的強迫尺度
臨床全般障害尺度（Clinical Global Impairment Scale）
臨床全般改善尺度（Clinical Global Improvement Scale）
小児 Yale-Brown 強迫尺度（**CY-BOCS**）
Leyton 強迫検査目録

NIMH 包括的強迫尺度

説明：以下の指針に基づいて患者の現在の臨床状態に最も該当する番号（1～15）に丸をつけよ。

1 2 3	正常範囲またはごく軽度の症状	患者が症状に抵抗している時間はごくわずかである。日常生活にはほとんど支障がない。
4 5 6	無症候性・閾値以下の強迫症状	患者や観察者が気づく程度の症状。患者の生活に対する影響は軽度。患者が症状に抵抗している時間は最小限である。他人は症状を容認する
7 8 9	臨床的強迫症状	患者の生活に対して多大な影響がある。患者が症状に抵抗するために多大な努力を費やす。日常活動で機能するために他人の若干の援助を要する。
10 11 12	重度の強迫症状	症状のために患者は障害者と呼べる程度になっている。通常の日常活動に"悪戦苦闘"状態となるほどである。患者は症状に抵抗するためにほぼ一日を費やす。機能するために他人の多大な援助を要する。
13 14 15	きわめて重度の強迫症状	症状のために患者は完全に障害され，食事・睡眠などの際に医療関係者の綿密な監督を必要とする。非常に些細な意志決定や最低限の活動をするためにも医療関係者の支援が必要である。"私が診た中で最重症"である。

出典：米国国立精神衛生研究所（公有）

臨床全般障害尺度
Clinical Global Impairment Scale

この特別な問題に関する自己の臨床経験全体を考慮すると，今回の患者の精神状態はどの程度病的か。(最も適切なものに) 丸印をつけよ。

1 = 正常，またはほとんど病んでいない
2 = 精神疾患の境界上
3 = 軽度
4 = 中等度
5 = 著明
6 = 重度
7 = きわめて重症に入る

臨床全般改善尺度
Clinical Global Improvement Scale

治療開始時点の状態と比べて，患者はどの程度変化したか。(最も適切なものに) 丸印をつけよ。

1 = 著明に改善
2 = かなり改善
3 = 改善は最小限
4 = 変化なし
5 = 最小限の悪化
6 = かなり悪化
7 = 非常に悪化

小児 Yale-Brown 強迫尺度（CY-BOCS）

概要

　この尺度は，6歳から17歳までの児童思春期の子どもの強迫性症状の重度評価を目的としている。この尺度は，臨床家または訓練を受けた面接者により半構造化法で実施できる。一般に，評価は患者および親の報告に基づくが，最終的な評価は面接者の臨床判断による。面接時までの過去1週間および面接時点について各項目の特性を評価すること。とくに記載のない限り，スコアは週全体の各項目の平均とすべきである。

情報提供者

　情報は，親（または両親または保護者）と子どもの両方を面接して得るべきである。しかし，子どもか親のみを面接するのが有効な場合もある。面接方法は，児童・思春期の子どもの年齢と発達レベルにより異なる場合がある。全情報を合わせて各項目のスコアを推定する。CY-BOCS を同じ子どもに数回実施する時には必ず，薬物療法の臨床試験と同様に，各評価セッションに同じ情報提供者を同席させれば報告の一貫性を保証できる。

　Wayne K. Goodman, MD, Lawrence N. Price, MD, Steven A. Rasmussen, MD, Mark A. Riddle, MD, Judith L. Rapoport, MD（エール大学医学部小児研究センター精神医学科；ブラウン大学医学部精神医学科；および国立精神衛生研究所小児精神科研究部）により開発された。

　この評価尺度の使用に関心のある研究者は下記まで連絡されたい。
　Wayne K. Goodman, MD（The Clinical Neuroscience Research Unit, Connecticut Mental Health Center, 34 Park Street, New Haven, CT 06508）または Mark Riddle, MD（The Yale Child Study Center, P.O. Box 3333, New Haven CT 06510）

　Copyright 1986 Wayne K. Goodman, MD. OCD in Children and Adolescents. Copyright 1998 by John S. March and Karen Mulle から複製。著作権所有者は，本書の購入者がもっぱら個人的に使用するためにこの尺度をコピー印刷することを許可する。

定　義

質問に入る前に，子どもと主介護者のために"強迫観念"と"強迫行為"を次のように定義する（とくに幼い子どもには，面接者は"心配"と"癖"という用語を使ってもよい）。

"強迫観念とは，あなたが望んでいない時にもあなたの頭の中に浮かび続ける思考や考えやイメージです。強迫観念は不快だったりバカげていたり当惑させられるものであることがあります"。

"強迫観念の例として，ばい菌や汚れがあなたや他の人たちに害を及ぼすとか，何か不快なことがあなたや家族の誰かやあなたにとって特別な人に起こるかもしれないという考えが繰り返し浮かんでくる，などがあります。こういう考えが何度も繰り返し浮かんできます"。

"強迫行為とは，そんなことしても意味がないとあなたはわかっているけれど，やらなければならないと感じることです。あなたはそれを止めようとするでしょうが，それが難しいでしょう。自分がしなければならないことをし終わるまであなたは心配や怒りやイライラを感じるかもしれません"。

"強迫行為の例として，本当は汚れていないのに手を何回も繰り返して洗う必要があるとか，特定のことをするとき，特定の数まで数える必要がある，などがあります"。

"強迫観念や強迫行為の意味について何か質問がありますか？"。

症状の特異度および連続性

場合によっては，強迫観念と強迫行為を，恐怖症，不安な心配，抑うつ性反芻，および複雑性チックなど，他の密接に関連した症状と区別し難いことがある。これらの症状は別個に評価する必要があろう。難しいであろうが，強迫観念と強迫行為を，こうした密接に関連する症状から分離することは面接者の必須職務である（その判定方法に関する詳細な考察は，この緒言の範囲と目的を越えている）。＊印をつけた項目は，この区別がとくに厄介であると考えられる項目である。

ある特定の症状がチェックリストの強迫観念または強迫行為に該当するかどうか面接者が決定したら，その後の評価における一貫性を保つよう極力努めるべきである。経時的に何度も評価を行なう研究では，後続評価開始時に最初の標的症状リスト（以下を参照）を見直すとよい（前回の重症度スコアは見直すべきではない）。

手　順

　症状チェックリスト：強迫観念と強迫行為の定義を子どもおよび親（両親）と一緒に再確認した後で，面接者は，強迫観念チェックリストと強迫行為チェックリストを手引きとして用いて子どもの症状の詳細な問診に入るべきである。チェックリストの各項目について逐一質問する必要はないかもしれないが，症状を見過ごさないようにどの症状領域も網羅すべきである。児童期・思春期の子どもには通常，強迫行為（p.243 および 244）から始めるほうが容易である。

　標的症状リスト：強迫行為チェックリストが終わったら，p.245 の標的症状リストに最も重症度の高い強迫行為を 4 つ記入する。このプロセスを繰り返して，p.240 の標的症状リストに最も重症度の高い強迫観念を 4 つ記入する。

　重症度の評価：強迫行為についてチェックリストと標的症状リストを記入し終わったら，重症度項目，つまり費やす時間，障害，苦痛，抵抗，制御の程度（p.245〜248 の質問 6 〜 10）について質問する。各項目に質問の例がある。これらの項目の評価は，過去 1 週間の利用可能な全情報から最適な評価をすべきであり，とくに標的症状を重視する。強迫観念について上記手順を繰り返す（p.238 〜 242）。最後に，p.248 〜 252 の質問 11 〜 19 について質問し評価する。スコアは，p.253 および p.254 のスコアシートに記録できる。評価はすべて整数で行なうこと。

スコア算出

　19 項目をすべて評価するが，総合スコアの算出には項目 1-10 のみを用いる。CY-BOCS 総合スコアは，項目 1 〜 10 の合計である；強迫観念スコア及び強迫行為スコアは各々，項目 1 〜 5 および 6 〜 10 の合計である。ただし，項目 1b および 6b はスコア算出には用いない。

　項目 17（包括的重症度）および 18（包括的改善度）は，強迫症状があるがゆえに生じる機能障害全体の尺度である Clinical Global Impression Scale（臨床全般印象評価尺度）（Guy, 1976）を改変した。

名前＿＿＿＿＿＿＿＿＿＿＿＿　　　日付＿＿＿＿＿＿＿＿＿＿＿＿＿

CY-BOCS　強迫観念チェックリスト

当てはまる症状すべてに印を付けよ。（＊印の項目はOCD症状であるとは限らない）

現病	既往	
		汚染に関する強迫観念
☐	☐	汚れ，ばい菌，特定の病気（AIDSなど）に関する心配
☐	☐	身体の排泄物や分泌物に関する過剰な心配（たとえば，尿，大便，唾液）
☐	☐	環境汚染物質に関する過剰な心配（たとえば，アスベスト，放射線，有害廃棄物）
☐	☐	日用品に関する過剰な心配（たとえば，洗剤，溶媒）
☐	☐	動物／昆虫に関する過剰な心配
☐	☐	ねばねばした物質やこびりついたあとを過剰に気にする
☐	☐	汚染物質のために病気になるのではないかと心配する
☐	☐	汚染物を撒き散らして他人を病気にするのではないかと心配する（攻撃的）
☐	☐	汚染の結果ではなく汚染から受ける感じを心配する＊
☐	☐	その他（記述せよ）：＿＿＿＿＿＿＿＿＿＿＿＿＿＿＿＿＿＿＿＿＿
		攻撃的強迫観念
☐	☐	自分を傷つけてしまうのではないかという恐れ
☐	☐	他人を傷つけてしまうのではないかという恐れ
☐	☐	危害が自分にふりかかるのではないかという恐れ
☐	☐	（自分が何かしたために，またはしなかったために）危害が他人にふりかかるのではないかという恐れ
☐	☐	暴力的あるいは恐ろしいイメージ
☐	☐	卑猥な言葉あるいは侮辱の言葉を吐いてしまうのではないかという恐れ
☐	☐	その他の当惑するような何かをしてしまうのではないかという恐れ＊
☐	☐	意に反した衝動で行動してしまうのではないかという恐れ（たとえば，家族を刺す）
☐	☐	物を盗むのではないかという恐れ
☐	☐	何か恐ろしいことが起こるのは自分に責任があるのではという恐れ（たとえば，火事，強盗，洪水）
☐	☐	その他（記述せよ）：＿＿＿＿＿＿＿＿＿＿＿＿＿＿＿＿＿＿＿＿＿

（続く）

現病	既往	

性的な強迫観念

「性について考えることがありますか？ もしあるのなら，それはいつもですか，あるいはそうした考えは，あなたが考えたくなかったり煩わしいと思う繰り返し起こる考えですか？」

☐	☐	禁じられたあるいは性的に倒錯した考え，イメージ，衝動
☐	☐	内容が同性愛に関わる*
☐	☐	他人に対する性的な行動（攻撃的）*
☐	☐	その他（記述せよ）：＿＿＿＿＿＿＿＿＿＿＿＿＿＿＿＿＿＿＿＿

収集／節約に関する強迫観念

☐	☐	物をなくすのではないかという恐れ
☐	☐	その他（記述せよ）：＿＿＿＿＿＿＿＿＿＿＿＿＿＿＿＿＿＿＿＿

魔術的な考え／迷信的な強迫観念

☐	☐	幸運な／不吉な数，色，言葉
☐	☐	その他（記述せよ）：＿＿＿＿＿＿＿＿＿＿＿＿＿＿＿＿＿＿＿＿

身体に関する強迫観念

☐	☐	病気に関する過剰な心配*
☐	☐	身体の部分あるいは外見に関する過剰な心配（たとえば，醜形恐怖）*
☐	☐	その他（記述せよ）：＿＿＿＿＿＿＿＿＿＿＿＿＿＿＿＿＿＿＿＿

宗教的な強迫観念（実直性）

☐	☐	宗教的な対象（神）を冒涜するのではないかという過剰な心配や恐れ
☐	☐	善悪，道徳に関する過剰な心配
☐	☐	その他（記述せよ）：＿＿＿＿＿＿＿＿＿＿＿＿＿＿＿＿＿＿＿＿

その他の強迫観念

☐	☐	何でも知らなければならない，あるいは覚えておかなければならない欲求
☐	☐	特定の事柄を言ってしまうのではないかという恐れ
☐	☐	適切なことを言っていないのではないかという恐れ
☐	☐	侵入的な（暴力的でない）イメージ
☐	☐	侵入的な音，言葉，音楽，または数
☐	☐	その他（記述せよ）：＿＿＿＿＿＿＿＿＿＿＿＿＿＿＿＿＿＿＿＿

強迫観念に関する標的症状リスト

強迫観念（1が最も重症，次いで2……となるように重症度順に並べて記述せよ）

1. _____
2. _____
3. _____
4. _____

強迫観念に関する質問（項目1～5）

"これから，あなたが考えるのを止められない思考について質問をします"。（情報提供者のために標的症状を見直し，質問1～5を質問しながらそれらに言及すること）。

1a. 強迫観念に占められる時間

- このようなことを考えるのにどのくらい時間を費やしますか？
  （強迫観念が短時間，間欠的な雑念として生じているときには，強迫観念が占める時間を合計時間として評価することが困難なことがある。このような場合には，強迫観念の頻度をまず評価し，それから合計時間を推測せよ。強迫観念が起こった回数が何回かと，24時間のうち何時間が強迫観念によって影響を受けているか，を考慮する。
- このような考えはどのくらい頻繁に起こりますか？
  （自我親和的で理にかなっている考えの反芻やこだわりは，大げさであっても強迫観念とはせず，除外すること）。

　　　　0 ＝なし
　　　　1 ＝軽度　：1日に1時間以内，あるいは時おり生じる。
　　　　2 ＝中等度：1日に1時間から3時間，あるいは頻回に生じる。
　　　　3 ＝重度　：1日に3時間から8時間まで，あるいはきわめて頻回に生じる。
　　　　4 ＝極度　：1日に8時間以上，あるいはほとんど一貫してみられる。

1b. 強迫観念がない間隔（総合スコアには入れない）

- 平均的に，毎日強迫観念に煩わされない時間は最長どのくらいですか。

    0＝なし
    1＝軽度　　：無症状の間隔は長く，連続8時間／日を超えて無症状である
    2＝中等度　：無症状の間隔は中等度に長く，連続3-8時間／日，無症状である
    3＝重度　　：無症状の間隔は短く，連続1-3時間／日，無症状である
    4＝極度　　：1時間／日未満，無症状である

2. 強迫観念による障害

- このような考えで学業や友達との活動がどのくらい邪魔されますか。
- このような考えが原因であなたがやろうとしてもできないことがありますか。
  （現在，登校していない場合は，もし患者が学校にいたとしたら能率がどの程度影響されるかを想定して判定せよ）。

    0＝なし
    1＝軽度　　：社会的活動および学業にわずかな障害はあるが，全体としての能率に障害はない
    2＝中等度　：社会的活動および学業に明らかに障害はあるが，まだ対処可能
    3＝重度　　：社会的活動および学業にかなりの障害がある
    4＝極度　　：活動不能である

3. 強迫観念に伴う苦痛

- このような考えはどのくらいあなたを煩わせたり動揺させたりしますか。
  （強迫観念にトリガーされていると思われる不安／欲求不満だけを評価し，全般性不安や他の症状に関連する不安は評価しない。）

    0＝なし
    1＝軽度　　：ごくまれ，苦痛がそれほど障害にはなっていない
    2＝中等度　：ときどき，苦痛が障害になっているが，まだ自分で処理ができる
    3＝重度　　：しばしば，苦痛が著しい障害になっている
    4＝極度　　：苦痛はほとんど常にあり，苦痛のため何もできない

4. 強迫観念に対する抵抗

- このような思考を止めたり無視したりをどのくらい努力しますか。
(実際に強迫観念をコントロールできたかどうかではなく，強迫観念に抵抗する努力を行なっているかどうかを評価せよ。強迫観念に対する抵抗力は患者のコントロール能力に相関しているとは限らない。この項目は強迫観念の重症度を直接評価するのではなく，精神的健全さの現われを評価するものである。精神的健全さとは患者が強迫行為を行なったり回避などの手段をとらずに強迫観念に抵抗しようと努力をしているかどうかである。したがって，患者が抵抗しようとすればするほど，患者のこの機能面の障害度は低くなる。強迫観念が最小限であれば，患者は抵抗する必要性を感じないかもしれない。その場合には"0"と評価せよ)。

  0 = なし : いつも抵抗しようとしているか，症状が軽微であるため積極的に抵抗する必要がない。
  1 = 軽度 : 大抵の場合は抵抗しようとしている。
  2 = 中等度 : 少しは抵抗する努力をしている。
  3 = 重度 : 制御しようとはせずに全ての強迫観念に屈服しているが，そのことにいくらかの躊躇は感じている
  4 = 極度 : 全ての強迫観念に自ら完全に屈服している。

5. 強迫観念に対するコントロールの程度

- そうした思考と闘おうとする時，打ち負かすことができますか？
(抵抗に関する前項目とは対照的に，患者の強迫観念制御能力は，侵入的思考の重症度と密接に関連している)。

  0 = 完全なコントロール
  1 = 十分コントロール可能 : わずかな努力と集中力で強迫観念の中断あるいはそらすことが通常では可能。
  2 = かなりコントロール可能 : 強迫観念の中断やそらすことが可能な時もある。
  3 = コントロールほとんど不可能 : 強迫観念の中断や打ち消しはほとんど不可能で，注意をそらせることも困難。
  4 = コントロール不能 : 強迫観念を完全に自分の意思の及ぶ範囲外にあると感じており，強迫観念を短時間でも変化させることはほとんどできない。

名前＿＿＿＿＿＿＿＿＿　　日付＿＿＿＿＿＿＿＿＿＿＿＿

CY-BOCS 強迫行為チェックリスト

当てはまる症状すべてに印を付けよ。（＊印の項目は OCD の症状であるとは限らない）

現病　既往

洗浄／掃除に関する強迫行為

- ☐　☐　過剰なあるいは儀式化された手洗い
- ☐　☐　過剰なあるいは儀式化されたシャワー，入浴，歯磨き，身繕い，排便の仕方
- ☐　☐　過剰な物の掃除：自分の衣服や大切な物など
- ☐　☐　汚染物質との接触を防ぐあるいは取り除く他の手段
- ☐　☐　その他（記述せよ）：＿＿＿＿＿＿＿＿＿＿＿＿＿＿＿＿＿＿＿＿＿＿

確認に関する強迫行為

- ☐　☐　鍵，おもちゃ，教科書／学用品などを確認する
- ☐　☐　洗濯，着衣・脱衣に関して確認する
- ☐　☐　他人を傷つけていなかったか，あるいは傷つけないかと確認する
- ☐　☐　自分を傷つけていなかったか，あるいは傷つけないかと確認する
- ☐　☐　恐ろしいことが起こらなかったか，あるいは起こらないかと確認する
- ☐　☐　間違いをしなかったか確認する
- ☐　☐　身体についての強迫観念に関連する確認
- ☐　☐　その他（記述せよ）：＿＿＿＿＿＿＿＿＿＿＿＿＿＿＿＿＿＿＿＿＿＿

繰り返し儀式

- ☐　☐　読み直す，消し直す，あるいは書き直す
- ☐　☐　日常的な動作を繰り返さなければならないと感じる（たとえば，戸口の出入り，椅子からの立ち座り）
- ☐　☐　その他（記述せよ）：＿＿＿＿＿＿＿＿＿＿＿＿＿＿＿＿＿＿＿＿＿＿

ものを数える儀式

- ☐　☐　もの，特定の数，言葉など
- ☐　☐　その他（記述せよ）：＿＿＿＿＿＿＿＿＿＿＿＿＿＿＿＿＿＿＿＿＿＿

（続く）

現病　既往

整理整頓の儀式
☐　☐　対称性／揃えなければならないという欲求（たとえば，特定のやり方で物を並べる，あるいは特定のパターンで私物を整頓する）

☐　☐　その他（記述せよ）：＿＿＿＿＿＿＿＿＿＿＿＿＿＿＿＿＿＿＿＿＿＿＿＿＿

収集／節約に関する強迫行為
（趣味および金銭的あるいは情緒的価値のあるものへの関心とは区別せよ）

☐　☐　物を捨てられない，大量の紙やひもを取っておく。

☐　☐　その他（記述せよ）：＿＿＿＿＿＿＿＿＿＿＿＿＿＿＿＿＿＿＿＿＿＿＿＿＿

過剰な遊び／迷信的行動
（年齢相応の魔術的な遊びとは区別せよ）

☐　☐　（たとえば，何か悪いことが起こらないようにと日常的な決めごととして床の特定個所を踏む，ものや自分を一定の回数触る）

☐　☐　その他（記述せよ）：＿＿＿＿＿＿＿＿＿＿＿＿＿＿＿＿＿＿＿＿＿＿＿＿＿

他人を巻き込んだ儀式
☐　☐　他の人（たいていは親）を儀式に巻き込みたいという欲求（たとえば，親に繰り返し同じ質問をする，食事時に母親に特定の調理器具を使った特定の儀式をさせる）*

☐　☐　その他（記述せよ）：＿＿＿＿＿＿＿＿＿＿＿＿＿＿＿＿＿＿＿＿＿＿＿＿＿

その他の強迫行為
☐　☐　心の中の儀式（確認／数を数える以外）
☐　☐　話したい，質問したい，告白したいという欲求
☐　☐　以下を防ぐための手段（確認ではない）：
　　　　☐自分への危害　☐他人への危害　☐恐ろしい結末
☐　☐　儀式化された摂食行動*
☐　☐　過剰なリスト作成*
☐　☐　触りたい，叩きたい，擦りたいという欲求*
☐　☐　きちんとやったと感じるまで物事をしたい（たとえば，触りたい，整頓したい）という欲求*
☐　☐　瞬きや凝視に関連する儀式*
☐　☐　抜毛癖（毛をむしること）*
☐　☐　その他の自傷（傷つける，切る）行為*

☐　☐　その他（記述せよ）：＿＿＿＿＿＿＿＿＿＿＿＿＿＿＿＿＿＿＿＿＿＿＿＿＿

強迫行為に関する標的症状リスト

強迫行為（1が最も重症，次いで2……となるように重症度順に並べて記述せよ）

1. _____
2. _____
3. _____
4. _____

強迫行為に関する質問（項目6～10）

"これから，あなたが止められない癖について質問をします"（情報提供者のために標的症状を見直し，質問6～10を質問しながらそれらに言及すること）。

6a. 強迫行為に要する時間

- このようなことをするのにどのくらい時間を費やしますか？
- このような癖のためにあなたが日常の活動を終えるのにかかる時間は，たいていの人たちよりどのくらい長くなりますか？
  （強迫行為が短時間，間欠的な行動として起こっている場合には，強迫行為に費やす時間を全時間数として評価することは不可能であろう。そのような場合には，強迫行為が行なわれる頻度で時間を推定せよ。強迫行為が行なわれる回数と1日のうち影響を受けている時間数の両方を考慮せよ）
- このような癖はどのくらい頻繁に起こりますか？
  （ほとんどの場合，強迫行為は，観察可能な行動［たとえば，手洗い］であるが，強迫行為が観察不可能な例もある［たとえば，声を出さずに確認する］）

    0 ＝なし
    1 ＝軽度 ：強迫行為は1日1時間以内，あるいは強迫行為を時どき行なう。
    2 ＝中等度：強迫行為に1日1時間から3時間を費やす，あるいは強迫行為を頻回に行なう。
    3 ＝重度 ：強迫行為に1日3時間から8時間を費やす，あるいは強迫行為をきわめて頻回に行なう
    4 ＝極度 ：強迫行為に1日8時間以上を費やす，あるいは強迫行為を絶え間なく行ない，回数は不明。

6b. 強迫行為がない間隔（総合スコアには入れない）

- 強迫行為をしないで過ごす時間は最長どのくらいですか（必要なら，次の質問をする："強迫行為［あなたの癖］がない最長時間はどのくらいですか"）。

    0 ＝なし
    1 ＝軽度　：無症状の間隔は長く，連続8時間／日を超えて無症状
    2 ＝中等度：無症状の間隔は中等度に長く，連続3-8時間／日，無症状
    3 ＝重度　：無症状の間隔は短く，連続1-3時間／日，無症状
    4 ＝極度　：1時間／日未満，無症状

7. 強迫行為による障害

- このような癖は学業あるいは友達との活動のうえでどのくらい障害になりますか。
- このような癖が原因であなたがやろうとしてもできないことがありますか。
  （現在，登校していない場合は，もし患者が学校にいたとしたら能率がどの程度影響されるかを想定して判定せよ）。

    0 ＝なし
    1 ＝軽度　：社会的活動および学業にわずかな障害はあるが，全体としての能率に障害はない
    2 ＝中等度：社会的活動および学業に明らかに障害はあるが，まだ対処可能
    3 ＝重度　：社会的活動および学業にかなり障害がある
    4 ＝極度　：活動不能である

8. 強迫行為に伴う苦痛

- あなたの癖が妨げられたらどう感じますか。
- どのくらい動転すると思いますか。
  （強迫行為が再び行なえるという保証がないまま突然中断されたら患者が感じるであろう不安／欲求不満だけを評価する。全部ではないが，ほとんどの場合，強迫行為を行なうことによって不安／欲求不満が減少する）。
- あなたが癖になっていることを行なって満足するまでの間，どれくらい落ち着かないと感じますか？

```
0 = なし
1 = 軽度   ： 強迫行為が妨げられてもわずかな不安／欲求不満しかない，
             あるいは強迫行為の最中にわずかな不安／欲求不満しかな
             い
2 = 中等度 ： 強迫行為が妨げられると不安／欲求不満が増すが，まだ対
             処可能と報告。強迫行為の最中，不安／欲求不満が増すが
             まだ対処可能
3 = 重度   ： 強迫行為が中断されると，不安／欲求不満が著明かつ非常
             に煩わしい程度まで増す。強迫行為の最中，不安／欲求不
             満が著明かつ非常に煩わしい程度まで増す
4 = 極度   ： 活動を変える目的でなされたどんな介入でも不快感／欲求
             不満は活動不能なまでになる。強迫行為の最中に活動不能
             なまでの不安／欲求不満が生じる
```

9. 強迫行為に対する抵抗

- どの程度このような癖と闘おうとしますか。
  (抵抗するためにした努力のみを評価し，実際の強迫行為のコントロールができたかどうかは評価しない。患者がどの程度強迫行為に抵抗するかは，患者の強迫行為コントロール能力と相関するとは限らない。この項目は，強迫行為の重症度を直接測るものではなく，健康度の現われつまり患者が強迫行為に対抗するのにする努力を評価するものであることに留意せよ。したがって，患者が抵抗しようとすればするほど，患者のこの機能面の障害度は低くなる。強迫行為がわずかしかない場合は，患者は抵抗する必要性を感じないかもしれない。その場合には"0"と評価すべきである)。

```
0 = なし   ： いつも抵抗している，あるいは症状が軽いため積極的に抵
             抗する必要がない
1 = 軽度   ： 大抵の場合は抵抗している
2 = 中等度 ： いくらかは抵抗している
3 = 重度   ： コントロールしようと試みることなく全ての強迫行為に服
             従しているが，そのことにいくらかの躊躇は感じている
4 = 極度   ： 全ての強迫行為に自ら完全に服従している
```

10. 強迫行為に対する制御の程度

- このような癖をやらなければならないと感じる気持ちの強さはどの程度ですか？

- あなたが強迫行為と闘おうとすると何が起こりますか。

（年長の子ども向けの質問）
- 癖をどの程度コントロールしていますか。
（抵抗に関する前項目とは対照的に，患者の強迫行為制御能力は，強迫行為の重症度と強く関連する）。

  0＝完全なコントロール
  1＝十分なコントロール ： 強迫行為に対する衝動を感じるが，たいてい，自発的なコントロールが可能
  2＝中等度のコントロール ： 中等度のコントロール，強迫行為に対する衝動が強く，苦労してようやくコントロールできる
  3＝わずかにコントロール ： 強迫行為に対する衝動がきわめて強い。好意を完了させねばと考え，先延ばしは困難を伴う
  4＝コントロール不能 ： 全くコントロールできない。完全に不随意かつ圧倒的な衝動性を感じ，一瞬でも行為を遅らせることはほとんど不能である

11. 強迫観念と強迫行為に関する洞察

- あなたの心配や行動は合理的だと思いますか。（ポーズをおく）
- 強迫行為をしなかったら何が起こると思いますか。
- 本当に何かが起きると確信していますか。
（この面接時点で表明された信念に基づいて患者の強迫観念および強迫行為の無意味さあるいは過剰さへの患者の洞察を評価せよ。）

  0＝なし ： 大変良好な洞察，完全に合理的
  1＝軽度 ： 良好な洞察，思考や行動の異常あるいは過剰さを容易に認めるが，不安以外に心配すべきものは無いということを確信し切ってはいないようである（なかなか消えない疑念をもっている）
  2＝中等度 ： かなりの洞察，思考や行為が不合理あるいは過剰と思われることをしぶしぶ認めるも，迷う。非現実的な恐怖を若干感じているかもしれないが，確固とした確信ではない

                3 = 重度　：洞察に乏しい。思考や行為が非合理あるいは過剰であると
                　　　　　　主張するも，迷う。非現実的な恐怖を若干感じているかも
                　　　　　　しれないが，反証の妥当性を認める（つまり，支配観念が
                　　　　　　ある）
                4 = 極度　：洞察の欠如，妄想的，心配や行動が合理的であると明らか
                　　　　　　に確信している，反証に応じない

12. 回避

    - 強迫観念のために，あるいは強迫行為をするかもしれないという心配から，何かをすること，どこかに行くこと，あるいは誰かと一緒にいることを避けていますか？

        （「はい」の場合，質問せよ）
    - どの程度避けますか？（症状リスト上に回避項目を記入せよ）。
        （患者がわざと物事を回避しようとする程度を評価する。強迫行為は患者が恐れている何かとの接触を"回避"することを目的としている場合がある。たとえば，"ばい菌"を取り去るために果物や野菜を過剰に洗うのは回避行動ではなく強迫行為に指定されるであろう。患者が果物や野菜を食べるのを止めたら，それは回避である）。

                0 = なし
                1 = 軽度　：回避は最小限
                2 = 中等度：若干の回避；明らかに存在
                3 = 重度　：相当の回避；回避が著明
                4 = 極度　：非常に広範な回避：患者はトリガーとなる症状を避けるためには，できることはほとんど何でもする

13. 優柔不断の程度

    - 他の人なら躊躇しないような些細なことで意志決定が難しいですか（たとえば，朝着る服を選ぶことや，どのブランドのシリアルを買うか）。
        （反芻思考の現われである意志決定困難は除外せよ。合理的な根拠のある困難な選択に関する躊躇も除外すべきである）。

                0 = なし
                1 = 軽度　：ちょっとしたことの意志決定に若干の困難がある

2 ＝ 中等度　： 他人なら躊躇しないような意志決定がかなり困難であると
　　　　　　　自ら報告
3 ＝ 重度　　： どうでもいいことの是非を秤にかけ続ける
4 ＝ 極度　　： 意志決定は不可能，機能障害あり

14. 過剰に評価された責任感

- あなたは，自分がすることにあるいは自分の行為の影響に非常に責任があると感じますか。
- あなたは，あなたの力の及ばないことを自分のせいだと思いますか。
（正常な責任感，無価値感，および病的な罪責感とは区別せよ。罪の意識に悩まされている人は，自分自身や自分の行為を害悪と感じる。）

0 ＝ なし
1 ＝ 軽度　　： 質問で言及されたもののみ。わずかに過剰な責任感がある
2 ＝ 中等度　： 患者が自発的に訴える。明らかに存在。患者は自分の力の及ばないことに過剰な責任感をかなり感じる
3 ＝ 重度　　： 責任感が著明かつ広汎。明らかに自分の力の及ばない事象に責任があると深く心配し，こじつけてほとんど不合理なまでに自責の念を感じている
4 ＝ 極度　　： 妄想的なまでの責任感（たとえば，地震が5,000km離れた場所で起こっても，患者は自分が強迫行為をしなかったからだと自分のせいにする）

15. あらゆる動作の緩慢さと不活発さの障害

- 仕事の開始や終了が困難ですか。
- 多くの日常的な活動に必要以上に時間が長くかかりますか。
（うつ病の続発性精神運動遅延とは区別せよ。具体的な強迫観念が特定できない場合でも，日常活動を行なうのに費やす延長時間を評価せよ）。

0 ＝ なし
1 ＝ 軽度　　： 仕事／活動の開始あるいは終了が時どき遅れる
2 ＝ 中等度　： 日常的な活動がしばしば遅延するが，たいていは，遅延したとしても終了することはできる
3 ＝ 重度　　： 日常的な仕事の開始と終了が広範囲かつ顕著に困難で，たいてい遅延する
4 ＝ 極度　　： 全面的支援がないと日常的な仕事を開始も終了もできない

16. 病的な猜疑
    - あなたは活動を終えた後，自分が正しくやったかどうか疑わしいと思いますか．
    - 自分が本当にやったかどうか疑わしいと思いますか
    - 日常的な活動をする時に，自分の感覚を信用していないと思いますか。（つまり，見たり，聞いたり，触ったりするもの）

        0 = なし
        1 = 軽度　：質問で言及されたもののみ。わずかに病的疑い深さがある。挙げられた例は正常の範囲内かもしれない
        2 = 中等度：患者が自発的に訴える。患者の行動の一部に明らかに顕在；患者はかなりの病的疑い深さによって煩わされている。パフォーマンスに若干の影響はあるが，まだ対処可能
        3 = 重度　：認識あるいは記憶に関する不確実性が顕著；病的疑惑がパフォーマンスにしばしば影響している
        4 = 極度　：認識に関する不確実性が常在：病的疑惑がほとんどすべての活動に影響し，活動不能（たとえば，"目が見ている物を私の頭は信用していない"と患者が言う）

17. 全般的重症度

    患者の病気の全体的な重症度の面接者による判定。0（無症状）～6（最も重症）で評価せよ。
    （患者が報告した苦痛の程度，観察された症状，および報告された機能障害を考慮せよ。このデータの平均をとる際にも得られたデータの信頼性あるいは正確性の重みづけの際にも面接者の判定は必要である）。

        0 = 疾病はない
        1 = ごく軽度　　：疾病は軽度で，疑わしく，一過性である。機能的な障害はない
        2 = 軽度　　　　：機能的な障害はほとんどない
        3 = 中等度　　　：機能遂行に努力が必要である
        4 = 中等度ないし：機能は制限されている
            重度の症状
        5 = 重度　　　　：主に援助によって機能を果たせる
        6 = きわめて重度：機能遂行が全く不可能

18. 全般的改善度

面接者の判定で治療によるか否かにかかわらず，初回評価以後にある全体的な改善度を評価せよ。

　　0 ＝非常に悪化
　　1 ＝かなり悪化
　　2 ＝やや悪化
　　3 ＝不変
　　4 ＝やや改善
　　5 ＝かなり改善
　　6 ＝非常に改善

19. 信頼性

得られた評価スコアの全体的な信頼性を評価せよ。信頼性に影響し得る要因として，患者の協調性および患者の生来の意思疎通能力がある。存在する強迫症状の種類と重症度が，患者の集中力，注意，または自発的に話す自主性の妨げとなることがある（一部の強迫観念の内容が原因で患者は非常に慎重に言葉を選ぶことがある）。

　　0 ＝非常に高い　：データの信頼性を疑う理由はない
　　1 ＝良好　　　　：信頼性に悪影響を及ぼす恐れのある要因がある
　　2 ＝普通　　　　：信頼性を明らかに減じる要因がある
　　3 ＝不良　　　　：信頼性は非常に低い

小児 Yale-Brown 強迫尺度

CY-BOCS （項目 1 〜 10 の合計）＿＿＿＿

患者名＿＿＿＿＿＿＿＿＿＿＿＿＿＿＿＿＿＿＿＿＿＿＿　日付＿＿＿＿＿＿

患者 ID＿＿＿＿＿＿＿＿＿＿＿＿＿　評価者＿＿＿＿＿＿＿＿＿＿＿＿＿＿

		なし	軽度	中等度	重度	極度
1a.	強迫観念に費やす時間	0	1	2	3	4
1b.	強迫観念がない間隔 （総合スコアには入れない）	なし 0	軽度 1	中等度 2	重度 3	極度 4
2.	強迫観念による障害	0	1	2	3	4
3.	強迫観念に関連する苦痛	0	1	2	3	4
4.	抵抗	いつも抵抗 0	1	2	3	完全に屈服 4
5.	強迫観念に対する 制御の程度	完全に制御 0	十分な制御 1	ほどほどに 制御 2	わずかな 制御 3	制御不能 4

強迫観念　小計（項目 1 〜 5 の合計）＿＿＿＿

		なし	軽度	中等度	重度	極度
6a.	強迫行為に費やす時間	0	1	2	3	4
6b.	強迫行為がない間隔	なし 0	長い 1	ほどほどに 長い 2	短い 3	極度に短い 4
7.	強迫行為による障害	0	1	2	3	4
8.	強迫行為に関連する苦痛	0	1	2	3	4
9.	抵抗	いつも抵抗 0	1	2	3	完全に屈服 4

（続く）

		完全に制御 0	十分な制御 1	ほどほどに 制御 2	わずかな 制御 3	制御不能 4		
10.	強迫行為に対する 制御の程度							

		大変良好 0	1	2	3	欠如 4		
11.	強迫症状への洞察							

		なし	軽度	中等度	重度	極度		
12.	回避	0	1	2	3	4		
13.	優柔不断の程度	0	1	2	3	4		
14.	過大評価された責任感	0	1	2	3	4		
15.	広汎性緩慢／無気力障害	0	1	2	3	4		
16.	病的疑惑	0	1	2	3	4		
17.	包括的重症度	0	1	2	3	4	5	6
18.	包括的改善度	0	1	2	3	4	5	6
19.	信頼性	非常に高い＝0		良好＝1		普通＝2		不良＝3

Leyton 強迫検査目録

名前＿＿＿＿＿＿＿＿＿＿＿＿＿＿＿＿＿＿　日付＿＿＿＿＿＿＿＿＿＿＿＿＿

説明：各質問の当てはまる個所に印を付けて下さい。

　0 ＝ この癖は私がしたいことをする妨げにはなりません
　1 ＝ これは少し私の妨げになったり，少し時間が無駄になります
　2 ＝ これは私が他のことをする妨げになったり，いくらか時間が無駄になります
　3 ＝ これは多くのことをする妨げになったり，だいぶ時間が無駄になります

	0	1	2	3
1. あなたは，本当はしなくてもいいとわかっているのに特定のことをしなければならないとよく感じますか	☐	☐	☐	☐
2. あなたの頭の中で考えや言葉がいつも繰り返し浮かび続けますか	☐	☐	☐	☐
3. あなたは物事を数回確認しなければなりませんか	☐	☐	☐	☐
4. 汚れや汚いものが嫌いですか	☐	☐	☐	☐
5. 他人が何かに使ったり触ったりしたら，あなたにはそれは悪くなっているといつも感じられますか	☐	☐	☐	☐
6. 十分清潔であるかどうかいつも心配ですか	☐	☐	☐	☐
7. 手をいつも清潔にしておくことにうるさいですか	☐	☐	☐	☐
8. 夜，物をしまう時，きちんとしていなければなりませんか	☐	☐	☐	☐

（続く）

Berg, Whitaker, Davies, Flament, Rapoport（1988）．Copyright 1988 by Williams and Wilkins. Copyright 1986 Wayne K. Goodman, MD. OCD in Children and Adolescents. Copyright 1998 by John S. March and Karen Mulle から複製。著作権所有者が，本書の購入者がもっぱら個人的に使用するためにこの尺度をコピー印刷することを許可する。

	0	1	2	3

9. 他の生徒があなたの机をごちゃごちゃにしたら腹が立ちますか　□ □ □ □

10. いつもきちんとしているために宿題を何度も確認しますか　□ □ □ □

11. きちんとしていると思えるまでいつも物事を何度もしなければなりませんか　□ □ □ □

12. 頭の中でいつも数回数えたり数字を言ったりしなければなりませんか　□ □ □ □

13. 何かを何度もしなければならないので，いつも学校の課題や用事を終えるのが難しいですか　□ □ □ □

14. 数え上げたりその回数まで物事をするお気に入りの数や特別な数がありますか　□ □ □ □

15. 他の誰もそれを悪いことだとは思っていないのに，自分が何かしてしまったという罪の意識をもつことがよくありますか　□ □ □ □

16. 自分の好きなやり方できっちり何かをやっていないと，とても心配ですか　□ □ □ □

17. なかなか決心できせんか　□ □ □ □

18. 正しいことだったという確信がないので自分がやったことを何度も確認しますか　□ □ □ □

19. 災難を避けるために特別なやり方で動いたり話したりしますか　□ □ □ □

20. 単に災難を払いのけたり不吉なことを避けられるから，という理由で口にする特別な数字や言葉がありますか　□ □ □ □

付録III

親へのヒント，ガイドライン，情報源

訳者注
　この付録は日本人のために書き直した。原著は米国在住者のために書かれ，日本の実情は記されていない。ホームページなどの情報は翻訳出版時点で分かる限り，新しいものに更新した。

原著者注
　OCD in Children and Adolescents. Copyright 1998 by John S. March and Karen Mulle より転載。本書の購入者には，もっぱら個人的に使用するためにこの配布資料をコピー印刷することを許可する。

親へのヒント

　あなたとお子さんは，デューク大学児童思春期不安障害治療プログラムで開発された，児童思春期強迫性障害（OCD）の治療プログラムを始めようとされています。この治療パッケージは，研究により子どものOCDの有効治療法であることが証明されており，世界中の何千人もの臨床家がOCDの児童や思春期の子どもを手助けをするのに使っています。

　お子さんの治療は，12回から20回の認知行動療法（CBT）で構成されます。CBTのBTとは行動療法のことです。行動療法とは，最初に行動を変えることによって思考や感情を変えることができる，ということです。OCDの場合，行動療法とは，恐れている状況に自分を曝すこと（エクスポージャー）と儀式をしないこと（儀式妨害）を意味します。認知療法（CT）は，エクスポージャーと儀式妨害（ERP）にたいてい追加されますが，OCD患者によく見受けられる破滅的な思考や誇張された個人的責任感を扱います。つまり，より適切に言うなら行動療法（CBTのBT）がERPで，CT＋ERPがCBTということになります。

　名前からわかるように，OCDは，強迫観念と強迫行為の両方で特徴づけられます。強迫観念とは，不安や嫌悪あるいは罪責感などの不快な感情を伴う無用の持続的な思考やイメージあるいは衝動です。よくある例として，汚染／ばい菌恐怖，自分や他人を傷つけるのではないかという恐怖，攻撃的思考や性的思考，および"きちんとして"いるかどうかを心配する，というものがあります。"きちんとして"型のOCDにはたいてい，完璧主義に関わる考えではなく正確性や対称性を求める欲求が関わっています。強迫行為は，儀式と呼ばれる時もあります。これは，強迫観念に含まれる不快な感情や思考および衝動を減らすために行なわれる行為です。強迫行為には，掃除，洗浄，確認，整理整頓，物を数える，繰り返し，溜め込みあるいは収集などがあり，たいていは決まったやり方で行なわれ，しばしば奇妙です。たとえば，数を数える儀式をする"きちんと"型OCDの8歳の男の子は，自分の書いた文字を8回以上なぞらなければならず，そのために勉強する意欲も知能も十分あるのに宿題の提出が困難でした。

　児童・思春期のOCDは，以前考えられていた以上に多いのです。ある時点を取ってみると，100人に1人から200人に1人がOCDです。これは，平均的規模の小学校で3～4人，大規模な都市部の高校では20人までがOCDであるということを意味しています。私たちのほとんどはそんなに多くのOCDの子どもを知りません

ので，人知れず苦しんでいる子どもが大勢いるにちがいないと研究者は考えています。OCDは男女間で重複するところがたくさんありますが，OCDの平均的な現われ方は男女でかなり違っています。男児は"きちんとして"いなければならないという感情をもつことが多く，チック障害および注意欠陥・多動性障害（ADHD）を併存している可能性が高いのです。男児のOCD症状は，小学校時代に始まる可能性が高いです。女児は恐怖や不安を呈し，抑うつ状態を併存している可能性が高く，そのOCD症状は思春期早期に始まる可能性が高いのです。

　子どものOCDは大人のOCDと似ており，行動療法と特定のOCD治療薬のどちらにも反応しますが，子どものOCDでは，次のような理由から，子ども特有の治療上の問題が起こってきます：子どもは，①ほとんどの場合，OCDの発作中にはとくに，強迫観念が無意味であり強迫行為が過剰であるということを理解するのが難しい，②自分の強迫観念や強迫行為によって当惑し，それでそれらを隠しておこうとする傾向がある，③不安に耐えるのが大人より難しいことが多い，④しばしば家族を儀式に巻き込む。そのため，私たちが考えた治療プログラムには，OCD症状を取り除くのに必要なテクニック――主にエクスポージャーと儀式妨害――とともに，洞察を鋭くし，不安に対処し，家族と協力する戦略が含まれています。セッション中あなたとお子さんは，OCDに関する情報提供を受け，OCDに"威張り返す"方法について教習を受け，不安に対処する"道具箱"を受け取ります。そして治療者とともにこうした戦略を実践する機会があります。さらに，お子さんは，お子さんがOCDに"威張り返す"のに役立つ宿題を一式選びます。

　親はよく"私たちはどうやって手助けできますか？"とお聞きになります。まず，このプログラムでは親のセッションが2回あります。また，この治療プログラムの特別な要素の説明に役立つ以下のような助言集（ヒント集）を用意しました。この親向けヒント集には，親がお子さんの治療プロセスに最もうまく参加できる方法について，実際的な情報と助言が載っています。

治療の舞台を整える

ヒント1．OCDとは何か？

　どのようにしてOCDが始まるのかについては専門家にもまだ確かではないのですが，OCDは神経行動学的疾患，つまり子どもの思考・感情・行動に非常に特殊な様式で影響を与える脳と行動の問題であるということでほとんどの専門家の意見が一致しています。神経行動学的疾患ですので，OCDは絶対にお子さんの"せい"ではありませんし，お子さんが"もっと一生懸命やれば"お子さんが止めることができるものでもありません。むしろ，お子さんが自分で止めることのできない脳の"心配コンピュータ"の中の"回路のショート"，"しゃっくり"，"音量調節つまみ"の問題だとOCDを見なすのが一番です。この"心配コンピュータ"が，注目に値し

ない恐怖のキューを不適切に送信するのです。この恐怖のキューが，強迫観念とわれわれが呼んでいるものなのです。

ヒント2. 強迫観念とは何か？

強迫観念とは，不安や嫌悪あるいは罪責感などの不快な感情を伴う，無用の思考やイメージあるいは衝動です。よくある強迫観念として，"ばい菌のついた"ものに触ることで自分や他人を汚染してしまうのではないかという恐怖があります。当然ながら，強迫観念を見ることはできませんが，あなたは，お子さんが注意散漫状態であるように見えることに気づかれるかもしれません。脳がこうした無用の恐怖キューを送ると，お子さんの反応は，強迫行為と呼ばれる儀式化された行動として現われます。

ヒント3. 強迫行為とは何ですか？

こうした思考を追い払い，これらに伴う不安や他の不快感情を和らげることが目的の行為です。たとえば，過剰な手洗いは汚染恐怖をもつ患者によくある儀式です。"汚染"を避けるのもよくあることで，かなりの苦痛と機能障害を生じることがあります。強迫行為は，お子さんが勝手にやっている悪癖である，強迫観念によって起こるやむを得ない反応ではないとみなす人があります。一方で，お子さんは自分がOCDに抵抗できずイライラして落ち込んでいます。OCDを悪癖のように考えて，OCDが課した重荷をさらに重くするのは無益です。OCDを特殊な脳の問題と見なすことによって，あなたとお子さんは，あなたにもお子さんにも何らかの落ち度があるという考えを捨てることができ，それによって有効な治療への第一歩を踏み出せます。

ヒント4. 子どもでなくOCDを問題にする

お子さんと一緒にこのメッセージを強めて下さい。その実行方法の1つは，セッション2でお子さんが選んでつける変なニックネームでOCDを呼ぶことです（思春期以降のお子さんは医学名で単にOCDと呼ぶことが多いです）。こうすることでOCDは"悪いやつ"となり，あなたとお子さんは，OCDを"西部の町ドッジシティから出て行かせる"ために協力している"いいやつ"になるのです。お子さんのOCD症状を"悪癖"と見なしたくなったら，OCDは病気であること，そしてあなたのお子さんは病気なのだということを思い出して下さい。批判や他の形の罰は，OCDへの対抗を難しくさせてしまいます。ですから，いずれはOCD症状を緩和することになる治療戦略をあなたとお子さんの治療者が実行する間，思いやりと親切と，何よりも辛抱強さを心がけて下さい。

ヒント5. 治療者はお子さんのコーチです

OCDが問題としてはっきりと同定され名前がついたら，OCDに"威張り返す"困難なプロセスが始まります。OCDへの"威張り返し"の中心にある核はエクスポージャーと儀式妨害（ERP）で，治療者はERPを促す"コーチ"です。エクスポージャーは，恐れている物体や行為や思考に子どもが自分をさらすプロセスです。儀式妨害は，エクスポージャーの結果起こる儀式を阻止したり回避行動を最小限にしたりするプロセスです。エクスポージャーと儀式妨害を用いると，強迫観念に対する不安とそれに関連する強迫行為は減り，消えてしまうこともあります。

　たとえば，ドアノブに触ることを恐れている子どもをとってみましょう。この場合，ドアノブが強迫観念をトリガーするので，エクスポージャーは，子どもが"汚染された"ドアノブを掴むことになるでしょう。次に，手洗いやティッシュペーパーを使ってノブを触るなどのいつもの不安に突き動かされた強迫行為を子どもがしないことが儀式妨害ということになります。治療セッション中に，治療者とお子さんは一緒に，次のセッションまで毎日実践するERP課題を決めます。当然，お子さんが治療を続けたいと思うようにERP課題は慎重に体系化されていなければなりません。この治療プログラムには，必ずERPがOCD症状の緩和につながるような非常に具体的な方法が含まれています。ERPの実行は，お子さんを担当する治療者の仕事で，治療者はお子さんがOCDとの戦いに勝利する戦略をコーチします。あなたは，お子さんのバスケットボールのコーチにバスケットボールのコーチの仕方を教えないでしょう。ちょうどそれと同じように，CBTによるOCD治療の組み立ての主導権は必然的にお子さんの治療者になければなりません。事がどんなふうに運ぶのかご質問があれば，小さな問題が大問題になる前に，担当治療者にお尋ね下さい。しかしながら，あなたの仕事は，お子さんをサポートすることであって，コーチすることではないということを忘れないで下さい。

ヒント6．アドバイスを止める

　ほとんどの場合，すでに子どもはOCDは無意味だとわかっています。そのため，子どもにその行動はおかしいとかバカげているとか意味がないと念を押しても，たいてい子どもの感情を害することにしかなりません。同様に，"やめさえすればいい"というアドバイスも作用は同じです。OCDの子どもは誰よりもOCDを憎んでいます。できるのであれば子どもはとっくに止めているでしょう。OCDはある場所では問題を起こすがそれ以外では起こさなかったり，ある時は起こすがそれ以外では起こさないということがよくあります。それが原因で親がOCDを子どもがわざとする不行跡だと考えるのも無理はありません。たとえば，子どもが家のあるトイレは使えるが他のトイレは使えない，あるいは家のトイレは使えるが学校のトイレは使えないということがあります。無意味さがOCDの本質なのだということを覚えておいて下さい。OCD症状のむらを誤解して，それを止めたり思いとどまったりせよという善意のアドバイスや勧めが必要だと思わないようにして下さい。

ヒント7. お子さんの応援団になる

親は応援団として，お子さんがOCDへの威張り返しを始める時にお子さんの動機づけを手助けできます。支援的かつ自信に満ちた中立的な態度を示すことによってあなたは，エクスポージャー課題中のお子さんの不安を和らげる手助けができます。批判や罰はお子さんの抵抗したい動機を挫いてしまうので必ずOCDを悪化させてしまいます。あなたは，喘息だからといってお子さんを非難することはないでしょう。OCDも同じです。ERPのために選ばれた課題は些細でどうでもいいことのように思われるかもしれませんが，お子さんのペースでERPを行なうことが大切なのだということも覚えておいて下さい。

ヒント8. OCDに関してあなたのできることをすべて知る

あなたが喘息や糖尿病や心臓病だったら，ご自分の病気とその治療法についてできるだけたくさん知りたいと思われるでしょう。同じ事がOCDにも言えます。幸いなことに，一般書や専門書，米国強迫性障害協会（OC Foundation），インターネット上のOCD関連サイトを始め，あなたがそうするのに役立つ情報源がたくさんあります。（訳者注：訳者は，とくに，日本においてOCDと闘う患者と家族を支援し，OCDの治療者を増やすための活動もしている"OCDの会"への入会をお勧めします）。

"道具箱"

お子さんは今，エクスポージャーと儀式妨害（ERP）のトライアル課題中に使用する，私たちが"道具箱"と呼んでいるものの教習を受けています。この道具箱は，お子さんが宿題ERPから生じる不安に対処するのに使える具体的なテクニックで構成されています。お子さんがその週の宿題をする時に道具箱を使ってみることを奨励したり思い出させたりすることが親にはできます。これらのテクニックが自然に他のOCD思考や衝動に働き始めるかもしれませんが，お子さんにまだ抵抗する用意のできていないOCD領域でこれらのテクニックをお子さんが使うことにこだわるのは無益です。しかし，道具箱は，お子さんが不安を感じている時にはいつでも使えます。道具箱の中身は，子どもの"OCDマップ"とERP中の感情を評価する"心配温度計"とOCDへの"威張り返し"のための認知戦略です。お子さんの症状にもよりますが，腹式呼吸や筋弛緩法などの不安緩和テクニックを教わる子どももいます。

ヒント9. お子さんがどう感じているかを理解しようとする時には，心配温度計を使う

心配温度計は，不安を1（なし）から10（耐え難いパニック状態）で評価するも

ので，子どもが不安や他の不快感情を測る道具となります。心配温度計は数値目盛を使って具体的な OCD 症状が ERP 課題として出された時の自分の能力や難しさを子どもが評価するのに役立ちます。心配温度計は，エクスポージャー課題中に子どもの不安が消えるまで不安を測定するのにも使われます。さらに，心配温度計は，OCD トリガーに対して起こりそうな反応について，子どもがより現実的になるのに役立ちます。どの恐怖も絶対的な恐怖であるとは限らないのです。OCD の恐怖は治療によって低減しますので，心配温度計によるランキングも時間とともに変化します。治療者の手助けで，心配温度計ランキングは，OCD が引き起こす恐怖と混乱の程度についてあなたとお子さんが意思疎通する手だてになります。心配温度計は，詳細な OCD マップ作成に大切な鍵でもあります。

ヒント 10. お子さんの OCD マップに貢献する

お子さんを煩わせているすべての OCD 症状——トリガー，強迫観念，それに対応する強迫行為——をまずリストアップしたら，治療者は，お子さんが心配温度計を使って"威張り返し"が最も簡単なものから最も難しいものまでに OCD 症状を格付けするのを手伝います。あなたは，あなたとお子さんを巻き込んでいる OCD 症状が必ずリストに入るようにすることでこのプロセスに貢献したいと思われるでしょう。OCD 症状の格付けが済めば，お子さんの生活領域のなかで OCD のないのはどこで，OCD もお子さんも"勝つ"ことがあるのはどこで，お子さんが OCD に屈服しているのはどこかを理解するのは簡単です。子どもの OCD への"威張り返し"がある程度成功している領域を私たちは移行帯あるいはワークゾーンと呼んでいます（配布資料 2 を参照）。治療が進むに連れて，この移行帯／ワークゾーンは，段階的 ERP のターゲット選択に子どもが使う頼りになる手引きになります。このようにしてこの地図のメタファー（たとえ）によって，不安階層表，つまりエクスポージャーと儀式妨害でそれらが呈する難しさに従って格付けされた強迫症状のリストという概念に到達します。"OCD マップ"と不安階層表は，子どもがどのようにやさしいところから難しいところへと登っていくかを予想するのにも役立ちます。不安階層表を理解して，宿題として何が ERP ターゲットに選ばれたか選ばれなかったかを知れば，あなたはお子さんの OCD 症状について励ます時と辛抱強くする時を区別できることでしょう。

ヒント 11. 建設的なセルフトークを奨励する

お子さんには，お子さんが OCD に抵抗しようとしている努力について肯定的かつ現実的に話すことを勧めて下さい。ほとんどの OCD の子どもは，儀式をしていることに関して，そうすることが成績不良や家庭での問題の原因となっている時にはとくに非常に自己批判的です。否定的なセルフトークは，エクスポージャー課題の前，最中，後に感じる不安全体に影響します。否定的なセルフトークを見つけて

修正することは，ERPの動機づけを高めるのに重要です。全体的なアプローチは，不適応な認知――過剰に楽観的・悲観的のどちらであっても――を，治療で教わるツールを使って子どものOCDへの対処能力を強化する現実的なセルフトークと置き替えることに基づいています。たとえば，宿題の課題でいつもなら2時間のシャワーを15分短縮することを選んだ，汚染恐怖と洗浄儀式をもつ女の子がいるとします。この子がエクスポージャー課題前に心の中で言うセルフトークが"こんなことできないわ。もっと長くシャワーを浴びたらどうかしら？"であれば，この子どもが実際にエクスポージャー課題を試みる可能性はかなり低くなります。子どもの全体的な不安を減らし，エクスポージャー課題を実践する動機を高めるには，この子は意識してこう考えるといいでしょう："この課題は難しいわよ。でも今回はこのくらいの不安はなんとかできる。道具箱を使おう。"

ヒント12．OCDに言い返す

別の形の建設的なセルフトークは，OCDの外在化（OCDを子どもとは切り離した問題にすること）の努力によって可能となります。これは，子どものOCDそのものとの会話であり，これを私たちはOCDへの"言い返し"と呼んでいます。あなたとお子さんは，肯定的にかつきっぱりとOCDに言い返し，それにより，OCDを子どもの外に置き続け，子どもがERPに従う動機を高めて，OCDに譲ることを拒否できます。会話でOCDに威張り返すことは，"この水栓に触っても病気はうつらない"などそれ自体がOCD症状の原因となり得る"言い返し"で子どもが直接強迫観念に挑む時にはとくに，難しい場合もあります。こうした状況では，"向こうに行ってよ，OCD，私がボスよ！"とか"今度は僕を捕まえられないぞ，OCD。"など，もっと一般的な"言い返し"戦略を使うことをお勧めします。OCDに威張り返す時には，今週または以前の週の宿題として選択されているターゲットにのみ行なうことが大切です。さもないと，あなたはお子さんに不可能なことをやれ――つまり，不安階層表でまだ高すぎる位置にあるターゲットに取り組め――と言っていることになります。

ヒント13．危険の正確な評価を奨励する

恐怖や罪責感や嫌悪に衝き動かされるOCD症状にはしばしば，恐ろしい出来事が起こる可能性や，問題の出来事から生じる犠牲の推定，あるいは恐ろしい結末に対するいきすぎた個人的責任感が関係しています。たとえば，自分と家族が地獄に行くという強迫観念がわきおこり，強迫観念とそれに伴う不安を和らげるためにお祈り儀式が必要だという考えをもつ子どもがいるとします。この例では，子どもはまるでトリガー（忌まわしい考え）が100％の確率で悪い結果（地獄）を引き起こし，それは破滅的であり，そしてその恐ろしい結末の責任は自分1人にあるかのように振る舞います。これが原因で，OCDの無意味さ・理不尽さについておそらく親

がたくさん話し合ってこられたのです。儀式が必要かどうか議論することは無益ですが，お子さんの治療者の指導の下で，恐ろしい結果が起こる危険性をお子さんが現実的に推定するのを手伝うことはできます。そのプロセスの最初の部分は，OCDがどのように破滅的な思考を助長するかを分析することです。第二の部分は，子どもがどのように破滅的な出来事の発生に関する自分の責任を過大視するのかを調べることです。この両部分で，初めは子どもとの会話の中で治療者が，次にOCDの子どもがERP課題中に，強迫観念の根底にある誤った仮定に直接向き合います。OCDがばかなことを言っているという"証拠"を作るお子さんの認知的分析能力を使えば，OCDが要求することの逆を自分がやっても実際には何も悪いことは起こらないという予測を確認するエクスポージャー課題をやってみようという気にお子さんはもっとなるはずです。このプロセスをお子さんと一緒に学んだら，OCDの不合理さに打ちのめされないで危険に関して現実的になるよう，あなたもお子さんを励ますことができます。

ヒント14. OCDからの分離の育成

"言い返し"つまり認知再構成によってOCDに対峙することは，OCDをそのまま受け取ることです。別の戦略は，Jeff Schwartzが著書『Brain Lock（脳のロック）』(Harper Collins, 1996) で普及させたもので，OCDのとらわれから自由になること（分離を育成すること）に基づいています。分離の育成は，OCDにニックネームをつけるなど，問題を外在化させる物語的アプローチと非常にうまく絡み合い，不安になるとどうしていいかわからなくなりがちな親にとって非常に役立ちます。基本的なアイデアは単純です。OCDは，出て来てそれなりの時間が経てば消える単なる脳のしゃっくりなので，OCDが"空に浮かぶ雲"や"水槽の中の魚"，"森の中にいる騒々しい猿の群れ"と見なそう，と私たちは患者に言います。

このようにOCDを扱うことは，OCDが現われた時に使う簡単なセルフトークを4つ子どもに教えることです。まず，"単なるOCDだよ，また。"などと言い，強迫観念がOCDであって意味のあるセルフトークではないことを認識します。時には，親しげに"やあ，ぬめりん［子どもがOCDにつけたニックネーム］"ということが，子どもがOCD症状に感情的に反応する傾向を減らすのに役立ちます。次に，子どもは"脳がまたしゃっくりしてる"と言い，われわれがOCDと呼んでいるものは中枢神経系の誤発射回路ゆえに起こるのだということをはっきりと認識します。第三に，子どもは"こんなしゃっくりは元もと重要じゃないんだ"と言います。これは，OCDの言っていることは無意味なのだから，患者が辛抱すること以外に反応は不要だということを意味しています。最後に，何もしなくてもひとりでに消えていく無意味な症状なのだから，子どもは"OCDが消えていく間に何か楽しいことをしに行こう"と言います。分離の育成は，OCDが引き起こす障害に取り乱さないようにするのを助けます。さらによいことに，OCDが消えるのを待っている間

に，あなたとお子さんは，物語を読む，散歩をする，ゲームをするなど，もっと楽しいことを一緒にすることができるのです。

ヒント 15. 子どもが ERP 中に簡略版認知訓練を使うよう励ます

ほとんどの子どもは最終的には，"威張り返し"，認知再構成，分離の育成という 3 テクニック全ての部分を融合させます。特定の子どもにとって最も受け入れやすくしかも役立つことが何か定まったら，私たちは，エクスポージャー課題をするさいに OCD について考える具体的なステップ式戦略を提供します。一部の子どもでは，ERP 中に使える 3 × 5 インチのカードにステップを書き出しておくと役立ちます。たとえば，お子さんが，自分が特定のドアノブに触れるかどうか心配していたことに気づくとします。ステップ 1 は，この心配は単なる OCD なのだと自分に言うことによって強迫観念（母親が病気になる）と強迫行為（母親を避けることと手洗い）の違いを区別することでしょう。ステップ 2 は，脳が自分にいたずらをしているだけなのだから OCD に注意を払う必要はないということを自分に言い聞かせることでしょう。ステップ 3 は，ドアノブを触ると自分が感じる不快感はしばらくすると消えるから儀式をする必要はないと自分に言い聞かせることでしょう。ステップ 4 は，OCD が衰えていく間，自分の思考や行為を OCD 以外の何か，たとえば午後にするサッカーの試合に向けることを選ぶことでしょう。お子さんの治療者の指導の下で，あなたは，OCD への対処をもっと上手にするためにお子さんが認知的道具箱を使うのを奨励する手助けができます。

ヒント 16．ご褒美

注意欠陥・多動性障害（ADHD）の治療とは違って，OCD の治療は，効果的な命令をどう出すか，あるいはどのようによくない行動を罰し，よい行動に褒美を与えるかを親に教えることには基づいていません。一方，正の強化は，OCD 症状のために否定的な言葉や罰に絶えずさらされてきた子どもにとっては，とくに OCD への抵抗の動機を高めるのに非常に役立ちます。お子さんの治療者は，うまく"OCD に威張り返す"ことに対する小物や小さな賞状という形の褒美一式をあなたが決めるのを手伝います。具体的な課題に対する褒美も，OCD が問題であるとして照準を合わせ続けるのに役立つと同時に，お子さんの自尊感情と動機を高めます。親はこれを賄賂と見なさないようにすべきです。OCD に抵抗するのは大変な仕事で，他の用事と同じように報酬があって当然なのです。

お子さんが OCD に"威張り返す"のを手助けする

親はほとんどいつも意識して OCD の子どもを支えています。しかし，OCD には説明書がついてきませんでしたので，親は知らず知らずのうちに自分たちが OCD

もサポートしてしまっているのに気づきもします。子どもがOCDに対抗できるようになるためには，親は自分がOCDから自由になる方法を知り，子どもを100％支えるようにならなければなりません。あなたは，OCDに関していくつかの役割の1つを果たすことができます。①OCDのヘルパー（治療の役に立たない役で，子どもの物語から消されるべき役），②子どもの応援団，そして③共同治療者（必ず子どもの許可を得たうえで）です。明らかに，最初の役にはならないでほしいと思います。2番目であってほしいですし，3番目の役は慎重に組み込みたいと考えています。全員——子どもと親と治療者——がOCDに対してうまく協調し続けられるようなやり方でこうした変化を起こすことは簡単ではありません。たとえば，汚染恐怖に関して安心させるのを止める親は，明らかに子どもにとって儀式妨害課題を生み出します。ですから，OCDに関係する親の行動の変化はすべて，まず不安階層表の位置で選別してから，可能であれば必ず子どもの同意を得た上で実施しなければなりません。治療者は，必ずできるだけスムーズに事が運ぶように親の巻き込み方を考えます。

ヒント17．OCDのヘルパーにならない

親，家族，そして友達はしばしば子どもの儀式に参加させられ，OCDの縄張りに迷い込んでしまいます。あなたがOCDのサポートを止めることが治療奏功の1つの鍵ですので，OCDがあなたに威張り散らすやり方をはっきりさせることが大切です。こういう理由で，お子さんのOCD症状の性質について，とくにお子さん以外の人たちを巻き込んでいる儀式についてあなたからのインプットをお子さんの治療者が必要とするのです。親をOCDに加担させない方法を親子が一緒に決めるお手伝いをすることで私たちは治療プロセスに親を巻き込みます。これには，子どもが親のERPターゲットを選ぶことと，選ばれたERP課題に参加することになる家族を治療者が具体的に"コーチ"することが必要です。たとえば，そうすることによってどうしようもないほどひどい苦痛を子どもに与えてしまうという事実があるにもかかわらず，ある特定の儀式への協力を止めるためには"何が起ころうと"何でもやろうとする親がいます。コツは，子どものペースで，親をOCDのヘルパー役から降ろす方法を子どもに選ばせながら不安階層表を登っていくことです。たとえば，汚染に関連するエクスポージャー課題をやっている間水の元栓を止めておいてほしいと子どもが親に頼むかもしれません。そうすることではっきりと，親の役割がOCDヘルパーから応援団に，そして最終的には共同治療者に変わるのです。

ヒント18．応援は，OCDへの"威張り返し"を助ける

お子さんが親に共同治療者として協力を求める用意ができるまで，応援団としての親の役割は，サポートと応援をしていただくことです。このことは，お子さんが宿題のERPに取り組む時の自信につながります。応援団が今行なわれている試合だ

けを応援するように，親は，今出されている宿題の課題をやり遂げるようお子さんを応援すべきです。まだ難しすぎることを試みるようプレッシャーをかけないようにして下さい。

ヒント 19. 共同治療者またはコーチとして親は宿題をやっているお子さんを支援する

お子さんの事前の許しを得，かつ治療者からのコーチを受けたうえで，共同治療者として働くことによって，親はより大きな力になれる場合があります。このことは，お子さんの治療者が支援のためそこにいられないような，診療室から若干離れた場所での難しいERP課題の場合にとくに大切です。たとえば，家のトイレで汚染に関連する課題をやっている間水の元栓を止めておいてほしいとお子さんが親に頼むかもしれません。不安が減っていくのをお子さんが待っている間，"OCDが威張り散らそうとしているよ。不安な気持ちは薄れていくってことを思い出して。できるよ！道具箱を使うだけだよ。"などと言うことによって親はサイドラインから応援できます。また，恐怖が減っていくのをお子さんが"見る"ことができるように1，2分間隔で心配温度計の温度をお子さんに尋ねることもできます。

ヒント 20. ご褒美，セレモニー，お知らせをする

セレモニー（お子さんのOCDとの闘いを讃えること）とお知らせ（他の人たちにお子さんがよくなってきていることを知らせること）は，お子さんの物語からOCDが消されつつあるということを目に見える形で確認するものです。セレモニーは，他のご褒美と同じように，やる気の推進剤です。お知らせは，これまで子どもの行ないがよくないと考えていた他の人たちが，実際には子どもが困難な精神疾患からよくなろうと懸命に努力していることを理解するのに役立ちます。お子さんと治療者と一緒に親は，達成できたらご褒美やセレモニーやお知らせでお祝いする目標を見つけるのを手伝えます。

ヒント 21. OCDマップとともに進む

次回の親セッションのなかで，私たちは，お子さんの同意を得たうえで，親が親として選択できる儀式妨害課題に具体的に照準を合わせることになります。それまでに，OCDがあなたをヘルパーにしてしまっている領域を観察して同定して下さい。難しい順にこうした状況のリストを書いて作り，毎回のセッションにご持参いただくと，治療者が不安階層表のなかに，それらの目標を組み込むことができます。お子さんは，これから6週間かけてERPに取り組み続け，応援団としての，あるいは依頼があった場合には共同治療者兼コーチとしての親の役割から大いに恩恵を受けることでしょう。

エクスポージャーと儀式妨害についていく：共同治療者の役を選ぶ

　今日の親セッションでは，実際に OCD があなたに威張り散らすやり方にノーということによって，親が子どもの OCD 治療の共同治療者となる具体的な方法について学びました。今日のセッションの間に，あなたとお子さんは今週もうしないと決めた儀式を 1 つ選びました。以下は，親が OCD の要求することをやらない時にお子さんが感じる不安に親がどう対応できるかについての助言です。

ヒント 22．同意事項を繰り返す
　指定の儀式に親が参加するようお子さんが言い張ったら，親は「この状況で OCD をボスにするつもりはない」ということをお子さんに思い出させて下さい。

ヒント 23．頑張り抜くようお子さんを励ます
　OCD に降参すること（逃避／回避）は確実に OCD をのさばらせておく最もよい方法だということを思い出させて，道具箱を使って頑張り抜くようお子さんを励まして下さい。

ヒント 24．心配温度計を使う
　お子さんの不安の程度を確認し，心配温度計を使うようお子さんを励まして下さい。

ヒント 25．応援団になる
　あなたが儀式参加を拒んでもお子さんが不安にならなくなったら，お子さんを褒めて下さい。お子さんが向き合う課題に適切な，褒美・セレモニー・お知らせを設定して下さい。コーチングプロセスは毎回同じですが，お子さんのニーズに応じていろいろな戦略が選ばれます。お子さんと治療者と一緒に決定した ERP ターゲットに親が取り組まなければならないのだということを覚えておいて下さい。時期尚早な ERP はお子さんの出鼻を挫き，治療に協力しようというやる気を削いでしまうので進歩を妨げます。

ヒント 26．儀式参加を突然止めない
　儀式への家族の参加が広範に渡り，家族が治療の中心的役割を果たさなければならない場合には，いつ儀式に加わりいつ止めるべきか，治療者からの指示を仰いで下さい。お子さんの同意なしに親が突然 OCD 儀式をやめるのが有益なことはほとんどありません。なぜなら，親もお子さんも，その結果生まれる苦痛に対処する有効な戦略をもっていないからです。見えていないところの症状を緩和することはな

いですし，一番重要なことに，親は，お子さんが現在と今後起こり得る OCD 症状に対処する一生の戦略を習得する手助けをしないことになります。

ヒント27. 私や子どもがもうやめたいと感じたら私はどうするか？

治療に疑念が湧いたり不快を感じたりすることがあるのは当然です。かかりつけの医師や治療者や家族とどんな心配でも，また不快感があればそれについて必ず話し合って下さい。治療が効果を上げていない，あるいは不快な副作用を生じていると感じられたら，かかりつけの医師に相談して下さい――独断で CBT を止めたり薬を変えたりしないで下さい。OCD をそのままの状態にしておくよりも OCD を統制するほうが大変です。ですから，医師と認知行動療法家にまず相談せずに治療を中止することによって再発させる危険を冒さないで下さい。また経過が順調でない場合，OCD 治療の専門家である他の臨床家のセカンドオピニオンを積極的に求めて下さい。薬物療法や行動療法の専門家に相談することはとても役立ちます。

再発予防

おめでとうございます！　もう OCD はお子さんの生活の中でほんの些細な役割しかありません。そうし続けるためにお子さんは，時どき起こる OCD のしゃっくりに対処するいくつかの再発予防戦略を身につけました。今週お子さんは，OCD が一番やりそうだ，"カムバック"しそうだと感じる部分のエクスポージャー課題を選びます。以下のヒントは，OCD が縄張りを取り返そうとしてくる時に使えます。

ヒント28. ERP を意図的に使う

OCD 衝動つまりしゃっくりが出てきたら，不安に対処する道具箱を使って意図的なエクスポージャー課題で OCD に威張り返すようお子さんを励まして下さい。この場合のアイデアは，OCD が今すぐしろと言うことの逆をすることです。たとえば，お子さんがトースターの確認をしないと家が火事になるという考えをもっている場合，お子さんにトースターの横を通り，2～3秒間一度だけプラグを見つめてから立ち去るよう勧めるのです。

ヒント29. 回避を回避する

OCD のしゃっくりは，回避の形でよく出てきます。回避は害がないように見えたり，最初は見つけにくかったりします。お子さんが今所有権を主張している縄張りを OCD が密かに取り返せないように，こうした状況にはすぐに対峙することが大切です。

ヒント30. ERPを実践する

しゃっくりが出たら，一週間毎日，あるいはどんな不安であれそれが生じなくなるまで，対応するエクスポージャー課題を実践するようお子さんを励まして下さい。

ヒント31. お子さんの応援団でい続ける

OCDは，私たちが意を尽くしてもどれほど頑張っても寛解と憎悪を繰り返す難しい病気である場合があります。結果として，OCDには継続的なモニタリングが必要です。子どもは，とくに思春期の子どもは，症状がほんのわずかでもあると，OCDが長引く性質であることによって挫けてしまうことがあります。多少なりともOCDに威張り返すことは，お子さん自身の強さと勇気の証拠なのだということをお子さんに気づかせてあげて下さい。また，OCDよりもはるかに重い病気があること，お子さんは成長してOCDがあっても充実し満足できる生活を送れるということも覚えておいて下さい。

治療が終わる時

ヒント32. 子どものかかりつけ医とどのくらいの頻度で話し合うか？

治療開始時点では，症状や投薬量や副作用をモニターするため，ほとんどの家族と患者が週に1回以上かかりつけ医と話をします。お子さんが回復するにつれて，連絡頻度は少なくなります。最初の1年は数カ月に1回，その後は1年に1回，短い調査のためにお子さんは診察を受けるかもしれません。

ヒント33. 次の場合には，診察予約や血液検査とは関係なく医師に電話して下さい

・突然重症のOCD症状が再発
・CBTで習った戦略に反応しないOCD症状の悪化
・薬の副作用の変化
・パニック障害やうつ病など，他の疾患の新症状
・OCDを悪化させる恐れのある学校犯罪などの生活上の出来事

ヒント34. 子どもの生活の他の部分について

お子さんがよくなろうと懸命に努力されている間は，お子さんのペースで生活させてあげて下さい。期待過剰・過少の両極端はしないで下さい。無理強いしすぎないで下さい。誰よりも患者が一番OCDを憎んでいるということを覚えておいて下さい。ですから，お子さんがOCDに抵抗しようとしている努力に批判的にならず，支えになって上げて下さい。学業に関しては，思いやりのある辛抱強い態度が，とくに大切です。OCDに罹っていることから一時的に成績が下がることがよくありますので，学業面でその学年の多くが理想状態に達しないと分かっても，辛抱強くなっ

て下さい。お子さんは病気なのだということを思い出して下さい。喘息や糖尿病に対応しているのなら，あなた（と学校）は思いやりのある方法を採るでしょう――OCDも同じです。必要に応じて，お子さんの治療者は，学校が治療チームの一部となるように親が学校と協力するのを手伝います。

ヒント35. 子どもが私に話そうとしなかったら，どうしたらいいですか？

お子さんがあなたの心配を干渉とみなし，OCDがまだその辺りをうろついているかどうかあなたに話したくないと思っていても，それはあなたを拒絶しているのではないということを覚えておいて下さい――それは，OCD自体のせいか（もしそうなら，いずれ症状がはっきり現われるでしょう），心配する必要のない子どもが通過する発達段階のひとつに過ぎないか，のどちらかです。はっきりしないと思われる場合は，治療者に電話されると受診が必要かどうか決めやすくなるでしょう。しかし一般には，いったんお子さんが回復したら，証拠となる症状に気をつけながらお子さんに普通に接するのが一番です。ただし，物事がうまくいかない日とOCDとの違いを見分けるようになってください。うまくいかないことを何もかもOCDのせいにしないで下さい。

ヒント36. 自分を労わる

あなたがご家庭で重症OCDの家族の面倒を見る手助けをしているのであれば，できれば，OCDが家族の1人にのしかからないように，交代でお子さんのニーズを"調べる"ようにして下さい。負担分担のもう一つの方法は，OCDへの対処法についての一層役に立つヒントにもなりますが，サポートグループへの加入です。こうしたグループはインターネット上でも利用できます。

強迫性障害に関する エキスパートコンセンサスガイドライン： 患者と家族のための手引き

あなたやあなたが面倒を見ている誰かが強迫性障害（OCD）と診断されたら，あなたには自分がこの病気という苦難に対峙している唯一の人間だと感じられるかもしれません。米国では現在，成人50人に1人がOCDであり，50人に2人には一生のある時点でOCD既往があります。幸いなことに，あなたがもっと満足を感じる生活を取り戻すのを助ける非常に有効なOCD治療法が今はあります。OCDについて最も多い質問の答えは次のとおりです。

強迫性障害とは何ですか？

心配，疑い，迷信的な考え——どれも日常生活にありふれたものです。しかし，それらがいきすぎる——たとえば，何時間も手洗いをする——，あるいは全くナンセンスである——たとえば，事故が起こっていないことを確かめるためにその区画をぐるぐる運転する——ときには，OCDという診断を受けます。OCDでは，脳が特別な思考や衝動に引っかかってそれを振り払えないかのようです。OCDの人たちはよく，症状のことを止まらない精神的しゃっくりのように感じると言います。OCDは，情報処理に問題を起こす医学的な脳の障害です。あなたのせいでもなければ，性格が"弱い"あるいは不安定だからでもありません。最新の薬と認知行動療法が出てくるまで一般にOCDは不治と考えられていました。ほとんどのOCDの人が何年も効果のない精神療法を重ねているにもかかわらず依然として苦んでいました。今日では幸い，治療がほとんどのOCDの人の役に立ちます。OCDは一部の人でしか完治しないのが普通ですが，包括的な治療によってほとんどの人が意味のある症状緩和に至ります。ほかの内科疾患と同じように，OCD治療の成功には特定の行動変化が必要ですし，時には投薬も必要です。

強迫性障害の症状にはどんなものがありますか．

OCDにはたいてい強迫観念と強迫行為の両方を伴いますが，人によってはどちらか一方だけのこともあります。表1によくある強迫観念と強迫行為の一部を挙げます。OCD症状はどんな年齢の人にも起こり得ます。強迫的な行動が全部病気であるわけではありません。一部の儀式（たとえば，子守歌や宗教的習慣）は，日常生

表1. 代表的なOCD症状

よくある強迫観念	よくある強迫行為
・ばい菌，汚れなどに関する汚染恐怖 ・自己あるいは他人を傷つけたのではないかと想像する ・攻撃的な症状を制御できなくなるのではないかと想像する ・侵入的な性的な思考あるいは衝動 ・いきすぎた宗教的あるいは道徳的疑念 ・忌まわしい考え ・物事を"きちんと"させる欲求 ・話したい，質問したい，告白したい衝動	・洗浄 ・繰り返し ・確認 ・触る ・数える ・整理整頓 ・溜め込みあるいは保存 ・祈る

活の好ましい一部です。汚染恐怖などの正常な心配は，家族が病気であるときや死にそうなときなどのストレス時には大きくなるでしょう。症状が続く，意味がない，ひどい苦痛を引き起こす，あるいは機能を妨げるときにのみ臨床的な注目を要します。

(1) 強迫観念

　強迫観念とは，繰り返し浮かびあなたの力が及ばないと感じる思考やイメージあるいは衝動です。OCDの人は，こんな考えはもちたくない，そんな考えは迷惑で侵入的だと感じ，たいていは本当は意味をなさないとわかっています。OCDの人は，汚れやばい菌を過剰に心配し，自分が汚染されるのではないかとか他人を汚染するのではないかという考えに取り憑かれています。あるいは，そんなことは現実的ではないと分かっているのに（多分道路から車を入れた時に）誰かをうっかりと傷つけてしまったのではないかという強迫的な恐怖を感じることもあります。強迫観念は，恐怖，嫌悪，疑念，あるいは"きちんと"しなければならないという衝動などの不快感情を伴います。

(2) 強迫行為

　OCDの人は，強迫行為を行なうことによって強迫観念を追い払おうとするのが普通です。強迫行為とは，その人が繰り返し，しばしばある"きまり"に従って行なう行為です。汚染に関する強迫観念をもつ人は，手ががさがさになり炎症を起こすほど絶えず手を洗うことがあります。家が火事になるという強迫的な恐怖からガスレンジやアイロンを消したかどうか繰り返し確認する人もいます。物をなくすことに関する強迫観念から繰り返し特定の物を数える人もいます。強迫的な飲酒や賭け事とは異なり，OCDの強迫行為はその人に喜びを与えません。むしろ強迫観念に引

き起こされた不快感を和らげるために儀式が行なわれます。

(3) 強迫性障害の他の特徴
- OCD 症状は不快感を引き起こし，時間がかかり（1日1時間を超える），あるいはその人の仕事や社会生活，あるいは人間関係に非常に支障をきたします。
- ほとんどの OCD の人はある時点で，自分の強迫観念が自分の頭の中から出たものであって，実際の問題についての心配し過ぎでないことを認識し，自分が行なう強迫行為はいきすぎであるとか不合理であると認識しています。
- OCD 症状は経時的に寛解と増悪を繰り返す傾向があります。バックグラウンドノイズにもならないくらい小さいものもあれば，きわめてひどい苦痛を生むものもあります。

強迫性障害はいつ始まるか？

　OCD の発症は就学前から成人期（たいていは40歳まで）までのどの時期でもあり得ます。OCD の人の3分の1から半数までが小児期に始まったと報告しています。残念ながら，OCD は認識されないままでいることが多いのです。平均すると，OCD の人は正確な診断を受けるまでに3人から4人の医者にかかり，治療法探しに9年以上費やします。研究の結果，OCD 発症から適切な治療を受けるまで平均17年かかることもわかっています。OCD は多くの理由から過少診断・過少治療される傾向にあります。OCD の人は自分の症状を隠しておこうとしたり，自分の病気に対する洞察が無かったりします。多くの医療関係者は，その症状を知らなかったり，適切な治療提供の訓練を受けていなかったりします。治療に関する情報源を利用できない人もいます。早期診断と，正しい薬を見つけることを含めて適切な治療は OCD による苦痛を回避し，うつ病や夫婦問題や職業問題など，他の問題を発生させるリスクを低減するのに役立ちます。

強迫性障害は遺伝するか？

　具体的な OCD 遺伝子はまだ同定されていませんが，研究の結果，一部の例でこの病気の発症に遺伝子が関わっていることが示唆されています。小児期発症 OCD は，家族で遺伝する傾向があります（時にはチック障害と関連して）。親が OCD だと，子どもが OCD を発症するリスクはわずかに増大しますが，依然として低リスクです。何家族も OCD が続く場合，遺伝するように見えるのは OCD の全体的な性質であって具体的な症状ではありません。したがって，子どもが確認儀式をする一方，母親が強迫的に洗浄することもあります。

強迫性障害の原因は何か？

　証明された OCD の単独原因はありません。研究の結果，OCD には脳の前部（眼

窩皮質）と深部構造（大脳基底核）のコミュニケーションの問題が絡んでいることが示唆されています。これらの脳構造では神経伝達物質であるセロトニンが作用してます。脳内のセロトニン濃度の不足がOCDと著しく関わっていると考えられています。脳内セロトニン濃度を高める薬がOCD症状の改善にしばしば有効です。活動時の脳画像も，セロトニン薬服用後あるいは認知行動療法施行後の人でOCDに関係する脳内回路が正常な方向に戻ることを示しています。セロトニン濃度の低下のOCDへの関与は明白であるように思われますが，OCDの臨床検査法はありません。現在は患者の症状の評価に基づいて診断が行なわれます。小児期に突然連鎖球菌咽頭症に関連してOCDが始まった場合には，自己免疫のしくみが関わっている可能性があり，抗生物質による治療が有効かもしれません。

どんな他の病気がOCDと混同されますか？

- OCDに非常に似ていて同じ治療法に反応する可能性のあるいくつかの病気は，抜毛癖（強迫的毛髪抜き），身体醜形障害（想像して醜いと思い込む），爪嚙みや皮膚をつねるなどの習慣障害です。表面的には似ていますが，物質濫用や病的な賭博やセックス依存症などの衝動制御の問題は，本質的にOCDとは関連していないと考えられます。
- OCDに似ている最も多い病気はチック障害（トゥレット症候群とその他の運動性・音声チック障害）です。チックは，不快感情に反応して起こることが多い不随意運動行動（顔面をゆがめるなど）あるいは音声行動（鼻を鳴らすなど）です。触ったり叩いたりするチックなど，もっと複雑なチックは，強迫行為と酷似していることがあります。チックとOCDまたはチックが小児期に始まると，チックとOCDが同時発症する頻度がきわめて高くなります。
- うつ病とOCDは成人では同時に発症することが多く，児童・思春期にはそれほどは多くありません。しかし，うつ病もない限り，OCDの人は概して悄然としていることも喜びに欠けていることもありません。うつ病であるがOCDではない人が，OCDの特徴である侵入的な考えをもつことは稀です。
- ストレスはOCDを悪化させることがありますが，ほとんどのOCDの人は，症状はひとりでに消長すると報告しています。OCDは，恐ろしい出来事が原因ではないので，心的外傷後ストレス障害と呼ばれる病気と区別するのは簡単です。
- 統合失調症や妄想性障害や他の精神疾患はたいていOCDとの区別が容易です。精神病の人とは異なり，OCDの人は，何が現実で何が現実でないかはっきりとわかっています。
- 児童・思春期の子どもでは，OCDは，破壊的行動を悪化させたり，その原因となったり，すでに存在していた学習障害を誇張したり，注意力や集中力の問題を引き起こしたり，学校での学習の妨げになったりすることがあります。多く

のOCDの子どもでは，こうした破壊的行動はOCDと関連しており，OCDがうまく治療されれば消失します。
- OCDの人には，自己投薬を試みた結果，物質濫用問題がある場合があります。物質濫用の特別な治療もたいてい必要です。
- 広汎性発達障害（自閉症，アスペルガー障害）の小児・成人は，きわめて硬直的かつ強迫的で，きわめて重症のOCDと若干似た常同的行動をします。しかし，こうした広汎性発達障害の人には，他人との関係や意思疎通にきわめて重い問題がありますが，そうした問題はOCDには起こりません。

非常に少数のOCDの人には，強迫性人格障害（OCPD）と呼ばれる人格特性が集積しています。名前は似ていますが，OCPDには強迫観念や強迫行為はなく，この病気はむしろ，決まりや予定やリスト，完璧主義，ワーカホリック，頑固さ，柔軟性のなさなどの特徴的な素質を含む人格パターンです。しかし，OCPDとOCDの両方がある場合，OCDの治療奏功によってしばしば人格にも良い変化が生じます。

強迫性障害はどうやって治療されるのですか？

OCD治療の第一段階は，OCDと医学的疾患としての治療について患者と家族を教育することです。過去20年間に，OCDの有効な治療法が2種類開発されています。認知行動療法（CBT）とセロトニン再取り込み阻害薬（SRI）による薬物療法です。

治療ステージ
- 急性治療段階：現在のOCDエピソードを終わらせることを治療目的としています。
- 維持治療：将来のOCDエピソードの予防を治療目的としています。

治療コンポーネント
- 心理教育：患者と家族がOCDに一番うまく対処し併存症を予防する方法を学ぶ手助けをする際に非常に重要です。
- 精神療法：認知行動療法（CBT）は，ほとんどのOCD患者の治療の主要要素です。
- 薬物療法：セロトニン再取り込み阻害薬による薬物療法は，多くの患者にとって有効です。

心理教育

自分でできて私の病気に役立つことが何かあるか？

もちろんあります。あなたは自分の病気の専門家になる必要があります。OCDはあなたの人生で寛解と増悪を繰り返す可能性がありますので，あなたとご家族あるいはあなたに近しい他の人はOCDとその治療について何もかも知る必要があります。このことは，あなたが最高の治療を受け，病気を制御し続けるのに役立ちます。本を読み，講義を聴き，かかりつけ医や治療者と話し，サポートグループなどへの加入を検討して下さい。推薦本と情報源のリストがこの配布資料の末尾にあります。情報をもった患者になることが治療奏功への最も確実な道です。

どのくらいの頻度で臨床家と話すべきか？

治療開始時には，CBT治療計画を策定し症状と投薬量と副作用をモニターするためにほとんどの人が週1回以上かかりつけの臨床家と話をします。良くなるにつれて，臨床家に診てもらう頻度は少なくなります。いったん回復すれば，年1回臨床家に診てもらうだけになるかもしれません。

次の場合には，診療予約や血液検査とは関係なく医師に電話して下さい。

- 突然重症のOCD症状が再発
- CBTで習った戦略に反応しないOCD症状の悪化
- 薬の副作用の変化
- パニック障害やうつ病など，他の疾患の新症状
- OCDを悪化させる恐れのある学校犯罪などの生活上の出来事

治療をやめたいと感じたらどうすべきか？

治療に疑念が湧いたり不快感を感じたりすることがあるのは当然です。かかりつけの医師や治療者や家族とどんな懸念についても，また不快感があればそれについて必ず話し合って下さい。治療が効果を上げていないとか，不快な副作用を生じていると感じられたら，かかりつけの医師に相談して下さい――独断でCBTを止めたり薬を変えたりしないで下さい。あなたとあなたのかかりつけ医は一致協力してあなたにとって最良かつ最も快適な薬を見つけることができます。また，経過が順調でない場合，OCD治療の専門家である他の臨床家のセカンドオピニオンを積極的に求めて下さい。薬物療法や行動療法の専門家に相談することはとても役立ちます。OCDをそのままの状態にしておくよりもOCDを制御するほうが大変なのだということを覚えておいて下さい。ですから，医師と認知行動療法家にまず相談することなく治療を中止することによって再発させる危険を冒さないで下さい。

家族と友達は手助けのため何ができますか？

　多くの家族はOCDの症状にイライラや混乱を感じます。大切な人を助ける方法を知らないのです。あなたがOCDの人の家族や友達であるのなら，あなたにできる最初の最も重要な仕事はこの障害と原因と治療についてできるだけ多くを知ることです。同時に，あなたはOCDの人がこの障害の情報をもっていることを確認しなければなりません（訳者注：日本語で読める本では，Foa著の『強迫性障害を自宅で治そう！』，Baer著の『強迫性障害からの脱出』，Rapoport著の『手を洗うのが止められない』をおすすめします）。この本や他の教育情報源データはこの配布資料の末尾にあります。これらの本から，家族が大切な人を助け，OCDへの対処法を知るのに役立つすぐれた助言と実際的なヒントが得られます。その人の役に立つ治療があるということを理解することが，その人を治療に向かわせる大きな一歩です。OCDの人が問題があることを否定したり治療に行くのを拒むと，家族にとって手助けは非常に難しくなります。その人に教育資料を渡し続けて下さい。場合によっては，飲酒問題を抱える人が否定する時にしばしば行なわれるのと同様に，話し合いのために家族会議を開くことも役立つでしょう。

- 家族問題はOCDの原因ではありませんが，症状が原因で家族にとって大きな混乱と多くの問題を生むことがあるのと同様に，家族が症状にどう反応するかがこの病気に影響することがあります。OCD儀式は知らないうちに家族を巻き込むことがあり，家族が患者と一緒に治療を受ける必要がある時もあります。治療者は少しずつ儀式から自由になっていく方法を家族が知るのを手伝います。患者の同意なしにOCD儀式への参加を突然止めるのが役に立つことは稀です。なぜならあなたと患者は結果的に生じる不快感への対処法を知らないからです。あなたが儀式への参加を拒絶しても，隠れた症状には役立ちませんし，最も重要なことに，患者がOCD症状に対処する一生の戦略を学ぶ手助けにはなりません。

- 家族からの否定的な意見や批判はしばしばOCDを悪化させますが，落ち着いた協力的な家族は治療転帰を向上するのに役立ちます。あなたの助けを妨害と見なしている場合には，それは病気がそう言わせているのだということを思い出して下さい。できる限り思いやりをもって辛抱強くなってください。なぜならそれがOCD症状を取り除くのに役立つ最善の方法だからです。OCDの人にただ強迫行為を止めろと命じてもたいていは無益で，それができないのでその人は一層不快になります。そうではなく，その人の生活の中の正の要素に注目しながら，OCDに抵抗する試みがうまくいったらどんなことでも褒めて下さい。期待しすぎも，しなさすぎもしないようにしなければなりません。あまり無理強いしないで下さい。この病気の人以上にOCDを嫌悪している人はいないのです。回復した人には普通に接して下さい。でも，再発の証拠となる症

状には気を付けていて下さい。病気が戻ってきだしたら，本人が気づく前にあなたが気づくかもしれません。気遣いながらその早期症状を指摘し，医師に相談するよう勧めて下さい。ただし，物事がうまくいかない日とOCDとの違いを区別するようにして下さい。うまくいかないことを何もかもOCDのせいにしないことが大切です。

- 家族は，臨床家が患者を治療するのを手伝えます。家族の治療中はできるだけ臨床家と話をして下さい。治療の進捗状況についてあなたの観察したことを共有するために患者本人と一緒に臨床家を訪ねることを提案してもいいでしょう。患者には，薬物療法および／またはCBTを頑張り抜くよう励まして下さい。しかし，患者がかなり長期間治療を受けているのに症状にあまり改善がなかったり厄介な副作用がある場合には，本人に他の治療法あるいはセカンドオピニオンを求めることについて医師に尋ねるよう勧めて下さい。
- 児童・思春期の子どもがOCDである場合は，親が学校や教師と協力して彼らがこの障害について理解するようにすることが大切です。病気の子どもと全く同じように，親は，一貫した限度を設け，児童・思春期の子どもに何が期待されていのるかわからせる必要がやはりあります。
- サポートグループから受けられる援助を利用して下さい（住所と電話番号については，この配布資料の末尾を参照）。あなたがなさっている心配や経験を，同じ事を経験してきた他の人と共有することは大いに役に立ちます。サポートグループは，孤独感を減らしOCDに対処しOCDの人を助ける新しい戦略を知る良い手段です。
- 自分の時間，自分の生活のための時間を必ず取って下さい。ご家庭で重症OCDの誰かの面倒見を手伝っておられる場合には，家族や友達1人だけの負担が過剰にならないように交代で患者のことを"調べる"ようにして下さい。自分の生活をすること，大切な人の儀式の囚人にならないことが大切です。そうすれば，大切な人のサポートも一層うまくできるでしょう。

精神療法

認知行動療法（CBT）は，OCDの児童・思春期の子どもや成人に対して第一に選択される精神療法による治療です。CBTにおいては，障害と治療と目標とする転帰の間に論理的に理路整然とした説得力のある関係があります。CBTは，一生有効なOCDへの抵抗戦略を患者が習得するのを助けます。

CBTとは何ですか？

CBTのBTは行動療法のことです。行動療法とは，最初にあなたの行動を変えることによってあなたの思考や感情を変えることができる，ということを意味してい

ます。OCDの行動療法にはエクスポージャーと儀式妨害が必要です。

- エクスポージャーは，恐れている何かに十分長く接触すると不安が消えるという事実に基づいています。したがって，ばい菌に関する強迫観念をもっている人には，不安に馴れるまで"ばい菌のついた"物体と接触し続ける（たとえば，お金に触る）ように言います。接触を恐れなくなるまで繰り返しエクスポージャーを行なうとその人の不安は減弱する傾向があります。
- エクスポージャーが最大限有効であるためには，儀式妨害と組み合わせる必要があります。儀式妨害では，その人がやっている儀式や回避行動を阻止します。たとえば，ばい菌を過剰に心配している人は"ばい菌のついているもの"に接触したままでいるだけでなく，儀式化された洗浄も我慢しなければなりません。エクスポージャーは一般に不安と強迫観念を減らすのに有効であり，儀式妨害は強迫行為を減らすのに有効です。長年OCD症状に苦しんできたにもかかわらず多くの人が，いったん始めるとERPに難なく耐えられるのは驚きです。
- 認知療法（CT）は，CBTのもう1つのコンポーネントです。OCD患者によく見受けられる破滅的な思考や誇張された個人的責任感を低減する手助けをするためにCTがしばしばERPに追加されます。たとえば，OCDのティーンエイジャーが，自分が母親にシートベルトを締めるように言わないとその日に交通事故で母親が死ぬのではないかと信じているとしましょう。CTは，子どもがこの強迫観念の誤った仮定に取り組むのに役立ちます。証拠で武装して子どもは，たとえば母親が安全に職場に着いたかどうか確認するために職場に電話をかけないことによってERPをよりうまく行なえます。
- 思考停止や気分転換（OCD症状を抑える，または"スイッチを切る"），飽和（たいていはエンドレス再生録音テープを使って強迫観念を長時間聞く），ハビットリバーサル（OCD儀式を，似てはいるがOCDではない行動と取り替える），および随伴性マネジメント（儀式妨害の動機づけとして褒美・費用を出す）などの他のテクニックは役に立つこともありますが，標準的なCBTほど有効でないのが普通です。

薬の場合と同様，精神療法への反応はさまざまです。CBTは比較的副作用がないのですが，治療中はどの患者も若干の不安をもちます。CBTには個別療法（あなたと担当医），集団療法（他の人たちと一緒），あるいは家族療法があります。医師がCBTと薬物療法の両方を施行する場合もあれば，精神科医あるいはソーシャルワーカーがCBTを施行し薬物療法は医師が行なう場合もあります。専門分野にかかわらず，あなたを治療する人は，OCDの治療に詳しく，あなたの治療に喜んで協力してくれるはずです。

Ⅲ　親へのヒント，ガイドライン，情報源　　283

精神療法から最大限を引き出す方法
・予約診療の約束を守る。
・正直になり心を開く。
・治療の一環として出された宿題をやる。
・治療がどう効いているか，治療者にフィードバックする。

CBT についてよくある質問
・CBT はどのくらい奏功しますか？：患者の 25% くらいが CBT を拒否しますが，CBT を完了する人は，12 ～ 20 回のセッションを受けた後 OCD 症状が 50 ～ 80% 減ると報告しています。重要なことは，CBT に反応した OCD 患者は，その後何年間も具合がいいということです。薬物療法による治療を受けている人は，CBT と薬物療法を併用すると，投薬を止めた時の再発予防に役立つでしょう。
・CBT が効くにはどのくらいかかりますか？：週 1 回施行の場合，CBT が完全に効果を発揮するまで 2 カ月以上かかるでしょう。集中 CBT は 3 週間毎日 2, 3 時間，治療者援助型 ERP を行なうものですが，これが OCD に使える最速の治療です。
・最良 CBT 条件は何ですか？：ほとんどの患者は，段階的な週 1 回 CBT で改善します。この場合，患者は週 1 回診察室で治療者と一緒に実践してから，毎日家で宿題の ERP を実践します。OCD をトリガーする状況や物体は個人を取り巻く環境に特有のものであり治療者の診察室で再現できないことが多いので，宿題は必要です。集中 CBT では，ERP セッションを行なうために治療者が患者の家や職場に出向くことがあります。時には段階的 CBT でも治療者がそうすることがあります。非常に稀ですが OCD がとくに重症の場合には病院で CBT を行なうのが一番です。
・どのように私の居住地域で行動療法家を見つけられますか？：お住まいの地域にもよりますが，訓練を受けた認知行動療法家，とくに児童思春期の子どもを扱う仕事をする訓練を受けた療法家を見つけるのは難しいです。CBT による OCD 治療に明るい療法家を探すために，かかりつけ医や他の医療関係者，精神科・心療内科，精神保健福祉センター，OCD の会などに問い合わせるとよいでしょう。場合によっては，強迫性障害は診療するが薬物療法しかできない，とわかるかもしれません。認知行動療法をしたことはあるが，強迫性障害はまだ，ということもあるでしょう。しかし，今はすぐれた治療マニュアルがありますからそれらの 1 つを使えば，基本的な CBT が分かって入れば，そのスキルを OCD に転用するのは比較的簡単です。ですから，すぐに誰も見つからない場合は，喜んで学ぼうというベテランの心理療法士や精神科医を探して下さい。排泄物恐怖と洗浄強迫の場合は初心者の治療者でも比較的容易に治療がで

きます。ただ，儀式妨害についてまったく理解がない専門家では難しいかもしれません。必要なら遠慮なくセカンドオピニオンを求めて下さい。外来であるいは入院して集中 CBT が受けられる遠方の専門施設までいくことが最も実際的な解決策である場合があります。

薬物療法

強迫性障害の治療にはどんな薬が使われるのですか？

セロトニン再取り込み阻害薬（SRIs）が OCD 治療にとくに有効であることが研究ではっきりと証明されています。これらの薬は，脳内化学伝達物質であるセロトニン濃度を上昇させます。米国では現在，5 種類の SRI が，日本では 4 種類が処方薬として使われています。

- クロミプラミン（ノバルティス社：アナフラニール）
- フルオキセチン（リリー社：プロザック（日本では未発売））
- フルボキサミン（アステラス社：ルボックス，明治製菓，デプロメール）
- パロキセチン（グラクソ・スミスクライン社：パキシル）
- セルトラリン（ファイザー社：ジェイゾロフト）

フルオキセチン，フルボキサミン，パロキセチン，およびセルトラリンは，主にセロトニンにのみ影響を及ぼすので，選択的セロトニン再取り込み阻害薬（SSRIs）と呼ばれています。クロミプラミンは，非選択的 SRI で，セロトニン以外の多くの神経伝達物質に影響を及ぼします。つまり，SSRIs よりクロミプラミンのほうが副作用の内容が複雑だということです。このため，忍容性が高いことからたいてい SSRIs が最初に試用されます。

薬物療法はどのくらい効きますか？

治療開始前と比べて改善しているかという質問に対して患者は，8〜10 週間 SRI を服用して著明〜中等度の改善があったと報告しています。残念ながら，薬物療法単独による治療を受けた患者のうち，OCD 症状がなくなった患者は 20% 未満です。そのため，もっと完璧で持続する結果を得るためにしばしば薬物療法は CBT と併用されるのです。約 20% の人は最初の SRI ではあまり改善せず別の SRI を試す必要があります。

どの薬を最初に選ぶべきですか？

どの SRI も同じように有効であることが研究でわかっています。しかし，副作用が出る可能性を下げるために，ほとんどの専門家は SSRI の中の 1 剤で治療を開始することを勧めています。あなたあるいはご家族のどなたかが過去に 1 剤で改善し

た場合あるいはしなかった場合，それが選択に影響を及ぼすことがあります。医学的な問題（たとえば，胃不快感，睡眠障害）があったり別の薬を服用している場合，そうした要因から，副作用を最小限に抑えたり起こる可能性のある薬物相互作用を避けたりするために医師が1剤または別剤を勧めることになるかもしれません。

最初の薬が効かなかったらどうしますか？

まず，こうした薬はすぐには効かないということを覚えておくことが大切です。ほとんどの患者は，3，4週後に若干の効き目に気づきますが，最大効果は十分な投薬量の治療を10～12週受けた後で起こるはずです。薬があまり効いていないことが明白な場合，ほとんどの専門家は別のSRIへの変更を勧めます。ほとんどの患者はどのSRIでも同様に改善しますが，薬によって改善度の異なる人もいます。ですから，あなたに合った薬と投薬スケジュールが見つかるまで試し続けることが大切です。

これらの薬の副作用は何ですか？

一般的に，ほとんどのOCDの人は，SRIの副作用を苦にしません。4種類のSSRI（フルオキセチン，フルボキサミン，パロキセチン，およびセルトラリン）の副作用は似ていて，緊張感，不眠，落ち着かない，吐き気，および下痢があります。クロミプラミンで最も多い副作用は，口渇，鎮静，眩暈，および体重増加です。5剤はどれも性的な問題を起こすことがあります。クロミプラミンは，血圧と不規則な心拍の問題も起こす可能性も高いので，クロミプラミンで治療している児童・思春期の子どもと既存心臓疾患をもつ患者は，治療前と治療中に定期的に心電図検査を受けます。副作用はすべて投薬量と服用期間に依存するということを覚えておいて下さい。副作用が大問題であれば，低用量から始めて徐々に増量することが大切です。副作用の重度は投薬量と増量速度に関連しています。副作用に対する忍容性は，クロミプラミンよりSSRIを使うと出てきやすいようですので，多くの患者は長期間に渡りクロミプラミンよりSSRIをうまく忍容できます。フルオキセチンを除くSRIはすべて，症状の復帰と禁断反応が出る可能性があるため，漸減しゆっくりと服用を中止すべきです。

どんな副作用でもあればかかりつけ医にきちんと話して下さい

他の人とは違う副作用の出る人もいますし，1人の副作用（たとえば，ぐっすり睡眠できない）が実際に他の人（不眠症の人）の役に立つこともあります。薬物療法で出る恐れのある副作用は次のことに依存します。
- 服用薬の種類と量
- あなたの身体の化学的特性
- あなたの年齢

- 他の服用薬
- あなたが罹っている他の内科疾患

副作用があなたにとって問題であれば，かかりつけ医はいろいろと助けになることを試みることができます。
- 投薬量の減量：医師は，用量を漸減し，副作用を十分低減し且つ再発を起こさない程度にしようとするでしょう。
- 睡眠障害や性的な問題など，一部の副作用については別の薬を追加すると有効なことがあります。
- 別の薬を試して，厄介な副作用の頻度や程度が下がるかどうかを見ます：ある薬が明らかに有効であっても，副作用によって不忍容となることがあります。そのような場合には別のSRIを試すのが妥当な戦略です。

覚えておいて下さい：薬の変更は複雑で，潜在的に危険を伴う決定です。勝手に服用を中止したり用量を変えたりしないで下さい。薬に関する問題はどんなことでも医師と話し合って下さい。

CBTや他の薬の追加は有効ですか？

6週間経って薬物療法があまり効果を上げていなければ，CBTあるいは他の薬をSRIに追加することも有効な場合があります。

多くの専門家は，薬物療法だけの治療への反応が良くないOCDの人の場合，追加する方法としてCBTが最も有効な方法であると考えています。不安にさせる物事を回避し続けたり儀式を行い続けたりする人については，そのことが薬物療法の効果を妨げています。したがって，薬物療法が効果を上げるには，OCDの人が儀式をすることに抵抗しようとしなければなりません。薬物療法にCBTを追加することは，不安にさせるトリガーに自分自身を曝し，儀式を行なうのに抵抗することをOCDの人に教えるので有効なのです。

SRIの1剤に次の種類の1剤を追加することも有効な場合があります：
- SRIに低用量のクロミプラミン
- 不安の程度が高い患者に，クロナゼパムやアルプラゾラムなどに不安低減薬
- チックあるいは思考障害症状がある場合，ハロペリドールやリスペリドンなどの強力な神経安定薬

これらの複雑な投薬戦略は，SRIとCBTを併用しても改善しない人に最適です。

何も効かないように思われる場合，どうするのですか？

治療が失敗だったと決める前に，あなたの治療者は，十分な用量で十分な期間治

療が行なわれたことを確認する必要があります。OCDの人が専門家によるCBTと上手く与えられた連続的なSRIの試用に反応しない時次に何をすればいいのかについては，OCD専門家の間にもコンセンサスがほとんどありません。SSRIからクロミプラミンに切り替えると過去無反応だった患者の反応が改善する確率を高める場合があります。ほとんどの専門家は，2, 3種類のSSRIを試用してもだめならクロミプラミンを試すことを検討するよう勧めています。たまに，副作用低減あるいは潜在的な薬の効果を高めるために医師がSSRIとクロミプラミンを併用したいと考える場合もあります。きわめて重症で寛解しないOCDの成人では，特定の機能不全の脳内回路を中断させる神経外科治療が非常に有効であることがあります。重症OCDとうつ病に罹っている患者では，電気けいれん療法（ECT）が有効なことがあります。

薬物治療に関するその他の質問と回答
- 妊娠の可能性あるいは妊娠を考えておられる場合，ほとんどの専門家はCBTのみによるOCD治療をお勧めします。しかし，薬が必要な場合には（妊娠中には一般にOCDが悪化するので薬が必要になる可能性があります），慎重に使用しクロミプラミンよりもSSRIを選択するほうがいいでしょう。
- 薬物療法の必要な腎不全や共存心臓疾患のある患者ではSSRIが優先です。
- 他の精神疾患がある場合，かかりつけ医は，その他疾患の治療とOCD治療をとり混ぜて調整するでしょう。場合によっては，両疾患に同じ薬を使えます（たとえば，OCDとパニック障害にはSRI）。躁病とOCDが共存しているなどの場合には，複数の薬が必要になるでしょう（たとえば，気分安定薬とSRI）。
- クロミプラミンによる治療の前と最中には臨床検査が必要ですが，SSRIの場合には不要です。
- SRIは濫用性ではありませんが，徐々に中止するのが賢明です。

入院も選択肢ですか？
OCDの人はほとんど必ず外来で治療できます。OCDと重症うつ病あるいは攻撃的衝動が伴う非常に稀なケースでは，安全のために入院が必要かもしれません。OCDが非常に重症であったりOCDに内科疾患あるいは精神疾患が合併したりしている場合には，集中CBT施行のため入院が有効な場合もあります。

CBTか薬物療法か選ばないといけませんか？
OCDの人すべてに最も効く単独アプローチはありませんが，ほとんどの人では恐らくCBTのみあるいはCBT＋SRIが最も有効でしょう。治療の選択は，もちろん，患者の好みにもよります。CBTに関連する時間と手間を避けたいので薬物療法から始めたい人もいますし，薬の副作用を避けるためにCBTから始めたい人もいま

す。ほとんどではないにしても多くの人は，併用治療を好むようです。

薬物療法の必要性はOCDの重症度とその人の年齢によります。中等度のOCDでは，CBTのみが最初の選択治療法であることが多いですが，CBTの有効性が十分でない場合には薬物療法も必要かもしれません。重症OCDの人やCBTの妨げになる恐れのある併存症（たとえば，パニック障害，うつ病）のある人は，薬物療法から始める必要があることが多く，薬で多少寛解したらCBTを追加します。低年齢の患者では，臨床家はCBTのみを用いる可能性が高いでしょう。しかし，訓練を受けた認知行動療法家は不足しています。そのため，CBTが使えない時には，薬物療法が第一選択治療法になるでしょう。その結果，CBTより薬物療法を受けるOCDの人のほうが多い可能性があります。

治療法を決める前に，あなたとかかりつけの臨床家は，あなたのOCD症状とあなたが罹っている他の疾患，CBTを利用できる可能性，そしてあなたがどんな治療法を求めているかの希望を評価する必要があります。これらの可能性についてあなたと話そうとする臨床家を見つけるようにして下さい。そうすれば，あなたが利用できる選択肢の中で最高の選択を自分ですることができます。

健康保険は使えるのですか？（訳者より）

OCDの治療に対してフルボキサミンとパロキセチンは日本の健康保険から承認を得ています。他の薬は承認がありませんが，うつ病などの併存症の病名があれば，他の薬もたいていの場合，保険が使えます。CBTについては医療機関によって違いがあります。一般的に国公立や大学病院では入院も含めてすべて健康保険でまかなうことができ，民間病院やクリニックでは心理士による特別なCBTのセッションでは健康保険の使えない別料金を請求している（自由診療）が多いようです。

維持治療

いったんOCD症状がなくなったり大きく低減すれば——これはOCDの人の大半の実際的な目標ですが——治療で得た利得を維持することが目標になります。

維持治療の利益
- 患者がOCDの治療クールをうまく完了したら，ほとんどの専門家は最低6カ月間，月1回のフォローアップ受診と，薬物治療あるいはCBTを止めようとする前に最低1年間の継続治療を勧めます。
- 投薬を中止した時，とくにその人がCBTの恩恵を受けていなかった場合，再発することが非常に多いです。そのため，多くの専門家は，患者がCBTを受けていない場合には薬物療法の継続を勧めます。
- OCDのエピソードを繰り返す人は，長期あるいは一生の予防薬物療法を受ける

治療の中止

・維持治療で改善し長期薬物療法が不要の場合，ほとんどの専門家は極くゆっくりと投薬中止を進めながら再発予防のため CBT のブースターセッションを行なうことを勧めます。その人がどう反応するかによりますが，漸次投薬中止ではたいてい，25% 減量してから 2 カ月様子を見て再度減量を行なうことが必要です。

・OCD は一生盛衰を繰り返す疾患ですので，OCD 症状が戻ってきたら必ず臨床家のところに戻って来る気持ちでいて下さい。

情報源[注]

1. サポートグループ

サポートグループは，治療の貴重な一部分です。こうしたグループは，交互受容や理解や自己発見のフォーラムを開催しています。参加者は，他の参加者と仲間意識を育みます。なぜなら，皆 OCD とともに生きているからです。OCD をよく知らない人は，この病気へのうまい対処戦略を習得した他の参加者と話すことができます。

米国では**強迫性障害協会**（Obsessive-Compulsive Foundation: OCF）は，OCD の人と OCD に関心をもつ専門家のためのフォーラムを設けています。OCF は情報の普及を行い，OCD といくつかの関連疾患の特性と治療に関する研究費の支援を行なっています。OCD は全米各地に自助グループをもっていて，治療者やクリニック，自助グループへの紹介を行なっています。OCF は年次会合を開催し，そこで OCD に関する最新の知見が発表されます。最近では CBT をもっと広く利用できるようにするため訓練施設を開設しました。会員資格にはニュースレターおよび年次会合と OCF の資料の割引が含まれています。

The Obsessive-Compulsive Foundation
P.O. Box 70
Milford, CT
TEL：203-878-5669
TEL：203-874-3843（音声案内）

注：サポートグループと OCD に関する刊行物は「情報源」にまとめた（訳者）。

強迫性障害協会にはウェブサイトもあります（http://www.ocfoundation.org/）。このサイトで，他の OCD に関する WWW 上の他の OCD 情報源一覧と，OCD に関する有益情報がたくさん見つかるでしょう。

日本では，"**OCD の会**" があります。米国における OCF と同様に OCD 患者とその家族のための非専門家と専門家による支援組織です。毎月第 3 金曜日の月例会や会員の手記を集めた小冊子の販売，治療者育成のための行動療法の研修会，市民フォーラムを開催しています。ホームページには患者本人向け，家族向けの掲示板があり，回復した患者や治療中の患者の感想やコメントを読むことができます。

OCD の会
〒860-0844　熊本市水道町 9-16　熊本県精神保健福祉センター
電話：090-1342-7808　FAX：096-359-6494
E メール：ocd2004@gmail.com
ホームページ：http://ocd-2004.hp.infoseek.co.jp/

また**小さなことが気になるあなたへ**という，専門家による OCD 研究会が開設している日本語のホームページがあります。解説やスクリーニングテスト，医療機関リストがあります。

小さなことが気になるあなたへ
http://www.ocd-net.jp/

強迫性障害情報センター（**The Obsessive-Compulsive Information Center**）は医療司書を抱えています。OCD に関する刊行物を閲覧できるほか，OCD と抜毛癖などの一部の関連障害についてのとても役に立つ手引きを刊行しています。

The Obsessive-Compulsive Information Center
2111 Allen Boulevard
Middleton, WI 53562
TEL：608-836-7000

全米不安障害協会（**The Anxiety Disorders Association of America**）は，OCD を含め，あらゆる不安障害をもつ患者と，それらの診断と治療に関心を有する専門家のための中央情報交換所です。

The Anxiety Disorders Association of America
6COO Executive Avenue, Suite 513
Rockville, MD 20852
TEL：301-231-9350

トゥレット症候群協会（The Tourette Syndrome Association，TSA）は，チック障害の患者とその診断と治療に関心を有する専門家のための中央情報交換所です。チック障害はOCDと重複することが多いので，TSAにはこれら両疾患の重複に関する情報が豊富です。

The Tourette Syndrome Association
42-40 Bell Boulevard
Bayside, NY 11361-2874
TEL：718-224-2999

行動認知療法協会（Asociation for Behavioral and Cognitive Therapies）

Asociation for Behavioral and Cognitive Therapies
305 Seventh Avenue, 16th Floor
New York, NY 10001-6008
TEL：212-647-1890

2．OCDに関する刊行物

OCDについてさらに情報を得るには以下をお勧めします。

本や書籍

Baer, L.（1991）．Getting Control. Boston, MA: Little, Brown.（邦題：強迫性障害からの脱出．越野好文ら訳，晶文社，2000）

Ciarrocchi, J.（1995）．The doubting disease. Mawhah, NJ: Paulist Press.

Foa, E. B., & Wilson, R.（1991）．Stop obsessing! New York: Bantam.（邦題：強迫性障害を自宅で治そう！．片山奈緒美訳，ヴォイス，2002）

Francis, G & Gregg, R.（1996）．Childhood obsessive compulsive disorder. Thousand Oaks, CA: Sage.（小児期強迫性障害）

Fruchling, J.（1997）．Drug treatment of OCD in children and adolescents. Milford, CT: OC Foundation.（児童思春期OCDの薬物療法）

Greist, J.（1994）．Obsessive compulsive disorder: A guide（2nd ed.）．Madison, WI:

Obsessive Compulsive Information Center. (強迫性障害の手引き・第2版)

Greist, J., Jefferson, J., & Marks, I. (1989). Anxiety and its treatment. New York: Bantam. (不安とその治療)

Johnstown, H. (1993). Obsessive compulsive disorder in children and adolescents. Madison, WI: Child Psychopharmacology Information Center. (児童期・思春期の強迫性障害)

March, J. S. (Ed.). (1995). Anxiety disorder in children and adolescents. New York: Guilford Press. (児童期・思春期の不安障害)

Neziroglu, F. & Yaryura-Tobias, J. (1991). Over and over again: Understanding obsessive compulsive border. Lexington, MA: Lexington Books. (何度も何度も繰り返す：強迫性障害を理解する)

Rapoport, J. (1989). The boy who couldn't stop washing. New York: Dutton. (邦題：手を洗うのが止められない—強迫性障害．中村苑子・木島由里子訳，晶文社　1996)

Schwartz, J. (1996). Brain lock. New York: HarperCollins. (脳のロック)

Steketee, G. S., & White, K. (1990). When once is not enough: Help for obsessive-compulsives. Oakland, CA: Harbinger. (1回では足らない時に：強迫性障害の人への援助)

van Noppen, B., Pato, M., & Rasmussen, S. (1993). Learning to live with obsessive compulsive disorder (2nd ed.). Milford, CT: OC Foundation. (強迫性障害と暮らすには・第2版)

他の疾患に関する刊行物

必要に応じて，子どものOCDの治療を複雑にする，もっと発症率の高い併存症を扱っている資料をお勧めします。

Barkley, R. A. (1997). Defiant children (2nd ed.): A clinician's manual for parent training. New York: Guilford Press. (反抗的な子どもたち・第2版：親を訓練する臨床家のための手引き)：セッション式DRPによる子どもの治療の手引きとなる直接的マニュアル。評価尺度と親向け配布資料を含む。

Barlow, D. H. (1992). Cognitive-behavioral approaches to panic disorder and social phobia. Bulletin of the Menninger Clinic, 56 (2, Suppl A), A14-A28. (パニック障害と対人恐怖に対する認知行動的アプローチ)

Barlow, D. H., & Craske, M. (1989). Mastery of your anxiety and panic. Albany, NY: Graywind. (不安・パニックの克服)；対人恐怖およびパニック障害の治療への巧みなアプローチであり，児童・思春期に当たる年齢に簡単に合わせることができる。

Connors, C., Wells, K., March, J. S., & Figure, C. (1994). Methodological issues in the multimodal treatment of the disruptive behavior disorders. In L. Greenhill (Ed.), Psychiatric clinics of Noah America: Disruptive behavior disorders (pp.361-378). Philadelphia: Saunders. (破壊的行動障害の多モード治療における方法論について)

Deblinger, E., McLeer, S. V., & Henry, D. (1990). Cognitive behavioral treatment for sexually abused children suffering post-traumatic stress: preliminary findings. Journal of the American Academy of Child and Adolescent Psychiatry, 29 (5), 747-752 (外傷後ストレス障害に苦しむ性的虐待を受けた子どもの認知行動学的治療)

Dornbush, M., & Pruit, S. (1995). Teaching the tiger: A handbook for individuals involved in the education of students with attention deficit disorders, Tourette syndrome or obsessive-compulsive disorder. Duarte, CA: Hope Press. (注意欠陥障害・トゥレット症候群・強迫性障害の子どもの教育関係者のためのハンドブック); 学校を通じた誘導へのステップ式サバイバルガイドの最高決定版。OCDの子どもに接する仕事をする学校職員に非常に役立つ助言が収載されている。初期のニーズ, 学習様式の違い, および法的権利も扱っている。

Erhardt, D., & Baker, B. L. (1990). The effects of behavioral parent training on families with young hyperactive children. Journal of Behavior Therapy and Experimental Psychiatry, 21 (2), 121-132. (行動的親訓練が多動児の家族に及ぼす影響)

Foa, E. B., & Kodak, M. (1985). Emotional processing of fear: Exposure to corrective information. Psychological Bulletin. 90, 20-35. (恐怖の情動的処理：矯正情報へのエクスポージャー)

Foa, E, B. & Rothbaum, E. (1992). Cognitive-behavioral treatment of posttraumatic stress disorder. In P. Sough (Ed,), Post-traumatic stress disorder: A behavioral approach to diagnosis and treatment (pp. 85-110). Needham Heights, MA: Allyn and Bacon. (P. Sough 編, 外傷後ストレス症候群の認知行動治療, 外傷後ストレス症候群：診断と治療の行動的アプローチ)

Foa, E. B., Steketee, G. S., & Rothbauni, B. (1989). Behavioral/cognitive conceptualizations of post-traumatic stress disorder. Behavior Therapy. 20, 155-176. (外傷後ストレス症候群の行動／認知的概念化)

Forehand, R. L., & McMahon, R. J. (1981). Helping the noncompliant child: A clinician's guide to parent training. New York: Guilford Press. (従順でない子どもを助ける：臨床家のための親訓練ハンドブック); 反抗的行動への対処に役立つもう1冊のすぐれた手引き書。

Francis, G., & Beidel, D. (1995). Cognitive behavioral psychotherapy. In J. S. March (Ed.), Anxiety disorders in children and adolescents (pp. 321—340). New York: Guilford . Press. (J. S. March 編, 認知行動療法。児童・思春期の子どもの不安障害); 不安障害の子どものためのCBTへのすぐれた入門書。治療についての各章にCBTの詳細な考察がある。治療の節に, 学際的な不安障害クリニックの準備方法に関する考察がある。

Heimberg, R. G., & Juster, H. R.(1994). Treatment of social phobia in cognitive-behavioral groups. Journal of Clinical Psychiatry, 55 (Suppl. 6), 38-46 (対人恐怖の認知行動グループ治療)

Hibbs, E., & Jensen, P. (Eds.). (1996). Psychosocial treatments for children and adolescent disorders: Empirically based approaches. Washington, DC: American Psychological Press. (Hibbs, E., & Jensen, P. 編, 児童期思春期障害の心理社会治療：経験に基づくアプローチ)；児童思春期の主要精神病理群すべての治療の経験的支援について, 治療開発を行なった専門家が著した素晴らしい最新の内容。

Horn, W., Lalongo, N., Pascoe, J., Grenberg, G., Packard, T., Lopez, M., Wagner, A., & Puttler, L. (1991) Additive effects of psychostimulants, parent training, and self-control therapy with ADHD children. Journal of the American Academy of Child and Adolescent Psychiatry, 30, 233-240.：ADHDの子どもに対する精神刺激薬, 親の訓練, および自己管理療法の加算的効果

Kendall, P. C. (1991). Child and adolescent therapy: Cognitive-behavioral procedures. New York: Guilford Press. (児童思春期の療法：認知行動学的方法)；広範な児童・思春期疾患を網羅した認知行動療法のセミナーのテキスト。

Kendall, P. C. (1993). Cognitive-behavioral therapies with youth: Guiding theory, current status, and emerging developments. Journal of Consulting and Clinical Psychology, 61 (2), 235-247. (子どもの認知行動療法：理論, 現状, および新展開)

Kendall, P. C., Kortlander, E., Chansky, T. E., & Brady, E. U. (1992). Comorbidity of anxiety and depression in youth: Treatment implications. Special section: Comorbidity and treatment implications. Journal of Consulting and Clinical Psychology, 60 (6), 869-880. (子どもの不安・うつ病の併存症：治療における意味．特別セクション：併存症と治療における意味)

Kendall, P. C., & Panichelli-Mindel, S, M, (1995). Cognitive-behavioral treatments. Journal of Abnormal Child Psychology, 23 (1), 107-124. (認知行動学的治療)

Lewinsohn, P. M., Clarke, G. N., & Rohde, P. (1994). Psychological approaches to the treatment of depression in adolescents. New York: Plenum. (思春期うつ病の治療に対する心理学的アプローチ)；非常にうまくやっている家族によるCBTによるうつ病治療入門。

Lochman, J., Lampron, L., Gemmer, T., & Harris, S. (1987). Anger coping intervention with aggressive children: A guide to implementation in school settings. In Hibbs, E., & Jensen, P. (Eds.), Innovations in clinical practice: A source book (Vol. 6, FP. 339-356). Sarasota, FL: Professional Resource Exchange. (Hibbs, E., & Jensen, P. 編, 臨床診療の革新：ソースブック, 攻撃的な子どもの怒りに対処する介入：学校での実施の手引き)；予防介入プログラムで広く使われているが, 怒りの対処法は, DRB, うつ病, および不安 (つまり, 子どもが横暴な気分に対処しかねているあらゆる場合) を対象とした治療プロトコールに組み込む有用な治療様式である。

March, J. S., & Mulls, K. (1995). Manualized cognitive-behavioral psychotherapy for obsessive-compulsive disorder in childhood: A preliminary single case study. Journal of Anxiety Disorders, 9 (2), 175-184.（小児期の強迫性障害のための認知行動心理療法マニュアル：予備的な単一症例研究）

March, J. S., Mulls, K,, & Herbel, B. (1994). Behavioral psychotherapy for children and adolescents with obsessive-compulsive disorder: An open trial of a new protocol driven treatment package. Journal of the American Academy of Child and Adolescent Psychiatry, 33 (3), 333-341.（強迫性障害の児童・思春期の子どものための行動療法：新しいプロトコール主導型パッケージの一般試験）

March, J. S., Wells, K., & Connors, C. (1995). Attention-deficit/hyperactivity disorder: Part I. Diagnosis. Journal of Practical Psychiatry and Behavioral Heath, 1 (4), 219-223.（注意欠陥・多動性障害，第Ⅰ部，診断）

March, J. S., Wells, K., & Conners, C., (1956). Attention-deficit/hyperactivity disorder: Part II. Treatment. Journal of Practical Psychiatry and Behavioral Health, 2 (1), 23-32.（注意欠陥・多動性障害，第Ⅱ部，治療）；ADHDの診断と治療が詳細にまとめられている。

Marks, J. M., Lelliott, P., Basoglu, M., Noshirvani, H., Monteiro, W., Cohen, D., & Kasvikis, Y. (1988). Clomipramine, self-exposure and therapist-aided exposure for obsessive-compulsive rituals. British Journal of Psychiatry, 152 (522), 522-534.（強迫儀式のためのクロミプラミン，自己エクスポージャー，および治療者支援エクスポージャー）

Moreau, D., Mufson, L., Weissman, M. M., & Klerman, G. L. (1991). Interpersonal psychotherapy for adolescent depression: Description of modification and preliminary application. Journal of the American Academy of Child and Adolescent Psychiatry, 30 (4), 642-651.（思春期うつ病の対人精神療法：変更と予備的応用の説明）

Mufson, L., Moreau, D., Weissman, M. M., & Klerman, G. L. (1993). Interpersonal psychotherapy for depressed adolescents. New York: Guilford Press.（思春期うつ病の対人精神療法）；とくに人間関係および／または悲嘆問題が最重要課題である場合の，うつ病の子どもへの別のすぐれたアプローチ。

Mufson, L., Moreau, D., Weissman M. M., & Wickramaratne, P. (1994). Modification of interpersonal psychotherapy with depressed adolescents (IPT-A): Phase I and II studies. Journal of the American Academy of Child and Adolescent Psychiatry, 33 (5), 695-705.（思春期うつ病の対人精神療法（IPT-A）：第Ⅰ相，第Ⅱ相試験）

Pennington, B. F. (1991). Diagnosing learning disorders: A neuropsychological framework. New York: Guilford Press.（学習障害の診断：神経心理学的枠組み）；LDと精神病理状態の重複に関するすぐれた入門書。この本は，LDモデル発達精神病理学への入門書としても役立つ。

Pfiffner, L., & Barkley, R. A. (1990). Educational placement and classroom management. In R. A. Barkley, Attention-deficit hyperactivity disorder: A handbook for diagnosis and treatment (pp. 498-539). New York: Guilford Press. (注意欠陥・多動性障害：診断と治療ハンドブック)

Thyer, B. A. (1991). Diagnosis and treatment of child and adolescent anxiety disorders. Behavior Modification, 15 (3), 310-325. (児童期・思春期不安障害の診断と治療)

van Oppen, P., de Haan, e., van Balkan, A., Spinhoven, P., Hoodguin, K., & van Dyck, R. (1995). Cognitive therapy and exposure in vivo in the treatment of obsessive compulsive disorder. Behaviour Research and Therapy, 33 (4), 370-390. (強迫性障害の認知療法と現実エクスポージャー)

Vitulano, L. A., King, R. A., Scahill, L., & Cohen. D. J. (1992). Behavioral treatment of children and adolescents with trichotillomania. Journal of the American Academy of Child and Adolescent Psychiatry, 31 (1), 139-146. (抜毛癖のある児童・思春期の子どもの行動療法)

Wells, K. (1995). Family therapy. In J. S. March (Ed.), Anxiety disorders in children and adolescents (pp. 401-419). New York: Guilford Press. (児童・思春期の子どもの不安障害)；家族療法から見た，不安な子どもへの協力方法に関するすぐれた考察

飯倉康郎 (2005) 強迫性障害の行動療法. 金剛出版

参考文献

Adams, G. B., Waas, G. A., March, J. S., & Smith, M. C. (1994). Obsessive compulsive disorder in children and adolescents: The role of the school psychologist in identification, assessment, and treatment. *School Psychology Quarterly,* 9(4), 274–294.

Albano, A. M., Knox, L. S., & Barlow, D. H. (1995). *Obsessive–compulsive disorder.* Northvale, NJ: Jason Aronson.

Allen, A. J., Leonard, H. L., & Swedo, S. E. (1995). Case study: A new infection-triggered, autoimmune subtype of pediatric OCD and Tourette's syndrome. *Journal of the American Academy of Child and Adolescent Psychiatry,* 34(3), 307–311.

American Psychiatric Association. (1994). *Diagnostic and statistical manual of mental disorders* (4th ed.). Washington, DC: Author.

Apter, A., Ratzioni, G., & King, R. (1994). Fluxoxamine open-lablel treatment of adolescent inpatients with obsessive–compulsive disorder or depression. *Journal of the American Academy of Child and Adolescent Psychiatry,* 33, 342–348.

Baer, L. (1991). *Getting control.* Boston: Little, Brown.

Baer, L. (1992). Behavior therapy for obsessive–compulsive disorder and trichotillomania: Implications for Tourette syndrome. *Advances in Neurology,* 58(333), 333–340.

Baer, L., Jenike, M. A., Black, D. W., Treece, C., Rosenfeld, R., & Greist, J. (1992). Effect of axis II diagnoses on treatment outcome with clomipramine in 55 patients with obsessive–compulsive disorder. *Archives of General Psychiatry,* 49(11), 862–866.

Barkley, R. A. (1995) *Taking charge of ADHD.* New York: Guilford Press.

Barlow, D. H. (1992). Cognitive-behavioral approaches to panic disorder and social phobia. *Bulletin of the Menninger Clinic,* 56(2, Suppl. A), A14–A28.

Barlow, D., & Craske, M. (1989). *Mastery of your anxiety and panic.* Albany, NY: Graywind.

Barr, L. C., Goodman, W. K., Price, L. H., McDougle, C. J., & Charney, D. S. (1992). The serotonin hypothesis of obsessive compulsive disorder: Implications of pharmacologic challenge studies. *Journal of Clinical Psychiatry, 53*, 17–28.

Baxter, L. J., Schwartz, J. M., Bergman, K. S., Szuba, M. P., Guze, B. H., Mazziotta, J. C., Alazraki, A., Selin, C. E., Ferng, H. K., Munford, P., et al. (1992). Caudate glucose metabolic rate changes with both drug and behavior therapy for obsessive–compulsive disorder. *Archives of General Psychiatry, 49*(9), 681–689.

Berg, C., Rapoport, J., & Wolff, R. (1989). Behavioral treatment for obsessive–compulsive disorder in childhood. In J. Rapoport (Ed.), *Obsessive–compulsive disorder in children and adolescents* (pp. 169–185). Washington, DC: American Psychiatric Press.

Berg, C. Z., Whitaker, A., Davies, M., Flament, M. F., & Rapoport, J. L. (1988). The survey form of the Leyton Obsessional Inventory—Child Version: Norms from an epidemiological study. *Journal of the American Academy of Child and Adolescent Psychiatry, 27*(6), 759–763.

Clark, D. (1982). Primary obsessional slowness: A nursing treatment programme with a 13 year old male adolescent. *Behaviour Research Therapy, 20*(3), 289–292.

Clarkin, J. F., & Kendall, P. C. (1992). Comorbidity and treatment planning: Summary and future directions. *Journal of Consulting and Clinical Psychology, 60*(6), 904–908.

Cohen, D. J., & Leckman, J. F. (1994). Developmental psychopathology and neurobiology of Tourette's syndrome [Review]. *Journal of the American Academy of Child and Adolescent Psychiatry, 33*(1), 2–15.

Conners, C. (1995). *Conners' Rating Scales.* Toronto: MultiHealth Systems.

Conners, C. K., & March, J. S. (1996). *Conners–March Developmental Questionnaire.* Toronto: MultiHealth Systems.

Cook, E., Charak, D., Trapani, C., & Zelko, F. (1994). Sertraline treatment of obsessive–compulsive disorder in children and adolescents: Preliminary findings. *Scientific Proceeding of the AACAP Annual Meeting*, New York, 57–58.

Cox, C., Fedio, P., & Rapoport, J. (1989). Neuropsychological testing of obsessive–compulsive adolescents. In J. Rapoport (Ed.), *Obsessive–compulsive disorder in children and adolescents* (pp. 73–86). Washington, DC: American Psychiatric Press.

Dar, R., & Greist, J. H. (1992). Behavior therapy for obsessive compulsive disorder. *Psychiatric Clinics of North America, 15*(4), 885–894.

Denckla, M. (1989). Neurological examination. In J. Rapoport (Ed.), *Obsessive–compulsive disorder in children and adolescents* (pp. 107–118). Washington, DC: American Psychiatric Press.

DeVeaugh-Geiss, J., Katz, R., Landau, P., & Moroz, G. (1991). *Clomipramine hydrochloride (Anafranil) in the treatment of obsessive–compulsive disorder: Results from three multicentre trials.* Bern, Switzerland: Hogrefe & Huber.

DeVeaugh-Geiss, J., Moroz, G., Biederman, J., Cantwell, D., Fontaine, R., Greist, J. H., Reichler, R., Katz, R., & Landau, P. (1992). Clomipramine hydrochloride in childhood and adolescent obsessive–compulsive disorder—A multicenter trial. *Journal of the American Academy of Child and Adolescent Psychiatry, 31*(1), 45–49.

Elliott, G., & Popper, C. (1991). Tricyclic antidepressants: The QT interval and other cardiovascular parameters. *Journal of Child and Adolescent Psychopharmacology, 1*, 187–191.

Emmelkamp, P., Bouman, T., & Scholing, A. (1989). *Anxiety disorders: A practitioner's guide.* West Sussex, England: Wiley.

Esman, A. (1989). Psychoanalysis in general psychiatry: Obsessive–compulsive disorder as a paradigm. *Journal of the American Psychoanalytical Association, 37*, 319–336.

Flament, M. (1990). Epidemiology of obsessive–compulsive disorder in children and adolescents [French]. *Encephale, 16*, 311–316.

Flament, M. F., Rapoport, J. L., Berg, C. J., Sceery, W., Kilts, C., Mellstrom, B., & Linnoila, M. (1985). Clomipramine treatment of childhood obsessive–compulsive disorder: A double-blind controlled study. *Archives of General Psychiatry, 42*(10), 977–983.

Flament, M. F., Whitaker, A., Rapoport, J. L., Davies, M., Berg, C. Z., Kalikow, K., Sceery, W., & Shaffer, D. (1988). Obsessive compulsive disorder in adolescence: An epidemiological study. *Journal of the American Academy of Child and Adolescent Psychiatry, 27*(6), 764–771.

Foa, E., & Emmelkamp, P. (1983). *Failures in behavior therapy.* New York: Wiley.

Foa, E., & Kozak, M. (1985). Emotional processing of fear: Exposure to corrective information. *Psychological Bulletin, 90*, 20–35.

Foa, E. B., Rothbaum, B. O., & Kozak, M. J. (1989). Behavioral treatments for anxiety and depression. In P. Kendall & D. Watson (Eds.), *Personality, psychopathology, and psychotherapy* (pp. 413–454). San Diego, CA: Academic Press.

Foa, E., & Wilson, R. (1991). *Stop obsessing!* New York: Bantam.

Gesell, A., Ames, L., & Ilg, F. (1974). *Infant and child in the culture today.* New York: Harper and Row.

Goleman, D. (1976). Meditation and consciousness: An Asian approach to mental health. *American Journal of Psychotherapy, 30*(1), 41–54.

Goodman, W. K., & Price, L. H. (1992). Assessment of severity and change in obsessive compulsive disorder. *Psychiatric Clinics of North America, 15*(4), 861–869.

Goodman, W. K., Price, L. H., Rasmussen, S. A., Delgado, P. L., Heninger, G. R., & Charney, D. S. (1989). Efficacy of fluvoxamine in obsessive–compulsive disorder. A double-blind comparison with placebo. *Archives of General Psychiatry, 46*(1), 36–44.

Goodman, W. K., Price, L. H., Rasmussen, S. A., Mazure, C., Delgado, P.,

Heninger, G. R., & Charney, D. S. (1989). The Yale–Brown Obsessive Compulsive Scale: II. Validity. *Archives of General Psychiatry, 46*(11), 1012–1016.

Goodman, W. K., Price, L. H., Rasmussen, S. A., Mazure, C., Fleischmann, R. L., Hill, C. L., Heninger, G. R., & Charney, D. S. (1989). The Yale–Brown Obsessive Compulsive Scale: I. Development, use, and reliability. *Archives of General Psychiatry, 46*(11), 1006–1011.

Goodman, W., Rasmussen, S., Foa, E., and Price, L. (1994). Obsessive–Compulsive Disorder. In R. Prien & D. Robinson (Eds.), *Clinical evaluation of psychotropic drugs: Principles and guidelines* (pp. 431–466). New York: Raven Press.

Greist, J. H., Jefferson, J. W., Rosenfeld, R., Gutzmann, L. D., March, J. S., & Barklage, N. E. (1990). Clomipramine and obsessive compulsive disorder: A placebo-controlled double-blind study of 32 patients. *Journal of Clinical Psychiatry, 51*(7), 292–297.

Guy, W. (1976) *ECDEU assessment manual for psychopharmacology* (2nd ed., DHEW Pub. No. ABM 76-388). Washington, DC: U. S. Government Printing Office.

Hamburger, S. D., Swedo, S., Whitaker, A., Davies, M., & Rapoport, J. L. (1989). Growth rate in adolescents with obsessive–compulsive disorder. *American Journal of Psychiatry, 146*(5), 652–655.

Hand, I. (1988). Obsessive–compulsive patients and their families. In I. R. H. Falloon (Ed.), *Handbook of behavioral family therapy* (pp. 231–256). New York: Guilford Press.

Hibbs, E. D., Hamburger, S. D., Kruesi, M. J., & Lenane, M. (1993). Factors affecting expressed emotion in parents of ill and normal children. *American Journal of Orthopsychiatry, 63*(1), 103–112.

Hibbs, E. D., Hamburger, S. D., Lenane, M., Rapoport, J. L., Kruesi, M. J., Keysor, C. S., & Goldstein, M. J. (1991). Determinants of expressed emotion in families of disturbed and normal children. *Journal of Child Psychology and Psychiatry and Allied Disciplines, 32*(5), 757–770.

Hollander, E., Schiffman, E., Cohen, B., Rivera, S. M., Rosen, W., Gorman, J. M., Fyer, A. J., Papp, L., & Liebowitz, M. R. (1990). Signs of central nervous system dysfunction in obsessive–compulsive disorder. *Archives of General Psychiatry, 47*(1), 27–32.

Hymas, N., Lees, A., Bolton, D., Epps, K., & Head, D. (1991). The neurology of obsessional slowness. *Brain, 114*(5), 2203–2233.

Janet, P. (1903). *Les obsessions et la psychiatrie* (Vol. 1). Paris: Felix Alan.

Jenike, M. A. (1989). Obsessive–compulsive and related disorders: A hidden epidemic [Editorial; comment]. *New England Journal of Medicine, 321*(8), 539–541.

Jenike, M. A. (1992). Pharmacologic treatment of obsessive compulsive disorders. *Psychiatric Clinics of North America, 15*(4), 895–919.

Jenike, M., & Rauch, S. (1994). Managing the patient with treatment resistant obsessive compulsive disorder: Current strategies. *Journal of Clinical Psychiatry, 55*(Suppl. 3), 11–17.

Johnston, H., & March, J. (1993). Obsessive–compulsive disorder in children and adolescents. In W. Reynolds (Ed.), *Internalizing disorders in children and adolescents* (pp. 107–148). New York: Wiley.

Kahn, D. A., Carpenter, D., Docherty, J. P., & Frances, A. (1996). The Expert Consensus Guideline Series: Treatment of bipolar disorder. *Journal of Clinical Psychiatry, 57*(Suppl. 12A).

Katz, R. J., DeVeaugh, G. J., & Landau, P. (1990). Clomipramine in obsessive–compulsive disorder. *Biological Psychiatry, 28*(5), 401–414.

Kettl, P., & Marks, I. (1986). Neurological factors in obsessive–compulsive disorder. *British Journal of Psychiatry, 149*, 315–319.

Kiessling, L. S., Marcotte, A. C., & Culpepper, L. (1994). Antineuronal antibodies: Tics and obsessive–compulsive symptoms. *Journal of Developmental Behavioral Pediatrics, 15*(6), 421–425.

Lenane, M. (1989). Families in obsessive–compulsive disorder. In J. Rapoport (Ed.), *Obsessive–compulsive disorder in children and adolescents* (pp. 237–249). Washington, DC: American Psychiatric Press.

Leonard, H. L., Goldberger, E. L., Rapoport, J. L., Cheslow, D. L., & Swedo, S. E. (1990). Childhood rituals: Normal development or obsessive–compulsive symptoms? *Journal of the American Academy of Child and Adolescent Psychiatry, 29*(1), 17–23.

Leonard, H., Lenane, M., & Swedo, S. (1993). Obsessive–compulsive disorder. In H. L. Leonard (Ed.), *Child psychiatric clinics of North America: Anxiety disorders* (Vol. 2, pp. 655–666). New York: Saunders.

Leonard, H. L., Lenane, M. C., Swedo, S. E., Rettew, D. C., Gershon, E. S., & Rapoport, J. L. (1992). Tics and Tourette's disorder: a 2- to 7-year follow-up of 54 obsessive–compulsive children. *American Journal of Psychiatry, 149*(9), 1244–1251.

Leonard, H. L., Lenane, M. C., Swedo, S. E., Rettew, D. C., & Rapoport, J. L. (1991). A double-blind comparison of clomipramine and desipramine treatment of severe onychophagia (nail biting). *Archives of General Psychiatry, 48*(9), 821–827.

Leonard, H. L., Meyer M. C., et al. (1995). Electrocardiographic changes during desipramine and clomipramine treatment in children and adolescents. *Journal of the American Academy of Child and Adolescent Psychiatry 34*(11), 1460–1468.

Leonard, H. L., & Rapoport, J. L. (1989). Pharmacotherapy of childhood obsessive–compulsive disorder. *Psychiatric Clinics of North America, 12*(4), 963–970.

Leonard, H. L., Swedo, S. E., Lenane, M. C., Rettew, D. C., Cheslow, D. L., Hamburger, S. D., & Rapoport, J. L. (1991). A double-blind desipramine substitution during long-term clomipramine treatment in children and adolescents with obsessive–compulsive disorder. *Archives of General Psychiatry, 48*(10), 922–927.

Leonard, H. L., Swedo, S. E., Lenane, M. C., Rettew, D. C., Hamburger, S. D., Bartko, J. J., & Rapoport, J. L. (1993). A 2- to 7-year follow-up study of 54 obsessive–compulsive children and adolescents. *Archives of General Psychiatry, 50*(6), 429–439.

Leonard, H. L., Swedo, S. E., Rapoport, J. L., Koby, E. V., Lenane, M. C., Cheslow, D. L., & Hamburger, S. D. (1989). Treatment of obsessive–compulsive disorder with clomipramine and desipramine in children and adolescents. A double-blind crossover comparison. *Archives of General Psychiatry, 46*(12), 1088–1092.

Leonard, H., Topol, D., Swedo, S., Bukstein, O., Hindmarsh, D., & Allen, A. (1995). Clonazepam as an augmenting agent in the treatment of childhood-onset obsessive–compulsive disorder. *Journal of the American Academy of Child and Adolescent Psychiatry, 33*(6), 792–794.

Lewinsohn, P. M., Clarke, G. N., & Rohde, P. (1994). *Psychological approaches to the treatment of depression in adolescents.* New York: Plenum.

March, J. S. (1995). Cognitive-behavioral psychotherapy for children and adolescents with OCD: A review and recommendations for treatment. *Journal of the American Academy of Child and Adolescent Psychiatry, 34*(1), 7–18.

March, J., & Albano, A. (1996). Assessment of anxiety in children and adolescents. In L. Dickstein, M. Riba, & M. Oldham (Eds.), *Review of psychiatry XV* (pp. 405–427). Washington, DC: American Psychiatric Press.

March, J., Biederman, J., Wolkow, R., Safferman, A., and Group, S. S. (1997). *Sertraline in children and adolescents with obsessive compulsive disorder: A multicenter double-blind placebo-controlled study.* Paper presented at the annual meeting of the American Psychiatric Association, San Diego, CA.

March, J., Frances, A., Carpenter, D., & Kahn, D. (1997) The Expert Consensus Guideline Series: Treatment of obsessive–compulsive disorder. *Journal of Clinical Psychiatry, 58*(Suppl. 4).

March, J., Johnston, H., & Greist, J. (1990). The future of research in obsessive–compulsive disorder. In M. Jenike, L. Baer, & W. Minichello (Eds.), *Obsessive–compulsive disorder* (2nd ed., pp. 349–363). Littleton, MA: PSG.

March, J., Johnston, H., Jefferson, J., Greist, J., Kobak, K., & Mazza, J. (1990). Do subtle neurological impairments predict treatment resistance in children and adolescents with obsessive–compulsive disorder. *Journal of Child and Adolescent Psychopharmacology, 1*, 133–140.

March, J. S., Leonard, H. L., & Swedo, S. E. (1995). Pharmacotherapy of obsessive–compulsive disorder. In M. Riddle (Ed.), *Child and Adolescent Psychiatric Clinics of North America, 4(1),* 217–236.

March, J., Leonard, H., & Swedo, S. (in press). Neuropsychiatry of pediatric obsessive compulsive disorder. In E. Coffey & R. Brumback (Eds.), *Textbook of pediatric neuropsychiatry.* Washington, DC: American Psychiatric Press.

March, J., & Mulle, K. (1995). Manualized cognitive-behavioral psychotherapy for obsessive–compulsive disorder in childhood: A preliminary single case study. *Journal of Anxiety Disorders, 9*(2), 175–184.

March, J., & Mulle, K. (1996). Banishing obsessive–compulsive disorder. In E. Hibbs & P. Jensen (Eds.), *Psychosocial treatments for child and adolescent disorders* (pp. 82–103). Washington, DC: American Psychological Press.

March, J., Mulle, K., & Herbel, B. (1994). Behavioral psychotherapy for children and adolescents with obsessive–compulsive disorder: An open trial of a new protocol driven treatment package. *Journal of the American Academy of Child and Adolescent Psychiatry, 33*(3), 333–341.

March, J., Mulle, K., Stallings, P., Erhardt, D., & Conners, C. (1995). Organizing an anxiety disorders clinic. In J. March (Ed.), *Anxiety disorders in children and adolescents* (pp. 420–435). New York: Guilford Press.

March, J., Wells, K., & Conners, C. (1995). Attention-deficit/hyperactivity disorder: Part I. Assessment and diagnosis. *Journal of Practical Psychiatry and Behavioral Health, 1*(4), 219–228.

March, J., Wells, K., & Conners, C. (1996). Attention-deficit/hyperactivity disorder: Part II. Treatment. *Journal of Practical Psychiatry and Behavioral Health, 2*(1), 23–32.

Marks, I. (1987). *Fears, phobias, and rituals*. New York: Oxford University Press.

Marks, I., Hodgson, R., & Rachman, S. (1975). Treatment of chronic obsessive–compulsive neurosis by in vivo exposure. *British Journal of Psychiatry, 127*, 349–364.

Marks, I. M., Lelliott, P., Basoglu, M., Noshirvani, H., Monteiro, W., Cohen, D., & Kasvikis, Y. (1988). Clomipramine, self-exposure and therapist-aided exposure for obsessive–compulsive rituals. *British Journal of Psychiatry, 152*, 522–534.

McDougle, C., Goodman, W., Leckman, J., Lee, N., Heninger, G., & Price, L. (1994). Haloperidol addition in fluvoxamine-refractory obsessive–compulsive disorder. *Archives of General Psychiatry, 51*, 302–308.

McEvoy, J. P., Weiden, P. J., Smith, T. E., Carpenter, D., Kahn, D. A., & Frances, A. (1996). The Expert Consensus Guideline Series: Treatment of schizophrenia. *Journal of Clinical Psychiatry, 57*(Suppl. 12B), 1–58.

Miller, J. J., Fletcher, K., & Kabat-Zinn, J. (1995). Three-year follow-up and clinical implications of a mindfulness meditation-based stress reduction intervention in the treatment of anxiety disorders. *General Hospital Psychiatry, 17*(3), 192–200.

Neziroglu, F., & Neuman, J. (1990). Three treatment approaches for obsessions. *Journal of Cognitive Psychotherapy, 4*(4), 377–392.

Pauls, D. L., Alsobrook, J. P., Goodman, W., Rasmussen, S., & Leckman J. (1995). A family study of obsessive–compulsive disorder. *American Journal of Psychiatry, 152*(1), 76–84.

Pauls, D., Towbin, K., Leckman, J., Zahner, G., & Cohen, D. (1986). Gilles de la Tourette syndrome and obsessive compulsive disorder: Evidence supporting a genetic relationship. *Archives of General Psychiatry, 43,* 1180–1182.

Peterson, A. L., Campise, R. L., & Azrin, N. H. (1994). Behavioral and pharmacological treatments for tic and habit disorders: A review. *Journal of Developmental Behavioral Pediatrics, 15*(6), 430–441.

Piacentini, J., Gitow, A., Jaffer, M., & Graae, F. (1994). Outpatient behavioral treatment of child and adolescent obsessive compulsive disorder. *Journal of Anxiety Disorders, 8*(3), 277–289.

Piacentini, J., Jaffer, M., Gitow, A., Graae, F., Davies, S. O., Del, B. D., & Liebowitz, M. (1992). Psychopharmacologic treatment of child and adolescent obsessive compulsive disorder. *Psychiatric Clinics of North America, 15*(1), 87–107.

Pigott T, L'Heureux F., Rubenstein, C. (1992). *A controlled trial of clonazepam augmentation in OCD patients treated with clomipramine or fluoxetine.* Paper presented at the 145th annual meeting of the American Psychiatric Association, Washington, DC.

Rapoport, J. L. (1991). Recent advances in obsessive–compulsive disorder. *Neuropsychopharmacology, 5*(1), 1–10.

Rapoport, J. L., Leonard, H. L., Swedo, S. E., & Lenane, M. C. (1993). Obsessive compulsive disorder in children and adolescents: Issues in management. *Journal of Clinical Psychiatry, 54*(Suppl.), 27–30.

Rapoport, J. L., Swedo, S. E., & Leonard, H. L. (1992). Childhood obsessive compulsive disorder. *Journal of Clinical Psychiatry, 56,* 11–16.

Rasmussen, S. A., & Eisen, J. L. (1990). Epidemiology of obsessive compulsive disorder. *Journal of Clinical Psychiatry, 53*(Suppl.), 10–14.

Rasmussen, S. A., & Eisen, J. L. (1992). The epidemiology and differential diagnosis of obsessive compulsive disorder. *Journal of Clinical Psychiatry, 55,* 4–10.

Ratnasuriya, R. H., Marks, I. M., Forshaw, D. M., & Hymas, N. F. (1991). Obsessive slowness revisited. *British Journal of Psychiatry, 159,* 273–274.

Rauch, S. L., Jenike, M. A., Alpert, N. M., Baer, L., Breiter, H. C., Savage, C. R., & Fischman, A. J. (1994). Regional cerebral blood flow measured during symptom provocation in obsessive–compulsive disorder using oxygen 15-labeled carbon dioxide and positron emission tomography. *Archives of General Psychiatry, 51*(1), 62–70.

Rettew, D. C., Swedo, S. E., Leonard, H. L., Lenane, M. C., & Rapoport, J. L. (1992). Obsessions and compulsions across time in 79 children and adolescents with obsessive–compulsive disorder. *Journal of the American Academy of Child and Adolescent Psychiatry, 31*(6), 1050–1056.

Riddle, M., Claghorn, J., Gaffney, G., Greist, J., Holland, D., Landbloom, R., McConville, B., Pigott, T., Pravetz, M., Walkup, J., Yaryura-Tobias, J., & Houser, V. (1996). *A controlled trial of fluvoxamine for OCD in children and adolescents.* Paper presented at the NCDEU, Boca Raton, Florida

Riddle, M. A., Scahill, L., King, R. A., Hardin, M. T., Anderson, G. M., Ort,

S. I., Smith, J. C., Leckman, J. F., & Cohen, D. J. (1992). Double-blind, crossover trial of fluoxetine and placebo in children and adolescents with obsessive–compulsive disorder. *Journal of the American Academy of Child and Adolescent Psychiatry, 31*(6), 1062–1069.

Riddle, M. A., Scahill, L., King, R., Hardin, M. T., Towbin, K. E., Ort, S. I., Leckman, J. F., & Cohen, D. J. (1990). Obsessive compulsive disorder in children and adolescents: Phenomenology and family history. *Journal of the American Academy of Child and Adolescent Psychiatry, 29*(5), 766–772.

Rutter, M., Tizard, J., & Whitmore, K. (1970). *Education, health, and behavior.* London: Longmans.

Salkovskis, P. M., Westbrook, D., Davis, J., Jeavons, A., & Gledhill, A. (1997). Effects of neutralizing on intrusive thoughts: An experiment investigating the etiology of obsessive-compulsive disorder. *Behaviour Research Therapy, 35*(3), 211-219.

Scahill, L., Riddle, M., McSwiggin-Hardin, M., Ort, S., King, R., Goodman, W., Cicchetti, D., & Leckman, J. (1997). Children's Yale–Brown Obsessive Compulsive Scale: Reliability and validity. *Journal of the American Academy of Child and Adolescent Psychiatry, 36*(6), 844–852.

Schroeder, J. S., Mullin, A. V., Elliott, G. R., & Steiner, H. (1989). Cardiovascular effects of desipramine in children. *Journal of the American Academy of Child and Adolescent Psychiatry, 28*(3), 376–379.

Schwartz, J. (1996). *Brain lock.* New York: HarperCollins.

Schwartz, J. M., Stoessel, P. W., Baxter, L. R., Jr., Martin, K. M., & Phelps, M. E. (1996). Systematic changes in cerebral glucose metabolic rate after successful behavior modification treatment of obsessive–compulsive disorder. *Archives of General Psychiatry, 53*(2), 109-113.

Silverman, W. K., & Eisen, A. R. (1992). Age differences in the reliability of parent and child reports of child anxious symptomatology using a structured interview. *Journal of the American Academy of Child and Adolescent Psychiatry, 31*(1), 117–124.

Staebler, C. R., Pollard, C. A., & Merkel, W. T. (1993). Sexual history and quality of current relationships in patients with obsessive compulsive disorder: A comparison with two other psychiatric samples. *Journal of Sex and Marital Therapy, 19*(2), 147–153.

Steketee, G. (1994). Behavioral assessment and treatment planning with obsessive compulsive disorder: A review emphasizing clinical application. *Behavior Therapy, 25*(4), 613–633.

Swedo, S. (1989). Rituals and releasers: An ethological model of obsessive–compulsive disorder. In J. Rapoport (Ed.), *Obsessive–compulsive disorder in children and adolescents* (pp. 269–288). Washington, DC: American Psychiatric Press.

Swedo, S. (1993). Trichotillomania. *Psychiatric Annals, 23*(7), 402–407.

Swedo, S., Leonard, H., & Kiessling, L. (1994). Speculations on anti-neuronal antibody-mediated neuropsychiatric disorders of childhood. *Pediatrics, 93*(2), 323–326.

Swedo, S., Leonard, H., & Rapoport, J. (1990). Childhood-onset obsessive–

compulsive disorder. In M. Jenike, L. Baer, & Minichello (Eds.), *Obsessive–compulsive disorder*. Littleton, MA: PSG.

Swedo, S. E., Leonard, H. L., Schapiro, M. B., Casey, B. J., Mannheim, G. B., Lenane, M. C., & Rettew, D. C. (1993). Sydenham's chorea: Physical and psychological symptoms of St Vitus dance. *Pediatrics, 91*(4), 706–713.

Swedo, S., & Rapoport, J. (1990). Neurochemical and neuroendocrine considerations of obsessive–compulsive disorder in childhood. In W. Deutsch, A. Weizman, & R. Weizman (Eds.), *Application of basic neuroscience to child psychiatry* (pp. 275–284). New York: Plenum.

Swedo, S. E., Rapoport, J. L., Cheslow, D. L., Leonard, H. L., Ayoub, E. M., Hosier, D. M., & Wald, E. R. (1989). High prevalence of obsessive–compulsive symptoms in patients with Sydenham's chorea. *American Journal of Psychiatry, 146*(2), 246–249.

Swedo, S. E., Rapoport, J. L., Leonard, H., Lenane, M., & Cheslow, D. (1989). Obsessive–compulsive disorder in children and adolescents: Clinical phenomenology of 70 consecutive cases. *Archives of General Psychiatry, 46*(4), 335–341.

Swedo, S. E., Schapiro, M. B., Grady, C. L., Cheslow, D. L., Leonard, H. L., Kumar, A., Friedland, R., Rapoport, S. I., & Rapoport, J. L. (1989). Cerebral glucose metabolism in childhood-onset obsessive–compulsive disorder. *Archives of General Psychiatry, 46*(6), 518–523.

Tallis, F., & de Silva. P. (1992). Worry and obsessional symptoms: A correlational analysis. *Behaviour Research and Therapy, 30*(2), 103–105.

Thyer, B. A. (1991). Diagnosis and treatment of child and adolescent anxiety disorders. *Behavior Modification, 15*(3), 310–325.

Van Noppen, B., Steketee, G., McCorkle, B. H., and Pato, M. (1997). Group and multifamily behavioral treatment for obsessive compulsive disorder: A pilot study. *Journal of Anxiety Disorders, 11*(4), 431–446.

Vitulano, L. A., King, R. A., Scahill, L., & Cohen, D. J. (1992). Behavioral treatment of children and adolescents with trichotillomania. *Journal of the American Academy of Child and Adolescent Psychiatry, 31*(1), 139–146.

Warren, R., Zgourides, G., Monto, M. (1993). Self-report versions of the Yale–Brown Obsessive–Compulsive Scale: An assessment of a sample of normals. *Psychological Reports 73(2)*, 574.

Wells, K. (1995). Family therapy. In J. S. March (Ed.), *Anxiety disorders in children and adolescents* (pp. 401–419). New York: Guilford Press.

White, M. (1986). Negative explanation, restraint, and double description: A template for family therapy. *Family Process, 25*(2), 169–184.

White, M., & Epston, D. (1990). *Narrative means to therapeutic ends*. New York: Norton.

Wolff, R., & Rapoport, J. (1988). Behavioral treatment of childhood obsessive–compulsive disorder. *Behavior Modification, 12*(2), 252–266.

Wolff, R. P., & Wolff, L. S. (1991). Assessment and treatment of obsessive–compulsive disorder in children. *Behavior Modification, 15*(3), 372–393.

あとがきにかえて：
小児の強迫性障害治療の実際

岡嶋　美代・原井　宏明

I．"こうあるべき治療"と現実

　過去20年間，強迫性障害（Obsessive-Compulsive disorder；OCD）に対する治療は著しく進歩した。一昔前，OCDは慢性統合失調症と重症度の点で同格の疾患であり，統合失調症との連続性が真面目に議論されていた。今日では，行動療法とセロトニン再取り込み阻害薬（Serotonin Reuptake Inhibitors；SRIs）という標準治療が確立し，治ることが普通の疾患なのである（Jenike, 2004）。日本語の詳細な治療ガイドラインも出版されている（原井，1998）。認知行動療法のマニュアルも一般書として刊行されている（Foa & Wilson, 2001）。すなわちOCDの治療は"こうあるべきだ"という決まりがあり，それは一般人にも容易に手が届くところにある。

　小児の場合は成人よりも進歩が遅い。それでも小児のOCDに関しては"こうあるべき治療"が定まっていると言える。1983年に，Boltonらが小児に対するOCDの治療も成人と同様にエクスポージャーと反応妨害（Exposure & Response Prevention；ERP）が有効であったと報告した（Bolton et al., 1983）。今日では，認知行動療法単独または認知行動療法と薬物療法の併用が小児においても第一選択である（Lewin, 2005）。また，5週間の短期で集中的な治療プログラムを行なって効果を検証している（Bolton & Perrin, 2008）。

治療を行なわなければ，OCD 患者の多くは生涯，症状に悩まされる。OCD の長期経過に関する訳者らがレビューした論文（岡嶋ら，2007）から一部を引用する。

「治療を行わなくても，10% 程度は数年で寛解し，さらに長期間でみれば 20% 程度は寛解する。また約半数の患者については強迫症状の種類が変化する。（中略）小児期発症例における OCD 症状が成年になってからも持続する割合は 41% であった。合併精神障害の存在や初期治療に対する不良な治療反応は重症度や症状の持続と関連していた。発症時期が早いほど，また罹病期間が長いほど，追跡時点で症状が継続していることが多かった。社会適応については，学業は比較的良いが，婚姻や就労については不良であった」。

有効な治療法が知られていないのであれば，早期発見によって得るものはない。性急な早期診断をするよりは，小児の自然な成長発達の過程を見守るほうがよいだろう。しかし，有効な"こうあるべき治療"がわかっているとなれば，治療を先延ばしにすることはビジネス用語で言えば"機会損失"を生むことになる。児童期から思春期にさまざまな対人交流を経験することは社会性の発達において不可欠である。通常，OCD の患者は回避や儀式行為のために対人交流が乏しい。小児期に OCD を発症し，成人に至るまで放置していたとなれば，たとえ，成人になってから OCD が寛解したとしても，患者の社会適応は損なわれたままになるであろう。OCD は早期に発見し，"こうあるべき治療"を早期に行なうべき疾患なのである。

今回，翻訳した March らの治療マニュアルは OCD について"こうあるべき治療"を具体的に示したマニュアルである。そして，この訳書は日本語で著された最初の子どもの OCD 治療のマニュアルということになる。英語の原書の出版は 1998 年である。日本の場合は欧米と比べると進歩が遅れるのが常識であるが，10 年遅れはさすがに訳者として恥ずかしい。前節で主張した，OCD の早期発見・早期治療とはまったく逆である。

翻訳は 3 年前に荒訳をし，私たち自身の臨床の参考にしていた。この本が示す治療の原則は訳者らが 20 年来，大人の強迫性障害の患者に対して実施している行動療法と同じである。行動理論に関する解説については古いところがあったが，臨床的指針としては，この本の内容は決して古びていない。認知行

あとがきにかえて：小児の強迫性障害治療の実際　*309*

動療法の原則を小児の患者にどう適応するかは臨床家にとって常に難題である。この本はそれを見事に解決している。

　大人向けにはもっと良い指針があると思う人がいるだろう。私たちは，大人向けのやり方ではうまくいかなかった大人の患者が，この本のやり方を使うことによって解決できた例を経験している。とくに，SMR（Slow Mindful Repetition）は強迫性緩慢の患者に対する治療の手がかりを与えてくれた。彼らは行動療法家にとって最も治療を難渋する対象なのである（Takeuchi, et al., 1997）。10年前に出た小児向けの本というと，大人を対象にしている行動療法家は食指をそそられないかもしれないが，それは大きな間違いである。現代の子どもが小さな大人であることはまずないが，現代の大人が大きな子どもであることはよくあることである。

　出版は諸事情のため今になってしまった。お蔵入りしかけたこの訳書の出版を助けてくれた岩崎学術出版社と関係者の方に深く感謝している。

　このあとがきでは読者にある一つの事実を示したい。"こうあるべき治療"は"現実の治療"から大きくかけ離れていることが一般の常識である。Marchらの治療マニュアルも実際には使えないと懐疑的に受け取られることが普通だろう。そうではない。"こうあるべき治療"は現実の結果に日本でもなりうる。その証左として，訳者らが2007年度まで勤務した独立行政法人国立病院機構菊池病院（以下，菊池病院）における小児のOCD治療の実際を紹介する。

II. 小児のOCD治療の現実の成績

1. 患者の特徴

　1999年から2007年まで，訳者らは菊池病院にてOCD専門外来を開設していた。全体で約250名のOCDの患者が受診した。この中で18歳以下のケースは48名であった。家族相談のみのケースも含んでいる。発症年齢と受診年齢，性別を**表1**に示した。発症年齢の平均は本城ら（1989）の報告と近い。小児では男児が多いと報告されている（Swedo et al., 1989, Honjo et al., 1989）。菊池病院では性差はわずかであった。儀式行為では，洗浄行為が主で

表1 発症年齢と受診年齢

性別	n	発症年齢	受診年齢
女	23	11.7 ± 3.2	14.5 ± 3.4
男	25	12.6 ± 2.9	15.3 ± 2.5

あるものが28名，確認行為が主であるものが20名であった。

併存症は大うつ病の既往が13名，身体醜形障害4名，トゥレット症候群，チック障害，知的障害が各2名，摂食障害，季節性感情障害，睡眠障害，注意欠陥・多動性障害が各1名であった（重複あり）。不登校や頻回の遅刻を伴っていたケースは，20名（全体の42%）であった。家族に対する暴力が見られたのは5名であった。自己愛パーソナリティ障害が2名，解離性障害が1名であった。

2. 治療内容

(1) 専門外来の治療スタッフ

精神科医と心理士を合わせて，2～3人程度のスタッフで治療プログラムを運営していた。成人患者のOCD治療プログラムに児童・思春期のOCD患者も参加していた。

(2) インテーク

受診は予約制である。医療機関からの紹介状がある場合も，最初は本人や家族からの電話相談から始めるようにしていた。30分ほどの電話の間に，症状を丁寧に聴き取り，患者に合わせた症状評価と日常生活評価のためのセルフモニタリングシートを作成した。併存症やパーソナリティ障害が疑われる場合はそのための自記式質問紙も追加した。これらを一般的な初診時問診票と一緒に自宅へ郵送した。

(3) 初診

精神医学的診断を行ない，OCDが主診断と判断された患者と家族に対してOCDの治療プログラムを説明した。薬物療法と行動療法，そしてエクスポージャーと儀式妨害（Exposure and Ritual Prevention; ERP）のどれを行なうか，または併用するかについて，それぞれの利点と欠点を説明し，患者と家族で選ぶようにした。

全員の患者に対して症状評価の重要性を説明し，次の方法で評価をするよう

にした。
1) セルフモニタリング：睡眠や食事，登校，勉強，服薬などの日常生活と手洗いや入浴，確認などの時間と回数を毎日チェックするようにした日記形式の記録。中学生以下の場合には親にも同じものを渡し，親子で記録をするようにした。
2) 強迫観念記録：状況とトリガー，強迫観念の内容，不快感の点数，儀式を5コラム形式にしたシートを作成し，頭に強迫観念が沸いたら，その内容を書き込むようにさせた。
3) 不安階層表：不潔物や電気のスイッチなど避けているものがある場合は，そのリストを作らせるようにした。

子どもの発達に応じて強迫観念や儀式，治療法の説明をし，幼児や小学校低学年の場合には絵で説明したり，描いてもらうことも行なった。普段から登校している，小学生以上の場合には，成人よりもセルフモニタリングや記録がよく書けることが普通であった。普段から学校でテストや作文や日記を書くことが，ならわしになっているからのようであった。

(4) 読書療法

『強迫性障害を自宅で治そう（Foa & Wilson, 2002）』や『とらわれからの自由（OCDの会, 2006）』を読むように勧めた。中には，親が子どもに対する適切な関わり方を把握することで，1カ月以内に症状が改善されるケースもあった。

(5) 集団心理教育プログラム

専門外来の患者と家族を集めて，OCDの成り立ちや治療のあらましを行動療法士が講義した。行動療法の実際については，治療者の話よりも，患者本人の話の方が現実感がある。ERPを行なった先輩患者に体験談を語ってもらうようにした。毎月，日を決めて午後1時から4時で行なった。家族だけを集めたグループを作ることがあった。子どもだけのグループは作っていない。ちなみに，小学生の患者がERPを行なった経験を語ることもあった。これは，大人のOCD患者に対して強力な動機づけ効果があった。小学生にもできることが，大人にできないはずはないと感じてもらうようにした。

(6) 集団集中外来短期治療プログラム（以下，3日間プログラム）

Marchらによるマニュアルは20セッションを行なうことになっている。訳者らの患者の過半数は飛行機で来院するような遠方の患者であった。親も一緒に受診する場合の交通費は1回あたり10万円を越えていた。19回の来院は費用的に非現実的である。このため3〜18セッションのERP部分を3日間連続で行なうようにした（岡嶋・原井，2008）。1日のセッションが朝10時から夕方17時まで行なうものであり，治療者が使う時間としては，Marchらのマニュアルと同様である。集団教育治療プログラムを受け，セルフモニタリングと強迫観念記録，不安階層表が完成し，ERPに対する動機づけが十分な患者を3日間プログラムに参加させるようにした。3日間に，患者の観念や儀式に合わせたテーラーメイドのエクスポージャーと儀式妨害を行なった。病院内だけでなく，公園の公衆トイレやショッピングセンター，学校なども訪問し，そこにある現実の事物に対してエクスポージャーを行なうようにした。また，自宅で行なう宿題については，3日間が終わった後，電話やメールでサポートを行なうようにした。

(7) 強迫性障害患者家族の会（OCDの会）のサポート

2004年から治療を受けた患者と家族があつまり，"OCDの会"が始まった。月例会が催され，患者と家族に分かれてそれぞれが語り合う場となった。またインターネット上で強迫性障害治療に関する掲示板を設けてもらっている。グループ集団教育プログラムと3日間プログラムの日程を月例会と連続するようにし，遠方から来院する患者や家族が1回の旅行で受診だけでなく，プログラムと月例会に参加できるようにした。

3. 治療成績

48名の患者について，最終受診から1年後に転帰調査を行なった。症状評価には，Children Yale-Brown Obsessive Compulsive Scale（CY-BOCS）（Scahill, 1997）を用いた。改善率35％以上，かつCY-BOCS15点未満を寛解，改善率35％未満〜25％を部分寛解，25％未満を不変と定義した。48人中29人（60％）が寛解し，再登校や進学，就職していた。部分寛解は11名（23％），不変は8名（17％）であった。不変のうち4名は他の医療機関から

投薬を受けていた。3名は自宅に引きこもり，通院や服薬を拒否していた。1名は登校していたが，強迫症状のために自宅を回避していた。

家族相談だけのケースや受診が2回以下で中断したケースなど，治療が完結しなかったケースが48名中12名あった。この12名の中で寛解し，社会生活ができているものが7名あった。経過追跡期間は3年1カ月～6年4カ月であった。一方，治療中断時に症状が初診時よりも改善していなかったケースでは，経過追跡時点でも症状は固定したままであった。治療によって改善した後，再発したというケースはなかった。

表2に，治療が完結し，前後のCY-BOCSを評価した39名（女20名，男19名）のデータを示す。治療後の評価は治療終結後3～6カ月後のものである。

治療成績の予測因子として，①発症年齢，②受診年齢，③性別，④治療前のCY-BOCS，⑤主な強迫儀式，⑥ERPの有無，⑦SRIの使用，⑧中学生以下と高校生以上について探索的に検討した。この中で治療成績と関連していたのは，⑥ERPの有無のみであった。

39名中，ERPを行なった群は18名（男8名，女10名），ERPを行なわなかった群は21名（男11名，女10名）であった。行なわなかった理由は患者の拒否，あるいは症状が軽いためであった。ERPを行なった群の改善率は有意（p=0.026）に高かった（表3）。治療前のCY-BOCSの平均についてERPを行なった群と，行なわなかった群とで比較した。前者は26.5±5.8，後者

表2　治療前後における症状評価

	平均	SD	N
CY-BOCS 前	25.5	6.73	39
CY-BOCS 後	10.8	6.10	39

表3　ERP施行と症状改善との関係

	改善率	SD	N
ERPあり	66.6	17.0	18
ERPなし	46.0	34.2	21

表4　服薬と寛解の関係

	服薬	N
寛解	あり	10
	なし*	19
部分寛解	あり	9
	なし	2
不変	あり	4
	なし	4

＊：治療中には服薬していたが，現在は服薬なしのものを含む

は 24.6 ± 7.5 と，ERP を行なった群のほうが高かった。ERP による治療法選択の有無と受診年齢には関連はなかった。

SRI の使用については，患者が拒否することはなかったが，親が拒否することがあった。

4. 治療成績からわかること

48 例中 40 例が寛解または部分寛解していた。治療を中断したと思われるケースも多くが寛解を維持していた。この結果は，現実の治療が"あるべき治療"と同等以上であったことを示す。家族相談の場合は本人に対する行動療法はできなかったが，この場合も一定の症状の改善があった。親が OCD の成り立ちを理解し，儀式を援助しないように心がけるだけでも，患者の儀式行為はしばしば軽快した。母親の行動が患者の儀式や回避行動を強めていたと考えられた。このような場合，積極的な行動療法が不要であり，儀式や回避をやめさせても OCD は悪化しないことを理解してもらうことだけでも十分であった。

48 名の中で年少のケースは 6 〜 9 歳があった。また，知的障害を合併したケースもあった。彼らに対しても ERP そのものは全く同じように行なうことができた。Franklin ら（2000）によれば，治療転帰を予測する因子は，ERPをしたかどうかだけであり，それ以外にはないと結論している。逆にいえば，年齢や発達障害そのものは治療転帰に影響しないのである。年少の子どもや発達障害がある子どもにも理解できる言葉で強迫観念や治療の原理を説明し，発達に応じた儀式行為への対応の仕方を教えると，強迫観念に対して"威張り返す"など積極的に対処するようになる。幼児でも理解できるように絵物語やアニメーションを利用するなどの工夫をすれば成人以上に子どもは行動療法を理解する。小児期は概念形成を日常的に行なっている時期である。新しい概念を取り入れることにおいては，成人よりも小児の方が長けているのだろうと思われる。治療者の立場からすれば，障害年金などの形で二次的な疾病利得が発生している大人の患者や物質使用性障害が合併した患者の方が，ずっと治療に苦労する。一方で抽象概念，継次処理，情報の統合が不得手という特徴をもつアスペルガー障害に対しては，セルフモニタリングの用紙を記入してもらうこと

やそれを説明することにも時間を要すなど，個別の指導が必須であった。

ERPを拒否したケースは，反抗期にさしかかった中学生女児が多かった。また，親が過剰に子どもの不安に反応し，中立な態度を保つことができない場合もERPを行なえなかった。さらに小児対象の相談機関や他院の治療者が親に対して，子どもの強迫儀式を代理するように，嫌悪刺激やストレスを避けるように，促していることがあった。ほとんどの場合はOCDが悪化し，親への暴力も見られるようになっていた。思春期を迎え腕力で親を上回るようになると，親が本人を恐れるため，ERPを行なうまでに時間がかかったり，動機づけが難しいこともあった。

発症年齢や罹病期間と治療成績の間には相関が見られなかった。ERPは行なうことさえできれば，一定の成績を常にあげられるということになる。罹病期間が長ければ長いほど，ERPを拒む傾向が強かった。できる限り発症早期に行動療法が行える専門治療施設を受診させ，嫌悪刺激を回避させないという正しい対処を理解させることによって，治療転帰全体が改善すると思われる。

5．実際の症例

数字だけみても本当に治るのかどうか，現実感がわからないことが普通である。当初は難治例に見えたケースをいくつか紹介する。なおプライバシー保護のため，ケースの細部は治療内容と関係ないところで改変を加えている。

【ケース1】　16歳　女子　不潔恐怖・洗浄儀式

11歳時より，本を素手で触りたくないとビニール袋を使うようになった。両親は「少し度が過ぎた潔癖症」と考えていた。教室や友達が汚いと学校に行き渋るようになった。小学6年時，家族は本人の要求にしたがって，祖父母などの本人が汚いと感じるものを避けられるように配慮するようになった。教室に入らなくなり，特別室にかろうじて登校していた。

中学1年，父親も汚いと避けるようになり，子ども部屋から出るのを拒むようになった。大学病院の小児科を受診し，OCDと診断され，フルボキサミン50mgを投与された。症状が変わらなかったことを理由にアスペルガー障害と診断された。14歳，妹と一緒の部屋にいるのも苦しい，自分の部屋がほ

しいと言うようになり，両親は家を改築して本人専用の部屋を作った。

　一時的に自室の中で安心するようになったが，しばらくするうちに，自室内も清潔区域と不潔区域に明確に分けるようになった。徐々に清潔な区域が狭くなり，二段ベッドの上から降りられなくなり，トイレに行くことも回避し，紙オムツを使用するようになった。排泄自体も避けるようになり，食事も少量しかとらなくなった。親の手づくりの料理は不潔だとして避けるため，親がコンビニで買ったものを本人の目の前で封を切って渡して食べさせるようになった。ベッドの上ではウェットティッシュを使って，髪の毛や手足を拭き清める儀式をしていた。

　初診時，CY-BOCS は 33 点であった。家族と本人に行動療法によって改善すると説明した。家族が代理儀式（本人以外が強迫行為に協力すること）を行なっていたことを自覚し，本人の儀式や回避を手助けしなくなった。1 カ月後の CY-BOCS は 24 点になった。その後 3 日間プログラムに参加し，不潔に対するエクスポージャーを行なった。3 カ月経過した時点では CY-BOCS は 11 点となる。日常生活にはほとんど支障なく活動ができるようになり，初診時から 5 カ月目には塾に通い始め単位認定制の高校へ入学した。

　5 年間も社会と隔絶した生活から，OCD を治し，同世代の中へ入ることになると，社会不安障害の症状が目立ち始めた。周囲から認められず無視され孤立することを恐れるという新たな悩みが生じた。そこで社会不安障害の治療も行なった。他人からの評価を恐れて社会に出るのを避けると症状は悪化すること，不安障害の治療は嫌なことや苦手を避けないことだと，OCD の治療によって学んだと述べ，自分から嫌な情動を避けないように心がけるようにした。治療終結より 1 年が経過し徐々に年齢相応の生活ができるようになった。

【ケース2】　9歳　女児　不潔恐怖・洗浄儀式

　7 歳時，帰宅したときの手洗いがきちんとできたかどうかを気にするようになった。8 歳時に，手洗いの回数や時間が増えた。思いどおりに洗えなかったり，自分の大事にしているものが汚れたと感じると壁に頭突きをしたり，親に暴言や暴力を振るうようになった。母親にも手洗い儀式を強要するようになった。地域の療育センターの小児科を受診した。きょうだいからのストレスや愛

情不足のために手洗い強迫が起こっていると説明され，母親は本人が苦手にしているものを本人から遠ざけるように配慮するようになった。9歳，きょうだいにも強迫儀式を強要し，従わないと癇癪を起こすようになった。このためきょうだいも不登校になるなど家族全体に影響が及び始め，受診をすすめられた。

前医の処方を引継ぎフルボキサミン 50 mg を継続した。初診時の CY-BOCS は 34 点であった。OCD と行動療法を本人と母親に説明した。最初は母親が本人の行動をモニタリングするようにし，手洗い儀式の短縮化を行なった。家族の代理儀式をやめるようにすると，CY-BOCS は 18 点に低下した。不安階層表を母親の協力で作成し，受診より 3 カ月半後，本人の苦手な化学製品の臭いに対して 4 時間かけて行なう長時間エクスポージャー療法を外来で行なった。本人は治ったときの自分の絵を描いて治療後の目標としていた。また，低学年の児童の行動レパートリーを配慮し，認知的対処法略を工夫をしながらエクスポージャーセッションを行なった（岡嶋，2007）。

これ以降，薬物療法を止めたところ，3 カ月して不安が増強したため処方を再開しフルボキサミン 75 mg まで増量した。しかし症状の改善が思わしくなかったため，自宅を訪問することを提案すると，課題達成をシールで貼って自分の行動を記録するようになった。治療者が自宅を訪問すると，想像できないことをされる恐怖があったため，本人なりの自衛手段だったという。長時間エクスポージャーセッションから 4 カ月後，机やおもちゃなどの本人が"聖域"として汚したがらないものを汚す自宅訪問によるエクスポージャー療法を行なった。訪問の前から服薬も止め，訪問から 6 カ月後も CY-BOCS は 8 点で，寛解を維持できていた。友人やきょうだいに対する回避や代理儀式の要求は全くなくなった。フォローアップのため 1 カ月に 1 回の通院をしながら初診より 24 カ月後の 11 歳で治療は終結とした。

【ケース3】 5歳 女児 不潔恐怖・確認儀式／加害恐怖・洗浄儀式

海外旅行中に下痢をし，点滴を受けた。英語も日本語も通じない地域で母親は点滴に何か入っているのではないかと考え，不安だったと述べる。帰国 1 カ月後から「心が勝手に『お母さん死ね』と思うので怖い」といってと泣くようになった。排便後に肛門がきれいに拭けているか見てほしいと母親に頼

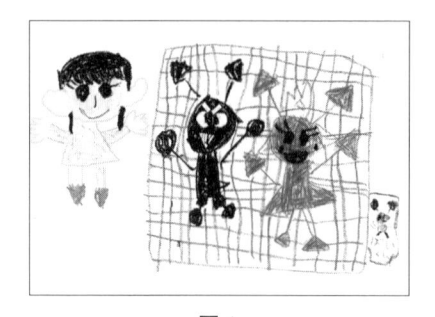

むようになった。「鼻水やよだれ等が手について染み込み取れない，そんな手ではお友達を汚すから手をつなげない，自分の掌は汚れているからお母さんに抱きつくときはグーの手でしか抱きつけない」と訴え，泣くようになった。母親がOCDの専門医をインターネットで探して菊池病院に電話した。

図1

数回のメールや電話相談で全般性不安障害と診断ができる母親の不安を減弱させることができた。その後，強迫観念に本人が「困ったちゃん」と名前をつけ，自宅で絵を描いた。「汚い，洗えと脅すバイキン隊長さんたち」と題したその絵を兄とともに破いて捨ててみたが手洗いは減らなかったという。

その後，行動療法を学びたいと母子で来院した。本人は病院でも「バイキン隊長さんとその仲間たち」と題する絵を描いた。これらをやっつける作戦を考えようと提案すると，檻の中に閉じ込めればいいと答え，即座に檻を描き加えた（図1）。そこで，「エクスポージャー作戦とはバイキン隊長さんたちを檻に閉じ込めて安心することではなく，自分からこの檻に入っていき隊長さんたちを抱きしめることだ」と物語を作って解説し，行動療法の原則を教えた。「悪いことは起こってから考えよう」という合言葉で，儀式行為を妨害する約束を交わした。母親には本人の心配を言葉や絵に表出させることを積極的に行なうよう指示した。母親自身の全般性不安障害も指摘し，心配に対するエクスポージャーを教示し母親の行動の変化も同時に促した。初診時CY-BOCS17点から，3カ月後は7点であった。服薬は行なっていない。2回の受診とフォローアップの往診1回で寛解を維持している。実際は，その後も強迫観念はさまざまに形を変え出現したと本人は陳述するが，親も上手に対処しトークンなどの行動療法を用いながらセルフエクスポージャーをサポートしている。治療中に4匹いたバイキン隊長さんたちは，しだいに数が減り，18カ月後にはいなくなってしまったと述べるようになった。

【ケース4】 17歳 女子 忘れ物恐怖・確認儀式，うつ病・薬物依存

　中学1年から忘れ物がないか同じ場所を確認したりする。電気を消したかどうか鍵などが気になるという症状があった。高校1年2月ごろ大うつ病エピソードがあった。学校へ行き渋るようになった。高校2年より精神科を受診している。強迫症状以外にうつ症状（不登校，やる気がなくなった）がひどくなった。高校3年になり，朝がきついといって，毎日遅刻しながら登校していた。強迫観念による不快感が強まると自傷行為（リストカット・抗不安薬の大量服薬や抜毛）を行なっていた。強迫観念としては，「持ち物の置き忘れ」「鍵や火の元の不始末など失敗をしでかして家族に迷惑をかける」などがあり，強迫儀式としては，目視による長時間の確認が頻回に見られ，メンタルチェッキングを行なうため動作や言動がとまっていることが多かった。初診時のY-BOCSは25点。前医の処方では，ベンゾジアゼピン系睡眠導入剤3種類，非ベンゾジアゼピン系睡眠薬，ベンゾジアゼピン系抗不安薬，抗精神病薬とセロトニン再取り込み阻害薬で7種類もの薬剤を服用していた。薬物探索行動と睡眠導入剤・抗不安薬を大量にため込む行動が見られ，抗不安薬依存の診断基準を満たした。こちらも治療対象とした。家庭や友人関係において避けたい情動が起こると人格が解離するとも訴えていた。母親にアルコール依存症があり居心地のよい家ではなかった。

　OCDに対してはSSRI（パロキセチン40mg）と睡眠導入剤1種類のみの薬物治療を行なった。1カ月後，Y-BOCSが18点。3日間プログラムへ参加して，①自分の貴重品を10個所以上に置きっぱなしにする練習，②他人の貴重品を預かり責任を負わされる練習，③確認しないで立ち去る練習などを行なった。本人が気になるトリガーを次つぎに呈示し連続エクスポージャーを行ないながら，回避していた後悔の情動に長い時間さらされるようにした。一方で，連続エクスポージャーは確認儀式の妨害として機能するように行なった。集中的な行動療法の後も，SSRIの服用・熟睡感・強迫症状・日常の様子などのセルフモニタリングを続けた。訳者らは本人の好ましい行ないにだけ注目しながらメールをやり取りするという対応を行なった。初診より2カ月後に友達との別れがあり自暴自棄になったが，訳者らはそれまでと変わらぬ対応を続けた。バイトを始め早朝と昼の仕事を掛け持ちしながら働いて金を貯めた。3カ月後

には解離性障害の訴えもなくなり，自傷行為も見られなくなった。抗不安薬も断薬ができた。Y-BOCS は 8 点となった。家族間のトラブルの多い自宅を出て，住み込みの仕事を得て自立した生活にて安定している。

【ケース 5】 9 歳 女児 強迫観念なし，繰り返し行動

　小学 2 年時から，100 円で買えるゲームのカードを大量に集めるようになり，それは 100 枚を越えた。受診の半年前，小学 3 年の 4 月より道端の変わった形をした石を見ると拾わないと気がすまないというのが 3 カ月続いた。その頃より，よく泣くようになり，疲れたと言うようになった。学校に行くのも億劫で腹痛や吐き気，食欲低下，うつ症状を訴えていた。簡単な日常生活動作を，母親に確認するようになった。たとえば，ズボンをはくときに，「ここに足を通せばいいのよね」などと確認した。触り心地を確かめるようにさまざまなものを触る行為が増えた。ノートの字をうまく書けないと書いたり消したり何度もやり直した。道や橋を行ったり来たりする行動が増えた。友達の前では少しだけ我慢していた。集中力を欠くようになり，時間割も一人でできなくなった。CY-BOCS 22 点。面接中も容易に注意が逸れる。落ち着きがなく，身体の動きや表情の変化が多かった。

　本人が気になることを母親に尋ねるたびに，母親は可能な限り保証していた。治療の第一歩は，それに付き合わないことを指示した。本人は確かな強迫観念を述べることはできず，衝動的に気になることに対して納得するまで，あるいはすっきりするまで，さまざまな行為を繰り返していた。本人に対しては，気になったことを繰り返したい衝動がわいても，すぐに行なわず"ナマケモノ"のようにゆっくりと行なうように教えた。処方はフルボキサミン 50 〜 100 mg を投与した。10 日後には CY-BOCS 17 点と変化した。セルフモニタリングは「イライラ点数」と「気になる点数」を毎日記録してもらった。1 週目よりも 2 週目と 2 つの点数のそれぞれの平均は下がっていった。しかし，4 週目になるときょうだいとの喧嘩が増え，さらに落ち着きがなくなる様子が見られたため，徐々に薬を減らした。服薬開始から終了まで 2 カ月かかった。その後，繰り返し行動はゼロではないが全体としては，母親が気にならない程度に変わった。CY-BOCS は 4 点まで減少した。本人に用いた行動療法は繰り

返し行動のハビットリバーサルであった。

　以上5ケースの経過と治療の様子を述べた。どのケースも初期の頃は症状を患者が自覚しても周囲にためらいながら強迫儀式を行なっている。ところが家族などへの巻き込みが始まるとともに症状は急速に悪化していた（ケース1，2）。また親が過剰に心配することで，子どもの心配を増長させているケース（ケース3，5）も紹介した。また，それと対照的に親がほとんど心配をしないし，代理儀式もしないが，親子の諍いが多く別の症状も発現して悪化していったケース（ケース4）もあった。概して，親が優しく，子どもの言いなりになって強迫儀式行為を手伝える環境にあるところは，容易に悪化へ転じる結果となっていた。子どもの人格発達が未熟なことと，治療に支障をきたすこととは関係がない。ケース1，2，3，4では通常の成人に行なうのと同じエクスポージャー療法を行なっている。訳者らは年齢によって治療方法を分けることはない。避けていることをそのままにせず，嫌ならば触ることや，ゾーッとするような不快な感覚を積極的に味わうように指導している。セルフモニタリングもシールやイラストを用いて，子どもが興味をもって続けられるように工夫することはあるが，基本的には成人と同じペースで行なう。

　ケース1はよく見られる不潔恐怖と洗浄強迫のケースである。このタイプの場合は，エクスポージャーと儀式妨害を指導するだけで数週間の単位で改善することが普通である。ところが，診断も治療もできない病院にかかり，社会性の発達に貴重な時期を引きこもって生活することの損失は計り知れない。数年間に及び症状が固定化したようなケースでも強迫観念の中核に焦点化してエクスポージャーを行なうことができれば，行動療法が有効であることを証明したケースであった。

　ケース2はOCDには珍しい，臭いに対する過敏性が強迫的になり洗浄強迫を行なっていたケースである。母親による子どものモニタリングなしには，何に対する回避があるのかを特定することが難しかった。本来，セルフモニタリングは自分自身が治りたいという意識をもつためにも必要なことであるが，「嫌なものは，嫌」というだけの子どもの行動をつぶさに観察してもらうことで，母親を共同治療者にすることができた。

ケース3は幼稚園児であったが，エクスポージャーと儀式妨害の意味をよく理解することができて寛解したケースである。幼児にしては言葉の数が豊富ゆえに，自我違和感を訴えることができ，母親の心配が増幅した。恐怖の対象が明確でイメージを作りやすい子どもは面接がしやすく，治療計画に苦労がない。一方で子どもの発する言葉を，大人の先入観や価値判断を交えずに丁寧に聞き返すことは大切であり，その時間がイメージエクスポージャーとなって治療を促進することができた。

ケース4はOCDだけではない問題を多く含んでいたが，治療経過を促進したものは，意外にも親の無責任な態度であったように思う。

ケース5は，注意欠陥・多動性障害も疑われたケースであったが，知能検査（WISC-III）の結果から典型的な傾向は見られなかった。子どもの強迫行為は移り変わることが知られている。このケースもさまざまな奇妙な行動はあったが，親がそれに注目せず子ども自身も他の子の目を気にして繰り返し行動を止めたいという意識をもった。このような不安や恐怖が明確でないケースには，繰り返し行動を行なっているときに，中止の合図を視覚的に行なったり肩をたたいたりといった，言語以外のコミュニケーションが有効である。

子どもが嫌がったり，困ったりしている様子を見ると，普通の親ならば楽にしてやりたいと願うのが常である。日常生活が楽になることでいつかは治るのではと期待して積極的に代理儀式を行なっているケースはしばしば見られる。とくに反抗期も重なると，不満や焦燥感が鬱積し家庭内暴力へ発展している場合もある。この症状悪化の悪循環に気がついたときには，儀式をやめることは患児にも周囲にも困難になっている。また，二次的な障害として不登校もしばしば見られる。

III．日本の現況

訳者らの試みは，日本の実際の精神科臨床においておそらく異例の部類に入る。日本の児童思春期精神科医や行動療法を知らない臨床心理士からすれば理解の範囲を超えるだろう。訳者からすれば，Marchらのマニュアルによる治療が"こうあるべき治療"であり，訳者らによる治療プログラムはそれを

治療期間の点で超える方法である。一方，一般の児童思春期精神科医や臨床心理士からすれば，どちらも"あり得ない治療"ということになるかもしれない。おそらく，そのような受け止め方が日本の現況である。

　思春期から青年期の人生の時間を手洗いや確認のために無駄に過ごすことは，その子の一生にとって重大な影響がある。OCD が寛解した後も，社会に馴染むことができない不幸な人たちを私たちは見てきている。こうした子どもたちが一人でも少なくなるように，治療法の開発と普及の努力を続ける義務が私たちにはある。本書が翻訳され多くの治療者の目に触れることは，"こうあるべき治療"と実際の現況が一致することを促す一歩になるだろう。そして，OCD に悩む全ての子どもたちと親たちへの福音になる。そう私たちは信じている。

謝辞

　訳者らの試みが現実のものになったのは，行動療法を理解し，OCD に悩む子どもたちを紹介してくださった独立行政法人菊池病院名誉院長の弟子丸元紀先生のおかげである。私たちの試みの最大の理解者である先生に敬意と感謝をここで捧げたい。

　また，この 8 年間の治療成績は，橋本加代先生（精神科医），野口由香先生（心理士），小松千沙都先生（心理士）をはじめとする菊池病院のスタッフの皆様に関わっていただき成しえたことである。ここに感謝の意を表したい。そして，訳者の一人である原井が行動療法をするようになったのは，肥前療養所で山上敏子先生から学ばせていただいたおかげである。先生に対する感謝はここで表すだけではとても足りない。最後に，この本が世に出るようになったのは岩崎学術出版社編集部の清水太郎氏のおかげである。本は売られて買われて読まれなければ役に立たない。今は感謝するにはまだ早い。

参考資料

『とらわれからの自由』1 号・2 号・3 号・4 号．OCD の会発行
（取り扱いは，**OCD の会ホームページ**（http://ocd-2004.hp.infoseek.co.jp/）まで）

参考文献

Bolton D, Collins S, Steinberg D：The treatment of obsessive-compulsive disorder in adolescence. A report of fifteen cases. Br J Psychiatry, 142：456-64, 1983.

Bolton D, Perrin S：Evaluation of exposure with response-prevention for obsessive compulsive disorder in childhood and adolescence. J Behav Ther Exp Psychiatry. 39：11-22, 2008.

Foa ED, Wilson R：片山奈緒美訳：強迫性障害を自宅で治そう！―行動療法専門医がすすめる，自分で治せる「3週間集中プログラム」．ヴォイス，東京，2002.

Franklin ME, Abramowitz JS, Kozak MJ, et al：Effectiveness of exposure and ritual prevention for obsessive-compulsive disorder: randomized compared with nonrandomized samples. J Consult Clin Psychol, 68：594-602, 2000.

原井宏明：広場恐怖を含む恐慌性障害と強迫性障害．恐怖症性障害, In 大塚俊男他編：エビデンス精神科医療I―気分・不安・人格の障害，pp.137-178，日本評論社，東京，1998.

Honjo S, Hirano C, Murase S, et al：Obsessive-compulsive symptoms in childhood and adolescence. Acat Psychiatr Scand, 80：83-91, 1989.

Lewin AB, Storch EA, Adkins J, Murphy TK, Geffken GR.：Current directions in pediatric obsessive-compulsive disorder. Pediatr Ann, 34：128-134, 2005.

The National Institute for Health and Clinical Excellence（NICE）guideline CG031：Obsessive Compulsive Disorder: Core interventions in the treatment of obsessive compulsive disorder and body dysmorphic disorder. UK National institute, 2005.

岡嶋美代：イメージフラッディングと認知的対処方略に催眠を利用した恐怖症の二事例．臨床催眠学，8：46-54，2007.

岡嶋美代・橋本加代・野口由香・原井宏明：強迫の診立てと治療―強迫性障害の治療アウトカム．精神科治療学，22(5)：509-516, 2007.

岡嶋美代・小松千沙都・原井宏明：強迫性障害―集団集中外来短期治療プログラム―．In 内山喜久雄・坂野雄二編：認知行動療法の技法と臨床，pp.189-199，日本評論社，2008.

Scahill L, Riddle MA, McSwiggin-Hardin M, et al：Children's Yale-Brown Obsessive Compulsive Scale: reliability and validity. J Am Acad Child Adolesc Psychiatry, 36：844-852, 1997.

Swedo SE, Rapoport JL, Leonard HL, et al：Obsessive-compulsive disorder in children and adolescents. Clinical Gen. Psychiatry, 46：335-341, 1989.

Takeuchi T, Nakagawa A, Harai H, et al：Primary obsessional slowness: long-term findings. Behav. Res. Ther., 35：445-449, 1997

人名索引

A

Adams, GB　3, 30, 212, 217
Albano, AM　3, 23, 206
Allen, AJ　10
Alsobrook, JP　9
American Psychiatric Association　5
Ames, L　7
Apter, A　13
Azrin, NH　183, 193

B

Baer, L　x, 19, 29, 185, 193, 280
Barkley, RA　183
Barlow, DH　30, 183, 187, 206
Barr, LC　8
Baxter, LJ　x, 9, 44
Berg, CZ　11, 29, 255
Biederman, J　13
Bolton, D　197, 307
Bouman, T　190

C

Campise, RL　183, 193
Carpenter, D　14
Charak, D　13
Charney, DS　8
Cheslow, DL　3, 7, 10
Clark, D　197
Clarke, GN　183
Clarkin, JF　182, 186
Cohen, DJ　3, 9, 193
Conners, CK　14, 26, 27, 31, 182
Cook, E　13
Cox, C　8
Craske, M　30, 183

Culpepper, L　10

D

Dar, R　11
Davies, M　9, 29, 255
Davis, J　95
Delgado, PL　13, 28, 53
Denckla, M　8
de Silva, P　197
De Veaugh-Geiss, J　12, 13, 22, 29

E

Eisen, JL　4, 192
Eisen, AR　28
Elliot, GR　12
Emmelkamp, P　171, 190, 197
Epps, K　197
Epston, D　37, 72
Erhardt, D　14, 31
Erikson, E　41
Esman, A　11

F

Fedio, P　8
Flament, MF　3, 4, 8, 12, 29, 255
Fleischmann, RL　7, 53
Fletcher, K　199
Foa, EB　i, x, 11, 28, 32, 40, 57, 171, 197, 198, 199, 280, 307, 311
Forshaw, DM　197
Frances, A　13, 14, 15, 17, 19, 20, 21, 74, 180, 181, 182
Franklin, ME　ii, 314

G

Gesell, A 7
Gitow, A 202
Gledhill, A 95
Goldberger, EL 7
Goleman, D 199
Goodman, WK 3, 6, 8, 9, 13, 28, 53, 235, 255
Graae, F 202
Greist, JH v, x, 11, 12, 197
Group, SS 13
Guy, W 54, 237

H

Hamburger, SD 9, 201
Hand, I 201
Head, D 197
Herbel, B 3, 4
Hibbs, ED 22, 201
Hodgson, R i, x
Hollander, E 8
Hymas, NF 197

I

Ilg, F 7

J

Jaffer, M 202
Jeavons, A 95
Jefferson, JW 8
Jenike, MA 4, 12, 14, 307
Johnston, H v, 8, 197, 208

K

Kabat-Zinn, J 199
Kahn, DA 14
Katz, RJ 12, 13
Kendall, PC 182, 186
Kettl, P 22
Kiessling, LS 10
King, RA 13, 193
Knox, LS 206

Kozak, MJ i, x, 11, 32, 199
Kruesi, MJ 201

L

Landau, P 12, 13
Leckman, JF 3, 9
Lees, A 197
Lenane, MC 3, 6, 12, 13, 22, 180, 201
Leonard, HL x, 3, 4, 6, 7, 8, 9, 10, 12, 13, 14, 22, 180, 182
Lewinsohn, PM 183

M

March, JS i, ii, iii, v, 3, 4, 8, 9, 11, 12, 13, 14, 15, 17, 19, 20, 21, 23, 26, 27, 29, 31, 55, 56, 57, 74, 171, 180, 181, 182, 197, 201, 202, 225, 226, 227, 228, 229, 235, 255, 257, 308, 309, 312, 322
Marcotte, AC 10
Marks, IM x, 22, 172, 180, 188, 197
Martin, KM 44
Mazure, C 7, 28, 53
McCorkle, BH 201
McDougle, CJ 8, 19
McEvoy, JP 183
Merkel, WT 11
Meyer, MC 13
Miller, JJ 199
Monto, M 29
Moroz, G 13
Mulle, K iii, 3, 4, 14, 31, 55, 56, 57, 171, 225, 226, 227, 228, 229, 235, 255, 257
Mullin, AV 12

N

Neuman, J 191
Neziroglu, F 191

P

Pato, M 201
Pauls, DL 9

Perrin, S   307
Peterson, AL   183, 193
Phelps, ME   44
Piacentini, J   14, 202, 206
Pollard, CA   11
Popper, C   12
Price, LH   3, 6, 8, 13, 28, 53, 54, 235

R

Rachman, S   i, x
Rapoport, JL   v, x, 3, 4, 6, 7, 8, 9, 10, 11, 12, 13, 14, 29, 197, 235, 255, 280
Rasmussen, SA   4, 6, 9, 13, 28, 53, 192, 235
Ratnasuriya, RH   197
Ratzioni, G   13
Rauch, SL   9, 14
Rettew, DC   3, 6, 29
Riddle, MA   8, 13, 29, 235
Rohde, P   183
Rutter, M   4

S

Safferman, A   13
Salkovskis, PM   95
Scahill, L   29, 193, 312
Scholing, A   190
Schroeder, JS   12
Schwartz, JM   x, 33, 44, 65, 68, 95, 266
Shapiro, MB   9
Silverman, WK   28
Smith, MC   3
Staebler, CR   11
Stallings, P   14, 31
Steiner, H   12

Steketee, G   201, 203
Stoessel, PW   44
Swedo, SE   x, 3, 4, 6, 7, 8, 9, 10, 12, 13, 22, 180, 309

T

Tallis, F   197
Thyer, BA   198
Tizard, J   4
Towbin, KE   9
Trapani, C   13

V

Van Noppen, B   201
Vitulano, LA   193

W

Waas, GA   3
Warren, R   29
Wells, K   182, 207
Westbrook, D   95
Whitaker, A   9, 29, 255
White, M   37, 39, 44, 72
Whitmore, K   4
Wilson, R   i, 40, 198, 199, 307, 311
Wolff, RP   v, 11, 23, 197
Wolff, LS   11, 23
Wolkow, R   13

Z

Zahner, G   9
Zelko, F   13
Zgourides, G   29

事項索引

あ行

アイデンティティの問題　119
アスペルガー障害　278, 314
安心探し　176
言い返し　265
移行帯　52, 104
移行帯／ワークゾーン　36, 39
移行帯概念　40
維持治療　288
一方的な消去　135
意図的なエクスポージャー　34
威張り返し　67, 260
イメージエクスポージャー　35, 159
イメージ想起　188
ヴィパッサナー歩行瞑想法　199
うつ病　217, 277, 310
腕用浮き輪　65
エクスポージャー　34
エクスポージャーと儀式妨害（ERP）
　35, 262, 282, 307
応援団　134
汚染恐怖　213
お試しエクスポージャー　46
お試しエクスポージャー課題　106
思いやり　172
親からの正の強化　132
親のERP課題　154
親の援助能力　204
親の役割　130

か行

外在化　37, 44, 265
回避（受動的回避）　35

解離性障害　320
加害恐怖　215
学習障害　8
確認儀式　215
家族機能障害　22
家族セッション　127, 145
家族の機能不全　128
家族病理　128
家族療法　ix
学校環境　212
学校関係者　212
完治神話　179
カンニング　214
簡略版認知訓練　96
儀式の先送り　177
儀式妨害　35, 69, 116, 268
"きちんと"型強迫行為　192
拮抗反応　193
共同治療者　130, 134, 270
強迫観念　34, 65, 261
強迫行為　34, 65, 261
強迫スペクトラム障害　3, 185
強迫性緩慢　196
強迫性障害　3
　──疫学　4
　──DSM-IV 診断基準　5
　──症状　6
　──発達的な要因　7
　──遺伝子　9
強迫性障害協会（OCF）　289
強迫性人格障害　278
偶発的なエクスポージャー　34
繰り返し儀式　216

事項索引　329

クロナゼパム　14
クロミプラミン　11, 180
抗コリン作動性　12
行動家族療法　207
行動療法　259, 281, 307
広汎性発達障害　278
合理的な非抑制　95
コーチとしての治療者　50
呼吸訓練　186
心の中の儀式　34, 113, 122, 175
子どもの応援団　130
コナーズ・マーチ発達質問紙　27, 28

さ行

再発予防　37, 159, 271
サポートグループ　273
算数障害　8
シェイピング　197
自覚的障害単位（SUDs）　36
思考停止　189
実直性　214
失敗恐怖　178
疾病管理モデル　24
シデナム舞踏病　10
児童・思春期不安障害プログラム
　　　（PCAAD）　25
死の恐怖　191
社会恐怖　19
弱化（罰）　36
就寝儀式　7
集中エクスポージャー　38
集中訓練　192
馴化　35
消去　36, 69, 132, 148
消極的なエクスポージャー　109, 113
症例サンプル　60
初回評価　28
書字障害　8
神経外科治療　287

神経行動学的枠組み　64
神経発達モデル　29
身体醜形障害　8, 277, 310
心毒性　12
心配温度計　72, 83, 85, 227, 263
心配タイム　114
随伴性マネジメント　35, 209
正確性儀式　216
性急な儀式　177
正の強化　100, 267
積極的なエクスポージャー　108, 113
セッションの長さ　48
節約の原理　182
セルトラリン　11
セルフトーク　90, 264
セルフモニタリング　310
セレモニー　136, 140
セロトニン再取り込み阻害薬（SRIs）
　　　11, 219, 307
洗浄／掃除儀式　215
選択的セロトニン再取り込み阻害薬
　　　（SSRI）　284
双極性障害　19
ソクラテス式の対話　51

た行

大うつ病性障害　19
対称性儀式　216
他行動分化強化（DRO）　37, 42, 206
多剤併用療法　181
多施設二重盲検パラレル比較試験　12
多重ベースライン　56
たとえ話　72
段階的エクスポージャー　37, 38, 46
地図のメタファー　81
チック障害　9, 19, 23, 192, 277, 310
注意欠陥・多動性障害（ADHD）　19,
　　　23, 217
治療アルゴリズム　20

治療計画策定　29
治療失敗　171
治療者援助型 ERP　40, 118, 125, 142
治療抵抗性　16
治療転帰　19
治療のスタイル　42, 50
治療プロトコール　42
爪噛み　8
停滞期　151
適応障害　217
デシプラミン　12, 22
電気けいれん療法（ECT）　287
道具箱　69, 103, 106, 263
統合失調型障害　19
統合失調症　19, 277
同時家族療法　206
同性愛　173
逃避（能動的回避）　35
トゥレット症候群　9, 19, 217, 277, 310
読書療法　311
ドパミン作動性　22
トリガー　194
トレース儀式　8

な行

内省志向　11
ナラティブ・セラピー　72
ニックネームをつける　66
妊娠　19
認知訓練　45, 90
認知行動療法（CBT）　34, 259, 281
認知再構成　92, 266
認知療法　174, 259
能動的回避　111, 113, 114, 176
脳のしゃっくり　65

は行

パーソナリティ障害　310
破壊的行動障害　207, 209

発達段階　203
発達段階に関する検討事項　41
発達的要因　174
抜毛癖　8, 185, 193, 277
パニック障害　19
ハビットリバーサル　192
パロキセチン　11
ハロペリドール　14
般化トレーニング　37
反抗挑戦性障害　217
反応妨害　307（→儀式妨害も参照）
非機能的な信念　174
非言語性学習障害　217
被験者内多重ベースライン計画　55
評価プロセス　24
表出感情　201
病的疑惑　215
不安階層表　36, 228
不安マネジメント訓練（AMT）　186
ブースターセッション　vii, 57, 166
副作用　12, 13
負の家族間相互作用　204
負の強化　36, 132
プラセボ効果　12
フラッディング　37, 38
ぶり返し　159
フルオキセチン　11
フルボキサミン　11
プレイセラピー　ix
フレーバー　80, 81
分離の育成　95, 266
併存症　19, 141, 154, 181, 182, 217
併用療法　14
下手な CBT　172
褒美　100
飽和　114, 191

ま・や・ら・わ行

妄想性障害　277

モデリング　197
薬物治療　179
薬物療法　180
予備評価　26
ラポール構築　64
リューマチ熱　10
両立しない行動の強化（RIB）　206
リラクセーション訓練　187
臨床全般改善尺度　49, 234
臨床全般障害尺度　49, 234
ワークゾーン　52
ワークゾーン概念　40

A-Z

CIBA 研究　22
CY-BOCS　235, 312
Leyton 強迫検査目録　29, 255
NIMH（米国国立精神衛生研究所）　4
NIMH 包括的強迫尺度　49, 233
OCD 撃退作戦　v, vii, x, 57
OCD 治療に関する専門家コンセンサスガイドライン　15
OCD の会　290, 312
OCD のニックネーム　78, 86
OCD のヘルパー　268
OCD マップ　82, 89, 97, 147
OCD マップつくり　45
PANDAS（小児性自己免疫神経精神障害）　10
PANDAS スクリーニング　30
PET 画像　68
SMR（意識を傾注して行なうゆっくりとした反復）　198
Y-BOCS　53

訳者略歴

原井　宏明（はらい・ひろあき）
1984 年　岐阜大学医学部卒業，ミシガン大学文学部に留学（文化人類学専攻）
1985 年　神戸大学医学部精神科で研修
1986 年　国立肥前療養所精神科医師
1998 年　国立菊池病院精神科医長
2001，2002 年　ハワイ大学精神科アルコール薬物部門留学
2003 年　国立菊池病院臨床研究部長
2008 年　医療法人和楽会なごやメンタルクリニック 院長
現　職　原井クリニック 院長，㈱原井コンサルティング＆トレーニング代表取締役
　　　　精神保健指定医，精神科専門医，日本認知・行動療法学会認定専門行動療法士，動機づけ面接トレーナー，日本動機づけ面接協会代表理事，MINT（Motivational Interviewing Network of Trainers）会員，ハワイ大学精神科臨床准教授
著訳書　動機づけ面接〈第 3 版〉（訳，星和書店　2019），「不安症」に気づいて治すノート（すばる舎，2016），図解やさしくわかる強迫性障害（共著，ナツメ社，2012），対人援助職のための認知・行動療法（金剛出版，2010），やめたいのに，やめられない―強迫性障害は自分で治せる（共著，マキノ出版，2013），強迫性障害に悩む人の気持ちがわかる本（監修，講談社，2013），死すべき定め（訳，みすず書房，2016），医師は最善を尽くしているか（訳，みすず書房，2013），他多数
個人ウェブサイト：https://www.harai.co.jp/
クリニック：https://www.harai.net

連絡先

原井クリニック
〒 104-0031 東京都中央区京橋 2-6-6 藤木ビル 2F
電話 03(3538)6055 FAX 03(3538)6056
2nd Floor Fujiki Bldg. 2-6-6 Kyobashi
Chuo-ku Tokyo JAPAN 104-0031
TEL: +81-3-3538-6055 FAX: +81-3-3538-6056
ウェブサイト：URL https://www.harai.co.jp

岡嶋　美代（おかじま・みよ）
1998 年　熊本大学教育学部研究生（臨床心理学）修了
1998 年　熊本県精神保健福祉センター嘱託
2004 年　熊本大学大学院医学研究科修士課程（医科学）卒業
2005 年　国立菊池病院臨床研究部心理療法士
現　職　BTC センター東京／なごや 代表
著訳書　〈あなた〉の人生をはじめるためのワークブック（訳，ブレーン出版，2008），認知行動療法の技法と臨床（分担執筆，日本評論社，2008），パニック障害ハンドブック―治療ガイドラインと診療の実際（分担執筆，医学書院，2008），強迫性障害治療ハンドブック（分担執筆，金剛出版，2006）

認知行動療法による
子どもの強迫性障害治療プログラム

――OCDをやっつけろ!――

ISBN 978-4-7533-0816-3

原井　宏明・岡嶋　美代　訳

2008年10月31日　初版第1刷発行
2023年 8月26日　　第4刷発行

印刷 ㈱新協　／　製本 ㈱若林製本工場

発行 ㈱岩崎学術出版社　〒101-0062 東京都千代田区神田駿河台3-6-1
　　　発行者　杉田　啓三
　　　電話 03(5577)6817　FAX 03(5577)6837
　　　　©2008　岩崎学術出版社
　　乱丁・落丁本はお取替えいたします　検印省略

行動療法
山上敏子著
精神科臨床における行動療法の先駆的な研究と実践の到達

行動療法2
山上敏子著
技法としての療法を超えるもの

行動療法3
山上敏子著
臨床ごとに自在に形を変える「方法としての行動療法」

行動療法事典
A・S・ベラック／M・ハーセン著　山上敏子監訳
行動療法，その技法の臨床羅針盤

認知療法――精神療法の新しい発展
A・T・ベック著　大野裕訳
読み継がれ続ける認知療法の古典的名著

新版 うつ病の認知療法
A・T・ベック他著　坂野雄二監訳
うつ病治療のメルクマールにして「最も偉大な治療マニュアルの古典」

人格障害の認知療法
A・T・ベック他著　井上和臣監訳
認知療法の新たな地平を拓いた名著

不安管理訓練（AMT）――不安をのりこなす方法
R・M・スウィン著　梅津耕作監訳
簡潔・明瞭・平易ながらすぐれた治療的効果をあげる教育的アプローチ

子どものストレス対処法――不安の強い子の治療マニュアル
P・C・ケンドール他著　市井雅哉監訳
「コーピングキャット」を用いた治療プログラム